协和医学院系列规划教材
医院领导力及管理系列教材

医院管理学概论

（供卫生管理、医疗管理专业使用）

主　编　张鹭鹭　李士雪
副主编　陶红兵　薛　迪　李国红　毛　瑛　戴志鑫
编　者　（以姓氏笔画为序）
　　　　毛　瑛（西安交通大学公共政策与管理学院）
　　　　刘华平（北京协和医学院护理学院）
　　　　刘皋林（上海交通大学医学院附属第一人民医院）
　　　　许　苹（海军军医大学卫生勤务学系）
　　　　李士雪（山东大学公共卫生学院）
　　　　李国红（上海交通大学医学院）
　　　　张鹭鹭（海军军医大学卫生勤务学系）
　　　　段光锋（海军军医大学卫生勤务学系）
　　　　袁蕙芸（上海交通大学医学院附属仁济医院）
　　　　陶红兵（华中科技大学同济医学院医药卫生管理学院）
　　　　曹宏伟（海军军医大学第一附属医院）
　　　　焦明丽（哈尔滨医科大学卫生管理学院）
　　　　薛　迪（复旦大学公共卫生学院）
　　　　戴志鑫（海军军医大学卫生勤务学系）

中国协和医科大学出版社
北京

内容简介

本教材是"医院领导力及管理系列教材"之一，从综合理论和应用管理两个方向阐述，旨在更新卫生管理专业学生的知识结构，拓宽其管理思维和理论视野，为适应不断发展变化的医院管理复杂环境提供理论支撑。本教材在注重内容启发性的同时，也注重更新国家最新的卫生政策及国际发展前沿。包括医院管理概述、医院战略、组织、资源配置、护理、医疗质量、医疗安全、经济、信息管理等内容。本教材主要供卫生管理、医疗管理专业教学使用，也可供临床及相关专业人员参考使用。

图书在版编目（CIP）数据

医院管理学概论 / 张鹭鹭，李士雪主编. —北京：中国协和医科大学出版社，2022.7
（2024.4重印）
（医院领导力及管理系列教材）
ISBN 978-7-5679-1921-1

Ⅰ.①医…　Ⅱ.①张…②李…　Ⅲ.①医院－管理－教材　Ⅳ.①R197.32

中国版本图书馆CIP数据核字（2022）第112481号

医院领导力及管理系列教材

医院管理学概论

主　　编：张鹭鹭　李士雪
责任编辑：陈　佩
封面设计：许晓晨
责任校对：张　麓
责任印制：张　岱

出版发行　中国协和医科大学出版社
（北京市东城区东单三条9号　邮编100730　电话010-65260431）
网　　址：www.pumcp.com
经　　销：新华书店总店北京发行所
印　　刷：三河市龙大印装有限公司

开　　本：787mm×1092mm　　1/16
印　　张：14.75
字　　数：270千字
版　　次：2022年7月第1版
印　　次：2024年4月第2次印刷
定　　价：66.00元

ISBN 978-7-5679-1921-1

医院领导力及管理系列教材

建设指导委员会

Introduction
出版说明

随着我国医药卫生体制改革的深入，卫生事业对医院的要求在不断提高。医疗管理工作是医院建立正常医疗秩序、提高医疗服务质量的重要保证。医院的管理系统非常复杂，发展极其迅速，且面临不断深化的改革要求，这对医疗管理人才提出了更高的要求。目前，我国医院的管理干部，大部分为医务人员转型而来，虽具有精深的专业知识，但仍缺乏系统、全面的管理知识。随着公立医院整体进入转型发展期，我国亟须培养高素质的职业化卫生管理及医疗管理人才队伍。

教材作为承载知识的重要载体，对于培养高素质人才发挥着重要作用。党的十八大以来，党中央高度重视和关心教材建设。在我国高等教育体系中，教材建设是提高高校教学水平、丰富教学内容以及促进教学方法改革的基础性工作；是发展高等教育，培养综合型人才、创新型人才的基础。

为适应卫生管理及医疗管理的新要求，培养适应新时代卫生管理及医疗管理的相关人才，中国协和医科大学出版社深入贯彻《关于推动公立医院高质量发展的意见》《关于建立现代医院管理制度的指导意见》及《关于加强公立医院运营管理的指导意见》等文件精神，在中国医学科学院北京协和医学院的支持下，开创性地组织了本套医院领导力及管理系列教材的编写工作。编委会集结了二百余名业内知名专家、学者、教授及一线教学老师，在鲜可借鉴同专业方向教材编写经验的情况下，对医疗管理理论、方法、人才培养机制等进行探索研究，悉心编撰。

本套教材涵盖卫生管理、医疗管理专业课程共计17门，定位清晰、特色鲜明，具有如下特点：

一、建设成体系的卫生管理、医疗管理专业教材，引领学科发展步伐

本套教材作为成体系的卫生管理、医疗管理专业教材，充分研究论证相关专业方向人才素质要求、学科体系构成、课程体系设计和教材体系规划，代表了卫生管理、医疗管理学科的发展方向。

二、引入国际最新理念和方法，与时俱进

教材紧密结合卫生管理及医疗管理专业培养目标、高等医学教育教学改革的需要和卫生管理及医疗管理专业人才的需求，引入国际最新医院管理理念及方法，内容与时俱进、开拓创新。

三、融入经典管理案例，突出实践性教学

教材内容对接医疗管理职业标准和岗位要求，将国际最新案例融入其中，重视培养学生理论联系实际、实践操作和独立思考的能力。

四、纸数融合，使学习更便捷更轻松

教材采用纸数融合形式出版，即在纸质教材内容之上，配套数字化资源，通过图片、动画、视频、课件等多种媒体形式将内容进行呈现，以优化教学内容，丰富教学资源。读者可以直接扫描书中二维码，阅读与教材内容相关联的课程资源，从而丰富学习体验，使学习更加便捷。

希望本套教材的出版，能够推进高质量卫生管理及医疗管理专业人才的培养，促进我国卫生管理、医疗管理学科或领域的教材建设与教育发展，为引领我国医疗卫生机构管理走向科学化、规范化、标准化与现代化作出积极贡献。

Preface
前　言

　　2021年国务院办公厅、国家卫生健康委员会和国家中医药管理局先后发布《关于推动公立医院高质量发展的意见》《公立医院高质量发展促进行动（2021—2025年）》，明确实施医院管理提升系列行动，为我国医院管理发展带来重大机遇。同时，全球新型冠状病毒肺炎疫情等也带来诸多风险挑战。"十四五"时期医院管理的模式、方法及机制将面临深刻变化，深化医改的一些重点领域和关键环节在新形势下仍有待深入推进和巩固完善，医院管理亟待进一步发展转型。

　　医院管理学是卫生与医疗管理专业的重要学科之一，面对重大发展机遇与严峻挑战，迫切需要培养造就大量高层次的优秀人才。为适应新形势下的医院管理学科教学和人才培养需要，《医院管理学概论》应运而生。本教材注重前沿性和系统性，重在启发培养学生的实际研究能力，旨在更新卫生与医疗管理专业学生的知识结构，拓宽管理思维与理论视野，为学生毕业后适应不断发展变化的医疗管理复杂环境提供支持。也希望通过本教材的出版，为提高我国医院管理水平，实现医院健康可持续发展尽一份力。

　　本教材共设14章，包括医院管理概论、医院战略管理、医院组织管理、医院医疗资源配置管理、医院文化管理、医院管理政策环境、医院护理管理、医疗质量管理、医院药事管理、医疗安全管理、医院绩效管理、医院经济管理、医院信息管理、医院公共卫生管理。每章总体上按照"第一节概念、第二节理论与方法、第三节研究进展与发展趋势"的思路进行编写，既有基础知识，也有最新的国家卫生政策和国际发展前沿，以体现教材的先进性。本教材适用于卫生管理、医院管理方向使用，也可作为各级卫生行政管理干部岗位培训的参考书。

本教材在编写过程中，各位编者多次召开编写会议，对本教材的提纲和定稿进行反复推敲与修改。在此，对所有关心、支持和帮助本教材编写的领导、同行致以最衷心的感谢！编写过程中，广泛借鉴参考了本专业诸多专家学者近年相关研究成果，在此一并表示衷心致谢！

尽管力臻完善，书中难免有疏漏与不足之处，欢迎广大读者批评指正，以便再版时进一步完善。

编 者

2022年5月

Contents

目 录

第一章 医院管理概论

学习目标

1. **掌握** 医院的概念、性质、功能及医院工作的特点；医院分类管理、医院分级管理的相关概念。

2. **熟悉** 医院管理学的概念；医院管理学的研究对象及主要内容；医院管理学的研究方法。

3. **了解** 医院等级评审管理；医院管理的主要特点；医院的发展历史；我国医院管理的发展历史；现代化医院的特征；我国医院管理的发展趋势。

医院管理学是管理科学的一门分支学科，旨在研究医院管理现象及其规律性，既与医学科学相联系，又与其他自然科学和社会科学相联系，是一门应用科学，又是一门交叉科学。本章阐述了医院与医院管理相关的基础知识与基本理论，医院与医院管理的发展史、医院管理学的研究方法，以及我国医院管理的发展趋势。

第一节 医院概述

一、医院的概念

医院（hospital）是以诊疗疾病、照护患者为主要目的的医疗机构。具体来说，医院是运用医学科学理论和技术，备有一定数量的病床设施、医务人员和必要的医疗设备，通过医务人员的集体协作，对患者、特定人群或健康人群提供医疗、预防、保健和康复等服务，以保障人民群众健康的场所。

二、医院的性质

医院作为卫生服务体系的重要组成部分，其坚持为人民健康服务的宗旨，体现了国家卫生事业的公益性和保障性，同时，还具有生产性和经营性等特点。

1. **公益性** 医院是医疗服务体系和卫生事业的重要组成部分，以为人民健康服务为宗旨，实行救死扶伤、治病救人的理念。我国卫生事业的社会公益性决定了医院的公益性。

2. **保障性** 医疗行业特性决定医院服务于人民群众的疾病诊疗、健康保健与疾病预防，是社会经济发展保障体系的重要组成部分，涉及社会稳定、社会公平和国计民生。

3. **生产性** 医院是具有生产属性的机构，其主要产品是医疗服务，同时也提供医学教育。首先，医院是运用医学科学技术提供医疗服务的机构。其次，医院是研究、开发和利用先进医学科学技术防治疾病的主要场所，在这个过程中不断发展医学科学技术，并通过教学、继续教育，帮助医疗卫生技术人员更新知识和技术。医学科学技术属于生产力范畴，与其他科学技术共同推动生产力发展。

4. **经营性** 医疗活动需要人力、物力、财力的投入，在社会主义市场经济条件下，必须关注投入与产出的关系。医院是一个独立的经济实体，既要遵循医疗工作的内在规律与要求，又要遵循市场规律，利用市场规则加强对医院的运营管理。

三、医院的功能

医院的主要功能是提供医疗、预防、保健、康复等服务，承担相应的临床教学培训和科学研究等任务，同时承担部分公共卫生任务，如突发公共卫生事件的紧急医疗救治，以及传染性疾病、职业病、地方病的防治等。面对传染性疾病与非传染性疾病的双重挑战、医学模式的转变、医学科学技术的快速发展以及人民群众对医疗卫生服务需求的不断增长，医院的功能也随之不断完善。

四、医院工作的特点

1. **以患者为中心** 医院以患者和一定社会人群为主要服务对象。医院的所有部门、所有工作和所有工作人员都必须树立以患者为中心的理念，以人为本，体现人文关怀，发扬救死扶伤、人道主义精神，尊重患者的知情权、隐私权和选择权等。

2. **医疗质量和医疗安全的保证** 医院工作面对的是人的生命和健康，因此，保证医疗质量和医疗安全是医院生存的根本，是医疗管理的核心和永恒主题。

3. **医疗服务的及时性和连续性**　疾病与健康的特殊性决定了医疗服务提供必须及时，以尽快消除或减轻患者痛苦。对医疗服务的时间要求，客观上由患者对医疗服务需求的急迫性所决定；同时要能够对患者提供连续的、不间断的医疗服务和照护，包括病情观察、各项临床检查、诊断、治疗和抢救等。

4. **医疗服务的高风险性和不确定性**　医疗服务面对的疾病种类繁多、病情千变万化、个体差异很大、疾病过程不尽相同、人类对疾病的认知有限等因素，决定了当前的医疗技术尚无法解决医疗、预防、保健和康复过程中遇到的所有问题。同时，不同地区、不同机构的医务人员能力与技术也存在差距，不同等级的医疗机构承接的患者病情存在差异，医疗过程中其他各种不确定性因素及不可抗力因素共同导致医疗服务具有高风险性和不确定性的特点。

5. **医疗服务的公平性**　由医院的公益性、保障性和医疗服务的价值理念共同决定，是社会公平在医院里的重要体现。公民不分民族、种族、性别、职业、家庭出身、宗教信仰、教育程度、财产状况等，医院应为其平等地提供诊疗服务。

知识拓展 / 医疗服务的公平性

　　医疗服务公平性是重要的民生问题，也是社会公平的重要标志。医疗服务公平性是卫生服务公平的重要体现。世界卫生组织（Word Health Organization，WHO）将医疗服务公平性划分为医疗资源分配公平、医疗服务获得公平、医疗服务支付公平。

　　医疗资源分配公平、医疗服务获得公平，是指公正、平等地分配医院各种可利用的卫生资源，使所有人都有在同等健康与疾病状况下公平接受医疗服务的权利。也就是相同的医疗服务需要，应有相同的医疗服务可供利用，并且全部社会成员接受的卫生服务质量也应该大致相同。医疗服务支付公平是指所有人根据自身的支付能力来支付医疗服务的费用，也就是无论城市居民还是乡村农民，如果有相同的医疗服务需求，就应有相同的机会获得所需的医疗服务，不会因自身支付能力的不足而丧失获得所需医疗服务的机会。

　　世界卫生组织和瑞典国际开发合作署（Swedish International Development Cooperation Agency，SIDA）发表的倡议书《健康与卫生服务的公平》（Equity in Health and Health Care）强调：公平不等同于平等，它意味着生存机会和医疗卫生服务的分配应以需要为导向，而不取决于社会地位或收入差距，并且应该是公平的共享社会进步成果。

6. **医院工作的科学性、技术性和规范性** 医学科学技术是医生诊治患者的手段，而人体又是极其复杂的机体，这就决定了医务人员必须具备全面的医学科学理论知识、熟练的技术操作能力和丰富的临床经验。此外，医院工作必须严格遵守医疗相关法律法规、规章制度和诊疗规范。医院工作兼有知识密集型和劳动密集型的双重特点。

7. **医院工作的整体性和协作性** 医院是一个专业技术强、科技含量高、部门繁多、流程交错、各类人员密集、庞大而复杂的系统，包括医疗、护理、行政、后勤、信息、医学工程等部门。医院提供的服务包括门诊、急诊、住院等服务，以及教育培训与科学研究等内容。医院的工作涉及医院各个部门，只有各个部门构成一个有机运行的整体，通过分工协作、互相配合、共同努力，才能提高医院的工作效率与效果。

8. **医院工作的社会性与群众性** 医院提供的服务涉及患者及其家庭、单位和社会，医院工作效果重要的衡量标准之一是社会和群众是否满意。同时，医院工作受到社会各种条件与环境的制约，也离不开社会各方面的理解和支持。

五、医院管理的概念

医院管理（hospital management）是按照医院工作的客观规律，运用管理理论和方法，对医院里的人力、财力、物力、信息、时间等资源，进行计划、组织、协调、控制，充分发挥医院整体运行功能，以取得最佳综合效益的管理活动过程。一般来讲，医院管理有狭义和广义之分。

1. **狭义的医院管理** 主要是指医院医疗服务的流程管理，主要是对疾病诊断、治疗、康复过程的管理，其范围主要局限于医疗服务领域。例如，质量管理、教育科研管理、人力资源管理、经营管理、信息管理、医院文化管理、护理管理、药事管理、临床实验室管理、医学影像管理、病案管理、医院建筑、医学装备管理、后勤管理等。

2. **广义的医院管理** 是在对疾病进行诊断、治疗、康复过程管理的同时，将预防纳入疾病治疗过程，更多地关注医疗服务和宏观社会环境，特别是与社区卫生服务的关系，从健康照顾服务体系整合的角度界定管理内容。

六、医院管理的主要特点

1. **分类管理** 国际上通常实行医院分类管理，一般先根据医院的所有制形式（mode of ownership）分为公立和私立，再依据医院经营目的将私立医疗机构分为营利性和非营利性两类。政府举办的医院（即公立医院）不参与划分。因此，国际上一般把医院按照所有制形式分为政府医院（governmental hospital）、非政府非营利性医院（non-governmental non-for-profit hospital）和非政府营利性医院（non-governmental for-

profit hospital）三类。我国医院主要按照举办主体、所有制形式、经营目的以及功能任务和提供的医疗服务专业进行分类。

（1）按照举办主体分类：医院可分为政府办、社会办和私人办医院。其中，政府办医院主要包括卫生、教育、民政、公安、司法等行政部门举办的医院；社会办医院包括企业、事业单位、社会团体和其他社会组织办的医院；私人办医院又称为民营医院，是指非政府公办的，具有私人性质的医院。

（2）按照所有制形式分类：医院分为公立医院（public hospital）和非公立医院（non-public hospital）。①公立医院：主要指国有（包括政府部门举办、国有企事业单位等举办）医院和集体所有医院。公立医院是我国医疗服务体系的主体，近年来的公立医院改革发展作为深化医药卫生体制改革的重要内容，在持续改善基本医疗卫生服务公平性、可及性、防控新冠肺炎等重大疫情、保障人民群众生命安全和身体健康、促进医学科技创新及医学教育与人才培养等方面，发挥了重要作用。②非公立医院：指除公立医院以外的其他医院，主要包括联营、股份合作、私人、港澳台投资和外国投资等形式的医院。

（3）按照经营目的分类：医院分为非营利性医院和营利性医院两类。非营利性医院是指为社会公众利益服务而设立和运营的医院，不以营利为目的，其收入用于弥补医疗服务成本，实际运营中的收支结余只能用于自身的发展，如改善医疗条件、引进技术、开展新的医疗服务项目等。营利性医院是指医疗服务所得收益可用于投资者经济回报的医院。政府不举办营利性医院。

（4）按照功能任务和提供的医疗服务专业分类：根据《医疗机构管理条例实施细则》的规定，我国医疗机构根据功能任务定位分为十三个类别，其中具有住院医疗服务的妇幼保健院、乡镇卫生院和社区卫生服务中心等医疗机构，从理论上也属于医院范畴。

根据提供的医疗服务专业不同，我国医院又可分为综合医院、中医院、中西医结合医院、民族医院、专科医院（如口腔医院、妇产医院、儿童医院、肿瘤医院、传染病医院和康复医院等）。在我国行政管理中，通常会将中医院归入专科医院进行管理。

2. 分级管理 我国医院实行分级管理。卫生行政部门在设置和审批医院时，按照医院承担的功能和任务确定医院级别，即一级医院、二级医院和三级医院。

（1）一级综合医院：是向一个社区（人口一般在十万人以下）提供基本医疗、预防、保健和康复服务的基层医疗机构，主要是指社区卫生服务中心及乡镇卫生院。

（2）二级综合医院：是向含有多个社区的地区（人口一般在数十万人）提供以医疗服务为主，并联合开展预防、保健和康复医疗服务，承担一定医学教育、培训和医学科研任务的地区性机构。

（3）三级综合医院：是向含有多个地区的区域（人口一般在百万人以上）提供以高水平专科化医疗服务为主、承担高等医学院校临床医学教育与培训以及医学科研任务的医教研一体化的国家医学中心或区域医疗中心，是国家或省内的高层次医疗机构。

3. 评审管理　我国实行医疗机构评审制度，卫生行政部门负责医疗机构评审的组织和管理，由专家组成的评审委员会按照医疗机构评审办法和评审标准，对医疗机构的基本标准、服务质量、技术水平、医学教育与科研、管理水平等进行综合评价。评审包括周期性评审和不定期重点检查。

第二节　医院与医院管理的发展历史及现代化医院的特征

一、医院的发展历史

医院是在人类与疾病斗争过程中所形成的医疗活动的组织机构。医院的发展与当时的社会制度及生产力、科学文化发展和医学发展水平有着不可分割的联系。医院也是整个医学发展的里程碑，大体经历了4个阶段。

（一）古代医院的萌芽阶段（公元前7世纪至18世纪末叶）

这一阶段的医学发展为古代经验医学阶段。医院首先起源于社会抚恤组织的建立，我国周代已开始出现，隋唐时代建立有收容麻风患者的"疠人坊"，唐宋时期有为病残而设的"病坊""养病坊""安济坊"等，元代建立军医院"安乐堂"。

公元前480年，希波克拉底首先开始通过听诊诊治患者。印度于公元前600年就有医院的雏形，在阿育王（Asoka）统治时期（公元前273年至公元前232年），印度的医院开始表现得像现代医院。在7世纪时，伊斯兰文明的一个突出贡献就是对医院发展的推动。中世纪，在巴格达、大马士革和开罗等地都有著名的大医院，且大马士革的医院和医学院有藏书丰富的图书馆。在欧洲，法国于542年和641年分别在里昂和巴黎建立医院，当时的医院兼做旅店，是患病的教徒、旅客的医务所或避难所。在中世纪早期，医院的组织与工作都具有宗教性质，护理重于医疗。

这个阶段的医院基本上可分为以下几种组织类型：宫廷医疗组织、寺院医疗组织、军事医疗组织、传染病收容所、社会救济医疗组织或旅行者的安息所等。古代医院萌芽时期的主要特征有：①医院不是社会医疗的主要形式，不仅数量少，组织简单，而且多半是临时收容和隔离患者的机构，如传染病、麻风患者的隔离，军队受伤者的收治，以及社会残疾人员、贫困人员的慈善救治等。②生活和物质技术条件十分简陋，主要表现为病院多是大房间，病床为共用的大通铺，多数医院设置在简陋破旧、阴暗潮湿的建筑物或寺庙中。③没有定型的管理制度，个体独立行医是主要的医疗形式，机构的临时性和随意性大；由于医院在物质技术方面得不到保证，因此造成许多医院寿命短暂；即使是长期设置的医院也是不定型的，组织简单多变，这从东西方各国当时各种病院的名称即可得以证明。④欧洲的中世纪，医院具有明显的宗教色彩，逐渐呈现出较缓慢的发展态势，尚不是科学意义上的医院。

（二）医院的初期形成阶段（18世纪末叶至19世纪中叶）

18世纪末叶至19世纪中叶，医院的发展也是资本主义工业革命的一个写照。1789年，法国资产阶级革命的胜利，使社会生产力从封建制度的束缚下获得了解放。1803年，拿破仑颁布了医学教育和医院管理的法律，医疗系统由此得到了统一管理和改善，这标志着医院进入初步形成时期。

这个阶段的医院，主要有以下几个特征：①不同地区医院发展不平衡：大中城市医院的迅速增加，欧洲资本主义国家医院迅速发展，而其他尚处于封建半封建社会的国家或殖民地国家，医院仍然很少，或处于医院的萌芽阶段。即使在资本主义国家，医院也仅仅存在于大中城市或工业中心。②医疗技术手段多样化但不完善：一方面，物理诊断、临床实验室检验、药物疗法及麻醉等医疗技术手段多样化发展；另一方面，在消毒隔离、护理营养等方面的技术还极不完善。③医院业务系统的逐步条理化：医院开始注重医疗质量和护理质量的提高，开始制订医院管理办法和管理制度。医院初步分科，但尚未形成完备的组织系统。

（三）近代医院的发展阶段（19世纪中叶至20世纪60年代）

在这一阶段，社会经济文化的发展是近代医院形成和发展的物质基础和前提条件。医学科学技术的发展，为近代医院的形成和发展奠定了科学技术基础。在此期间，基础医学得到全面的发展，临床医学已发展到诊断、治疗等多学科专业化协作的阶段。19世纪中叶护理学的创建，促使医疗服务与生活服务相结合，形成比较完整的医疗服务体系。

医学科学在实验医学发展的基础上步入近代医学发展阶段：形成了基础医学体系；医学技术取得很大进步，为临床诊断提供先进的技术基础；在基本完善了消毒法之后，青霉素的发现与其临床应用，磺胺药的发现与应用，以及随后发展的抗生素药物等，为临床治疗提供有效的手段。

中国的近代医院在鸦片战争之后出现。1834年，基督教美国公理会派遣第一个来华的传教医士派克于1835年11月在广州成立眼科医局。1937年，在华英美基督教会开办的医院共300所，床位约21 000张。由中国自办而较有规模的西医医院是在南京设立的中央医院，抗战时内迁重庆，并在贵阳设分院，以及兰州与其他地区的大医院。截至1947年，全国有大小医院2000余所、病床90 000张左右，其中省立医院110所、市立医院56所、县立卫生院1440所，此外还有一些传染病院、结核病防治院、精神病防治院、麻风病医院、戒烟医院。新中国成立后，医院建设有了巨大的发展，医院和病床数量迅速增长，医院的组织管理、医疗技术、医疗服务和医疗作风取得显著进步。

（四）医院的现代化发展阶段（20世纪70年代以来）

两次世界大战以后，尤其是20世纪70年代以来，社会生产力得到空前的发展，科学技术日益发挥着第一生产力的巨大作用，带来医学科学和医疗诊断技术的日新月异，同时社会对医疗及预防的要求进一步提高。在这种背景下，现代医院不断适应社会发展和人类健康的要求，逐步成为医疗、预防、保健、康复、医学教育、医学科研的中心。

二、我国医院管理的发展历史

1. **医院发展初期，以计划经济为特征的医院管理** 从1950年至改革开放时期，是我国医院发展的初创时期。政府既是医院资金的提供者，也是医院的管理者。医院管理主要采用苏联的管理体制，是典型的计划式管理，职能局限在领导医院按照上级卫生管理部门指定的任务和要求进行运行管理。

2. **效仿国企改革，以调整和完善内部运行机制为特点的医院管理** 20世纪80年代初期，医院存在经费短缺问题，加之物价上涨，职工福利待遇要求提高，国家对医院采取经费补贴、定额包干，实际上对医疗卫生事业投入的相对数逐年减少，对医疗采取限价政策，给医疗的出路是"放宽政策、简政放权"。医院基本上仿效国企改革的办法，按责权利结合的原则，把相应的人事权、财务权下放给医院。医院为调动职工积极性，强化了经济手段，一方面增加服务项目，扩大服务范围；另一方面，在内部实行经济责任制、经营承包责任制、租赁制、委托办院、超额提成、业余服务、院外兼职等。20世纪90年代初始，医院开始出现股份制和内部职工持股的做法，医院集团开始出现。公立医疗机构出现不合理检查、开过量的药品等利润最大化倾向。这种供方诱导需求的现象浪费了大量宝贵的医疗资源，促使医疗成本增长，导致看病贵问题凸显。此外，由于我国公立医院是由政府举办，医院管理的自治程度较低，卫生主管部门对公立医院的监督表现为直接的行政干预，存在所有者缺位，管理不到位的现象。

3. **以公益性为目标深化体制改革和加强科学管理为特点的医院管理阶段** 2003年，在抗击严重急性呼吸综合征（Severe acute respiratory syndrome，SARS）的同时，也引发了各界对医疗服务公平性的反思和讨论。医院产权制度改革成为热门话题，一些地区和机构开始进行医院产权制度改革的尝试。2004年，卫生部将"继续深化公立医院产权制度、管理制度改革，探索建立出资人制度和规范的法人治理结构"作为工作重点提出，进行医院法人治理方面的试点改革。2006年，政府主导全面推进系列改革，强调要着眼于实现人人享有基本卫生保健服务的目标，强化政府责任，坚持公共医疗卫生的公益性，着力解决群众"看病难、看病贵"问题。2009年，颁布《中共中央国务院关于深化医药卫生体制改革的意见》（以下简称"新医改方案"），以"管办分开、政事分开、医药分开，营利性与非营利性分开"为着力点，在公立医院开始实施公立医院法人治理结构和激励约束机制等改革。

4. 通过建立现代医院管理制度推动公立医院高质量发展阶段　党的十八大以来，公立医院改革发展作为深化医药卫生体制改革的重要内容。2021年，国务院办公厅《关于推动公立医院高质量发展的意见》提出坚持以人民健康为中心，坚持政府主导、公益性主导、公立医院主导，坚持医防融合、平急结合、中西医并重，以建立健全现代医院管理制度为目标，强化体系创新、技术创新、模式创新、管理创新，加快优质医疗资源扩容和区域均衡布局，制定公立医院高质量发展的路线图，实现公立医院发展方式从规模扩张转向提质增效，运行模式从粗放管理转向精细化管理，资源配置从注重物质要素转向更加注重人才技术要素，为更好提供优质高效医疗卫生服务、防范化解重大疫情和突发公共卫生风险、建设健康中国提供有力支撑。

三、我国现代化医院的特征

2020年末，我国共有医院（不含基层医疗卫生机构、专业公共卫生机构及其他卫生医疗机构）35 394所，医院床位713.1万张；执业（助理）医师408.6万人；医疗卫生机构万元以上设备81.96万台，其中百万元以上设备22.25万台。我国行业内的互联网医院已达577家，比2018年的100多家已有大幅增长。互联网医院建设数量、实体医院搭建互联网医院数量大幅增加，已成为"互联网＋医疗健康"的基础设施。

现代化医院与传统的医院相比，具有明显的时代特征。①医学技术的现代化：主要表现在现代高水平、高质量的检查技术、诊断技术、保健技术和康复技术。医院拥有先进的医学理论、技术和方法，能适应知识更新和医学技术进步的步伐。②医学专业的综合化：即在专业分工基础上的综合协作，既有精度又有广度，充分发挥现代医疗的功能。③经营管理的高效率、中心化：即主动适应医疗市场的竞争，实现高效率的运转和好的经济技术效果。④社会医疗保健中心化：医院功能由医疗型转变成医疗、预防、保健、康复型，发挥社会医疗保健的功能。⑤医院管理的现代化：运用系统工程的理论、技术、方法和现代医院管理的原理和观念，对医院系统和医院内外环境相联系的各个方面实行科学管理。⑥医院信息技术的发展与利用：医院的信息化程度日趋成熟，医院信息系统（hospital information system，HIS）、医院物流延伸（supply processing distribution，SPD）、电子病历系统（electronic medical record，EMR）、影像采集与传输系统（picture archiving and communication system，PACS）、实验室信息系统（laboratory information system，LIS）、病理系统（pathology information system，PIS）、医疗器械等信息化系统和设备记录下来大量的疾病、体征数据及医院物资管理、医院运营系统数据。深挖上述积累数据的价值将是医院升级、医院发展的重要方向。新冠疫情防控期间，互联网医疗服务以在线问诊为基础，服务内容不断延展和丰富，在满足防控需求的同时，打通了线上诊疗的全流程，互联网医疗服务的模式升级。例如，在既有慢性病管理服务闭环的基础上，为医生和患者配置了医生助理、患者健康管理师等新兴平台管理力量，让慢性病管理更加趋于精细化运营，为慢性病患者提供更专业的线上服务。

然而，由于社会卫生服务的供求关系日益尖锐，人们重新审视医学的目的，对医院管理及其发展提出了更高的要求。现代医院管理最需解决的是医院运行管理模式方面的问题。在计划经济时代，医院管理工作主要集中在内部组织以及相关的工作安排等方面，争取以较高的效率和质量完成上级领导布置的任务。进入市场经济后，医院的医疗技术、质量、规模以及硬件条件等快速发展，医院间竞争加剧、医疗费用不断上升等问题突出，对医院管理造成强烈冲击，加上国际先进的医院管理理念以及模式进入中国，传统的运行管理模式需要进行改革和创新，实施科学的管理模式，提升管理水平，促进医院高质量发展。

第三节　医院管理学科体系及我国医院管理的发展趋势

一、医院管理学学科体系

（一）医院管理学的概念及发展历史

医院管理学是研究医院管理现象及其规律性的科学。它既与医学科学相联系，又与其他自然科学和社会科学相联系，是管理科学的一门分支学科，既是一门应用科学，又是一门交叉科学。二战以后，医院管理学专业逐渐发展起来。目前国外许多综合性大学拥有卫生事业管理学院（school of health administration）或公共管理学院（school of public management），均开设医院管理学课程。国际上最早开设医院管理学课程的是以美国的圣路易斯大学、华盛顿大学等为代表的一批院校。国内自20世纪80年代中期以后，伴随着卫生改革的不断深入，上海医科大学等部属医科大学于1985年始开设了卫生事业管理专业本科，迄今已有近40余所院校开设了卫生事业管理专业，医院管理学成为专业主干必修课。由第二军医大学1986年始招收社会医学与卫生事业管理硕士研究生，1992年建立卫生勤务学系，并于1993年招收5年制卫生事业管理本科，是目前军内较早开设医院管理学的院校。

（二）医院管理学的研究对象

医院管理学的研究对象主要是医院系统及各个层次医院中的管理现象和管理规律，同时也研究医院系统在社会大系统中的地位、作用和制约条件。医院管理学的研究内容广泛，概括来说可分为综合理论和应用管理两大部分。

1. **综合理论部分**　主要介绍医院管理学概念、研究对象、学科体系、学科发展历史的医院管理概述，以及医院战略管理、医院组织管理、医院医疗资源配置管理、医院文化管理与医院管理政策与法规。

2. **应用管理部分**　主要包括医院日常管理系统中紧密联系、相辅相成的各要素的管理，包括医疗活动相关的医院护理管理、医院药事管理、医疗质量管理、医疗安全管理、医院公共卫生管理，以及与医院运营直接相关的医院绩效管理、医院经济管理、医院信息管理等内容。

（三）医院管理学研究的主要内容

目前医院管理学研究主要集中在以下3个方面。

1. **基础理论与方法研究**　循证医学（evidence based medicine，EBM）已成为医院应用理论研究的重要方法。目前，循证医学与医院管理相结合，产生了诸如循证决策（evidence-based decision-making）、循证政策（evidence-based policy，EBP）、循证卫生保健（evidence-based health care，EBH）等。以循证为基础的医院管理相关政策、措施和制度的建立，使这些决策更具有科学性与可操作性。

2. **医院宏观管理体制研究**　随着我国社会经济状况不断发展，已具备加快发展卫生健康事业，扩大优质医疗资源供给的基础。公立医院发展已经到了从"量的积累"转向"质的提升"阶段，运行模式从粗放管理转向精细化管理，资源配置从注重物质要素转向更加注重人才技术要素的关键期，未来发展的着力点将放到提升质量和效率上。医防融合、平急结合、中西医并重的现代医院管理制度成为重要发展目标，通过体系创新、技术创新、模式创新、管理创新加快优质医疗资源扩容和区域均衡布局成为研究重点。

3. **以人为本的服务观与以患者为中心医疗观的研究** 尊重（respect）、隐私（privacy）、自主权（autonomy）、及时关注（prompt attention）、社会支持（social support）、基本设施质量（quality of basic amenities）、选择权（choice of providers）等方面的满意度是医院管理评价的重要指标，反映了医疗服务的行为特征在宏观卫生系统效绩评估中的作用与地位。以患者为中心，加强医院安全防范，健全完善医疗纠纷预防和处理机制，依法严厉打击医闹、暴力伤医等涉医违法犯罪行为，坚决保护医务人员安全，也是当前我国医院高质量发展的方向。

（四）医院管理学的研究方法

1. **历史方法** 是通过对医院工作发展的历史过程研究，揭示医院管理规律，进而制定医院管理体系的方法。如编写医院管理史，对过去医院管理某方面的问题进行专题总结，或撰写专题论文、撰写医院管理案例等。

2. **社会调查法** 是对医院管理方面的问题进行实地调查，搜集数据资料，整理分析，用于认识问题的实质、发展趋势及联系，并提出解决方案的方法，是在医院管理研究中应用较为广泛的方法。

3. **逻辑方法** 是人类思维的一种基本方法，是根据现实材料，把事物发展进程在思维中按照规律、规则形成概念、作出判断和进行推理的方法。在医院管理中主要运用分类与对比、归纳与演绎、分析与综合、原因与结果、抽象与概括等方法，研究医院管理的现象与问题、分析医院管理特点、探讨医院管理规律、概括医院管理理论。

4. **实验方法** 是运用现场、图纸、工作试点等手段，探讨医院管理新问题或检验管理理论的方法。如平时各种规章制度的拟制与推行，各种方案的验证与实施等，多采用工作试点方法。

5. **统计方法** 是利用统计学的理论与技术，分析医院管理的数字指标，找出决定医院某方面工作质量的数量界线，为判断工作成绩，总结经验教训提供数字根据的方法。此种方法常与社会调查法或历史方法联合应用。

6. **数学方法** 是运用数学语言表示事物的状态、关系和过程，并加以演算和分析，以形成对医院管理某方面问题的解释、判断和预言的方法。关键是针对研究的问题，提炼出既能反映问题的本质，又能使问题得到必要简化的数学模型。

7. **计算机模拟法** 是运用计算机语言描述医院管理当中的问题，并进行推演的方法。可用来进行复杂医院管理问题分解组合、过程追踪、构建模型，并通过输入或调整不同参数试验反馈结果。既可用于宏观系统的模拟分析，也可对某个具体环节建立模型加以定量描述。

二、我国医院管理的发展趋势

随着我国经济和社会的发展，人们的医疗保健需求持续增长，社会对医院的期望上升，这些必然导致医院服务功能与任务逐步扩展，由此带来医院管理内容、管理方法以及管理手段等一系列的变化。

1. **医院发展多层化**　医院发展方向、发展规模、发展重点等一系列重大管理问题，不仅受到社会经济和社会发展的制约，而且受到所在地行政管理组织的制约。建设国家级医学中心、省级区域医疗中心，以提升我国医学创新、医学教育与医疗服务能力。发展紧密型城市医疗集团和县域医共体，按照网格化布局，探索一体化管理，为居民提供连续性服务，推动"以治病为中心"向"以健康为中心"转变，促进优质资源下沉，推动分级诊疗实施。

2. **办医主体多元化**　医院作为社会大系统中一个具有特定功能的子系统，其管理不仅要依靠自己的力量，还需要社会大系统中其他子系统的参与，才能取得最佳的社会效果。政府将放宽社会资本举办医疗机构的准入范围，有实力的企业、慈善机构、基金会、商业保险机构等社会力量及境外投资者可以举办医疗机构，具有资质的人员可以依法开办私人诊所。公立医院资源丰富的城市，社会资本以多种方式参与包括国有企业所办医院在内的部分公立医院改制重组，部分公立医院将转制为非公立医疗机构，以形成多元化办医格局。

3. **管理手段法制化**　医院管理从"人治"走向"法治"，是社会主义法制建设的组成部分，也是医院管理改革的重要内容。加强医院法制化，为健全现代化医院运营管理体系、提升医院治理能力和水平，提供法治保障。整合医疗、教育、科研等业务系统和人力、财力、物力等资源系统，建立医院运营管理决策支持系统，推动医院运营管理的科学化、规范化、精细化。医院法制化管理可以使医院复杂的社会关系成为稳定的法制关系，使医院正常的运行有法律保障。

4. **管理人员职业化**　随着医院管理要求的不断提高，必须改变医院管理队伍的现状，管理人员将逐步走向职业化。医院管理者应经过相关管理专业的学习或培训。当前我国医院管理要全面执行和落实党委领导下的院长负责制，充分发挥公立医院党委把方向、管大局、作决策、促改革、保落实的领导作用，健全和完善医院党委会和院长办公会议事决策制度，把党的领导融入医院治理全过程、各方面、各环节，加强医院安全防范，健全和完善医疗纠纷预防和处理机制，建设特色鲜明的医院文化。加强公立医院领导班子和干部人才队伍建设，促进医院管理人员的专业化。

5. **信息管理自动化**　是医院管理现代化的重要环节。随着医院信息量的不断增加，对信息的处理仅靠手操作、大脑记忆的传统方法已不适应医院发展的需要。因此，医院管理迫切需要强化信息技术的支撑作用，推动云计算、大数据、物联网、区块链、5G等新一代信息技术与医疗服务深度融合，探索智能医疗设备和智能辅助诊疗决策系统的研发与应用，大力发展远程医疗和互联网诊疗，建设电子病历、智慧服务、智慧管理"三位一体"的智慧医院和医院信息标准化建设。

本章小结

医院管理学是管理科学的一个分支学科，旨在研究医院管理现象及其规律性，它既与医学科学相联系，又与其他自然科学和社会科学相联系，既是一门应用科学，又是一门交叉科学。本章节为全书总论，阐述了医院与医院管理相关的基础知识与基本理论，以及医院与医院管理的发展历史、医院管理学的研究方法和研究内容、我国医院管理的发展趋势。

（焦明丽）

第二章　医院战略管理

学习目标

1. 掌握　医院战略和医院战略管理的概念；医院战略管理的方法；医院方向性战略和竞争战略；战略方案的评价和选择。
2. 熟悉　医院战略管理的理论；外部和内部环境分析的方法；市场进入/退出战略以及医院战略的实施。
3. 了解　战略的概念；医院战略管理的实践与研究进展以及发展趋势。

医院经营环境持续发生着复杂的变化，今天的法规/政策、经济、社会/人口、技术和竞争环境与上世纪相比已显著不同。如何实现医院长期稳定的发展，值得医院管理者思考。本章主要介绍医院战略管理的相关概念与实践和研究，阐述医院管理的理论与方法，探讨我国医院战略管理的发展趋势。

第一节　医院战略管理概述

一、战略和医院战略的概念

我国"战略"一词源于古代的《孙子兵法》。该书中的"一竞胜负""先胜而后求战""致人而不致于人"等调动现有资源在竞争中谋取胜利的方法或途径，就是"战略"的雏形。西方"战略"一词最早由梅齐乐于18世纪提出，他认为战略即作战指导。后来，战略被引入商业经营以及今天的政策治理、卫生保健等广阔领域，其内涵得到更多扩展。例如，"竞争战略之父"迈克尔·波特（Michael Porter）在1996年发表的

《战略是什么》一文中，认为战略的本质是做选择，即基于自身资源和能力，所选择的一套不同于竞争对手的活动方案，从而以独特的定位和竞争优势获得独特的价值。

医院是为公众提供医疗卫生服务的机构。医院战略（hospital strategy）是指医院根据外部环境、内部资源和自身能力状况，为谋求长期发展，不断获得竞争优势，对医院发展目标、达到目标的途径和手段进行的总体谋划。

二、医院战略管理的概念和特征

（一）医院战略管理的概念

"战略管理"一词最早由美国学者安索夫（H.I.Ansoff）在1972年《战略管理思想》一文中提出。他认为战略管理是组织管理者为保证组织的生存和发展，将组织的日常业务决策同长期计划决策相结合而形成的一系列组织管理活动。管理者通过分析自身、明确定位，寻找并利用外部环境中出现的机会，避免外部威胁的不利影响，实现组织发展。

医院战略管理（hospital strategic management）是对医院长期发展目标以及实现目标的途径和手段的方案制定与实施管理。其主要内涵包括：提出医院的愿景、使命、价值、战略目的，确定医院的基本发展态势和市场竞争战略，把医院战略目标和战略措施落实到医院具体部门的日常工作中，在服务对象确立、诊疗技术选择、质量水平提升、服务特色塑造、人才队伍建设、信息技术支持等方面建立具体行动方案、财务预算和工作程序。当今医院外部环境的巨大改变，使医院管理面临更大挑战，医院战略管理作为应对外部环境变化的重要手段已被现代医院所接受。此外，不同于企业以盈利为总目标，医院战略管理具有公平、效率、安全、公正等多种价值取向，它需要兼顾社会效益与经济效益。

（二）医院战略管理的特征

1. **全局性** 医院是一个多层次、多要素、多重关系交织的系统，因此医院战略管理必须纵观全局，根据医院的发展需要制定医院的总体战略方案，使医院战略成为协调医院内部科室之间、管理层之间关系的依据；局部战略目标也必须服从总体战略目标，保持医院内部的紧密配合。同时，医院战略管理也必须服从国家或区域大局，与卫生事业发展规划相结合。

2. **长远性** 医院的战略决策是对未来较长一段时间内（5年以上）医院如何生存和发展等问题进行的统筹规划。面对日益激烈复杂的医疗市场竞争环境，医院必须作出超前的战略部署才能生存和发展。

3. **关键性** 医院战略管理必须重视对整体目标实现起决定性作用的关键环节和

关键因素。一方面，要把握医院发展与运行的全局；另一方面，也必须关注能够影响到医院发展与运行的重点内容。例如，医疗技术、医疗安全与服务质量，这是吸引患者到医院就诊的关键因素。

4. **权变性** 是指灵活应对随时变化的状况。医院的发展始终受内外环境的影响和制约，当实际情况发生变动时，管理者应当审视战略管理的各个阶段和步骤，调整计划，修正战略，以适应复杂多变的环境。医院战略管理是一个持续、动态和循环的过程。

三、医院战略管理的实践和研究进展

1983年，美国医疗系统正式推行医疗保险预付制，支付方式的改变迫使医院开始寻找策略以追求质量和效率。有学者开始探索将战略管理引入医疗保健领域，研究医院管理与战略管理之间的区别和联系。通过研究，有的研究者认为，战略管理的整套方法可能使医院管理者在日益动荡的大环境中更好地经营医院，医院战略家可以从企业犯的错误中吸取教训；也有研究者认为，医院独特的文化会影响战略规划的风格和制定，社会及社会价值观对医院提出了特殊的要求。

随着战略管理方法的不断完善，较为系统的医院战略管理框架形成，且在理论框架指导下，美国部分医院在管理工作中应用了战略理论，获得了好的效果，缓解了财务压力；也有学者探讨了战略管理在乡村医院管理中的特征及使用状况。有学者通过期刊发表的战略管理学术研究，将战略管理研究归纳为10个主题，即战略与不确定性、战略与组织内部、竞争战略、公司战略与治理、全球战略、战略过程、战略实施、知识与创新、战略实践、创业与战略。

有研究显示，高层管理者对战略规划过程的认识和参与是影响战略规划实施的最重要因素，组建团队和保持其在战略规划过程中的参与是战略规划实施的最大推动力，战略规划实施对组织结构和组织文化具有最大的依赖性。我国台湾地区的一项研究表明，影响各种质量改进工具（包括战略管理）实施的关键因素依次为：高层管理人员参与、部门间沟通协调、团队合作、全院参与等。加强高层领导意味着提升组织内高层领导者的战略领导力（strategic leadership），也意味着投资方对战略管理的支持，这些有助于提高组织战略管理的接受度和可行性。此外，战略规划的实施不仅由高层管理者或专业的战略家执行，中层管理者是战略实施的主力，组织中所有层级之间的良好沟通和协调才能使组织获得最大的利益。

2009—2011年，我国学者首次根据医院战略定位、医院文化与医院绩效管理的理论，开展了公立综合性医院的实证调查。调查发现，85.23%的公立综合性医院（包括一级、二级和三级医院）制定了医院战略规划，且大多数制定的是5年及5年以内的战

略规划。该调查还发现，我国公立医院的战略定位类型由医院业务定位、市场定位和市场竞争态所决定，与医院文化有一定的关联倾向；不同战略定位类型的医院有不同的运行绩效，但在患者满意度上差异不显著；医院的绩效受到医院战略与医院文化的共同影响。

第二节　医院战略管理的理论与方法

一、医院战略管理的理论

美国管理学家钱德勒（A.D.Chandler）是早期以环境为基础的战略管理理论的代表。1962年他在《战略与结构：工业企业史的考证》一书中，首次分析了"环境–战略–组织结构"之间的相互关系，认为经营战略应当适应环境，满足市场需要，而组织结构又必须适应战略，随战略变化而变化。另一个代表人物是美国战略学家安索夫（H.I.Ansoff），他将战略一词的概念正式拓宽到经济管理领域，并认为企业若能协调组织、环境与战略三大要素，则可获得更加可观的经营收益。

后来，迈克尔·波特提出了以产业结构分析为基础的竞争战略理论，认为组织的赢利能力取决于其选择的竞争战略，而获取竞争优势的因素在于行业的吸引力和组织在行业内的相对竞争地位。他的主要贡献是将众多影响企业竞争优势的因素归结为五种主要力量，即"波特五力模型"。根据这个分析模型，波特总结出了获得竞争优势的三种通用战略，即成本领先战略、差异化战略和集中型战略。他认为，一个企业想要成功，必须从这三种战略中选择一种作为主导战略。而竞争战略的选择应基于两点考虑：一是选择有吸引力、高潜在收益的行业；二是在已选择的产业中能够确保自己在竞争中占据优势地位。波特的竞争战略理论强调以竞争优势为中心，但忽视了组织内部因素。

之后，以资源为基础的核心竞争力理论强调了"资源"的重要性，认为要获得成绩，就必须创造出独特的、具有竞争力的资源。这标志着战略管理理论已经从追求短期、外在的竞争优势转向对持久、内在的竞争优势的追求。20世纪90年代，随着竞争全球化以及顾客需求的个性化，超越竞争成为新理论模型。具有代表性的是波特的"新竞争经济学"，强调集群（clusters）对维持竞争优势的重要性，并提出集群获取竞争优势的来源有外部经济效应、交易成本节约、学习与创新效应、品牌与广告效应。

知识拓展 / 波特五力模型

迈克尔·波特在《竞争战略》一书中，提出了著名的五种竞争力量——进入威胁、替代者威胁、现有对手的竞争、供应商的议价能力和消费者的议价能力，即"波特五力模型"。在这个模型中，行业内的竞争水平就是这五种力量的函数，产业的吸引力、潜在利润也是这五方面力量相互作用的结果。这五种力量的强度和影响必须仔细监测和评估，以确定所提供的服务的可行性，并评估未来可能发生的变化。

二、医院战略管理的方法

医院战略管理首先需要明确医院的发展方向，即医院的使命、愿景；然后理解医院所处的环境以及自身所在的定位，只有在已经充分了解医院运作的环境之后，才能开始战略的设计和制定。根据医院长期战略目标及内外部环境分析，形成备选战略方案，即从适应性战略、市场进入/退出战略、竞争战略角度，制定医院可能的战略方案，并对这些方案进行评价与选择。在战略方案选择时，SWOT分析是最常用的方法。确定最佳战略方案后开始战略的实施。

医院战略管理的意义不仅仅是制定战略，而是最终的战略实施，并通过不断测量与评估绩效以及调整和纠正之前的步骤，保证战略目标的有效实现。医院战略管理是动态的、连续的，任何一个主要环节的改变都可能导致其他环节的变动。例如，某政策的出台可能代表一个重大机遇，需要改变长期目标和战略；年度目标未能实现可能需要改变战略实施方案（图2-1）。

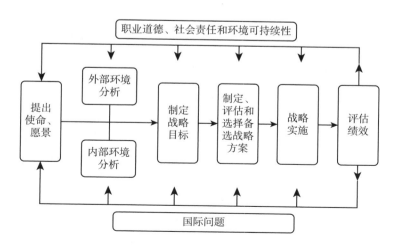

图2-1 全面战略管理的方法

（一）方向性战略的明确

要制定医院战略，首先需要明确医院的使命、愿景、价值和目的，也即医院的方向性战略（directional strategies）。因为后续医院战略规划的制定将以医院的使命、愿景、价值和目的为基础。

1. **使命（mission）** 又称宗旨，是对组织长期目的的概要性描述，使其有别于其他同类组织，并对组织的产品、服务和市场（竞争性）方面进行描述。它回答的是"我们是谁？"和"我们做什么？"的问题。其陈述内容通常包括：①医院经营范围。②医院发展方向。③医院目的。④医院管理指导思想。我国部分医院的使命见表2-1。

2. **愿景（vision）** 是对组织未来展望和期望的描述。它回答的是"我们想成为什么样子？"的问题。医院愿景通过医院管理者传递给员工，并经过双向沟通而共同形成，由此激励医院员工共同为医院的未来发展而努力。我国部分医院的愿景见表2-1。

表2-1　我国部分医院的使命和愿景

医院	使命	愿景
复旦大学附属中山医院	以病人为中心，致力于提供优质、安全、便捷的医疗服务；通过医疗、教育、科研和管理创新，促进医学事业的发展，提升民众的健康福祉	世界一流的创新型、智慧型现代化医院
华中科技大学同济医学院附属协和医院	弘扬人道、献身医学、服务人类	建成集国家级疑难重症疾病诊疗、医学教育与培训、临床应用与基础研究为一体的国际一流大型综合性医学中心，在医疗技术、学科建设、人才培养、科学研究等方面达到国际先进水平
中南大学湘雅医院	为医学立言、为健康立功、为生命立德	人民满意、湘雅特色、世界一流
浙江大学附属第一医院	以卓越的医疗品质促进人类健康	成为国际一流的医学中心
南方医科大学南方医院	救死扶伤，无私奉献，艰苦奋斗，永葆本色	建设国内一流、国际有影响的研究型医院
中山大学附属肿瘤医院	征服癌症，造福人类	服务规模最大、专科布局最全、诊疗水平最高，综合实力达国际一流的肿瘤中心

注：上述内容均来源于以上各医院官方网站。

3. **价值（value）** 是组织和人们最基本的理念、信念、准则，它塑造着组织的文化。通常，组织价值与符合伦理的行为和有社会责任的决策相关联。对所有组织及其利益相关者，符合伦理的、有社会责任的价值理念都很重要。在医院，以患者为中心是重要的价值理念。例如，梅奥诊所的价值陈述是："主要价值：患者的需要；尊重：有尊严地对待来自不同社区的每一个人，包括患者、患者家属和同事；同情：提供最好的医疗服务，对待患者和他们的家庭成员富有同情心；诚信：遵循职业、伦理和个人责任的最高标准，值得患者对我们的信任。"

4. **目的**（goals） 是明确组织主要的发展方向。医院的战略目的比使命更详细、明确，应有助于愿景的实现；应与实现其使命的关键活动相关联；应限制数量；应由领导者制定且容易被组织中的每个人所理解和认同。这些战略目的也是战略目标和行动计划的依据。例如，医院可对人才队伍建设、生物医学科研、医疗服务、医学教育、整合模式（如以学术为基础的卫生保健服务提供与财务系统的整合）、业绩等提出发展的目的。

方向性战略的制定应尽可能地代表组织全体人员的期望，尽最大努力考虑不同利益相关者的关切，也应根据环境的变化做调整。当然，一个好的方向性战略应更经得住时间的考验。

（二）外部和内部环境分析

外部环境分析，帮助医院在不断改变的环境中发现机会和威胁；内部环境分析，让医院理解自身现况和优势与劣势，为后续的长期战略目标制定提供关键信息。医院的内部现况和外部的客观条件可能会使组织排除某些战略，甚至决定了一些特定的行动方案。

1. **外部环境分析** 战略管理需要认识和理解可能影响到医院的外部问题及其趋势，发现这些变化可能带来的新的可能性，从而找到能够根本上改变现状、创新或改革流程的方法。外部环境分析是将影响医院运行的外部信息进行归类，确定和分析影响医院运行的主要问题，找出利好医院的机遇和可以规避的威胁，为后续医院内部环境分析和战略目标确立提供有用信息。外部环境分析包含以下过程。

（1）梳理外部环境分析过程：医院所处的外部环境错综复杂，需要先梳理外部环境分析的过程，将外部问题归类为经济、社会/人口、法规/政策、技术和竞争问题，然后制成一个外部环境问题地图（issue map）（图2-2）。与宏观环境分析（PEST分析）相比，除了考虑政治、经济、社会、技术的因素之外，外部问题地图增添了竞争因素，并将上述五大外部问题归为总体环境、卫生系统环境和服务地域环境三类。外部环境问题地图的绘制有助于医院管理者了解外部环境问题的性质，方便后续外部环境问题的汇总与评估。

问题分类	总体环境	卫生系统环境	服务地域环境
经济			
社会/人口			
法规/政策			
技术			
竞争			

图2-2 外部环境问题地图

（2）分析总体环境、卫生系统环境和服务地域环境：收集与分析医院所处的总体环境、卫生系统环境和服务地域环境的相关信息，将这些信息按照上一步骤中的分类进行组织、归纳。信息来源可以是患者、医生、护士、供应商、第三方支付者、医药代表等直接来源，也可以是报纸和期刊、互联网、图书馆、数据库等间接来源。

（3）监控和确定外部环境：明确信息源、建立外部环境信息数据库，监控外部环境信息。一旦发现外部环境信息发生变动，需要判断是机会还是不利影响，并观察变动的程度和幅度。

（4）预测外部环境问题：预测外部环境问题，判断是否会继续发展或加速，其在未来的状况将会如何，确定是否与其他外部问题相关联，探索其他的预测方法及其结果。

（5）测量外部环境问题：判断上述预测结果会对医院产生的影响。即解读收集到的信息，找出必须在后续内部环境分析、使命和远景确定、战略方案制定中必须考虑的因素。越来越多的医院在这一过程中开始使用大数据分析。外部环境问题的测量还需要考虑这些问题对医院的影响和持续的可能性。例如，根据本世纪初我国某医院外部环境问题的分析表（表2-2）绘制了该医院外部环境问题的趋势分析图（图2-3）。图2-3中，曲线右上方的问题是对医院影响程度高、趋势持续可能性大的外部问题，是该医院战略规划制定中尤其需要关注的问题。

（6）完成外部环境问题的地图：利用整理好的外部环境问题的信息，完成外部环境问题地图的绘制。

表2-2 某医院外部环境问题分析

	外部环境问题	机会/挑战	对医院的影响 （1~10分）	趋势继续的可能性 （1~10分）
法律/政策方面				
1	政府努力提高医疗服务公平性	机会	7	7
2	当地政府对医院的扶持	机会	8	8

续 表

	外部环境问题	机会/挑战	对医院的影响 （1~10分）	趋势继续的可能性 （1~10分）
3	行业竞争较大	挑战	8	8
4	政府医保政策的变化	挑战	7	8
5	法律法规不健全	挑战	5	6
经济方面				
6	政府投入不足	挑战	7	7
7	服务人群收入低	挑战	6	5.5
8	服务地域的经济发展快	机会	6.5	6
社会/人口方面				
9	舆论不良	挑战	8	7
10	服务群体文化水平低	挑战	5.5	5
11	人口老龄化	机会	6	8
12	人口聚集	机会	8	6
技术方面				
13	医学技术发展快	挑战	9	8
14	同类医院医疗技术发展快	挑战	7	6
竞争方面				
15	与所在地区三级医院相比竞争性低	挑战	9	9
16	与所在地区二级医院相比竞争性略高	机会	7	8

注：表中数值越大，表示对医院的影响程度越高或趋势持续的可能性越大。

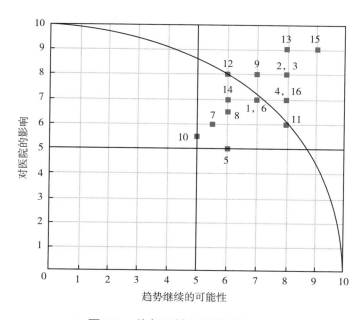

图2-3 外部环境问题的趋势分析

2．内部环境分析　目的是评价医院内部的资源状况、医疗业务状况、医学教育状况、学科发展状况和运行业绩的变化等，了解医院自身优势与劣势，为战略规划的制定提供决策依据。内部环境分析可采用价值链分析法和竞争者分析法等。

（1）价值链分析法：内部环境分析可以从临床操作、信息系统、人力资源、财务管理等组织职能的角度进行分析，但对于"以人为本"的医院而言，职能角度的分析并不是确定医院战略问题的最佳分析方法。更好的方法是分析医院为患者和其他利益相关者创造价值的环节或方式。价值的定义是"相对于价格和预期结果的满意程度"。例如，患者可能去整形外科医院，花极高的价格来矫正车祸留下的疤痕。尽管价格高昂，但社会认可度的增强、自尊心和自信心的提高可能会带来相当大的满足感，以至于患者会感到有非常高的价值。

医院为患者和其他利益相关者创造价值的环节或方式所组成的系统，称为价值链（图2-4）。价值链中的活动可分为两类：基础性活动和支持性活动。价值链分析就是通过逐步分析医院内部的各项有价值活动，来发现医院存在的优势和劣势。

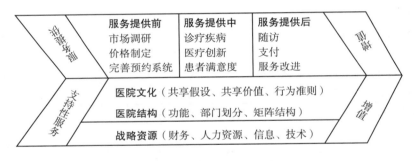

图2-4　医疗服务的价值链

（2）竞争者分析法：医院在了解自身的内部环境后，通过与医疗市场上的其他竞争者进行比较，以发现医院的相对竞争优势与劣势，从而明确医院在医疗市场上的定位。为了使医院能够成功选择可行的市场定位，必须获得竞争者的信息，并进行竞争者分析。

在医疗市场中，医院面对的是5种竞争力量，即：①医疗市场的潜在进入者，如可能进入医院服务地域的公立医疗机构、社会办医机构。②医院医疗服务的替代者，如健康食品提供者、旅游体检机构。③医院现有的竞争者，这是最重要的现实竞争者，包括开展同类业务的医疗服务提供者。④供应者，包括药品、器械、设备的供应者以及场地的提供者、医生、护士等。⑤购买者，包括患者、患者家属、保险管理机构等。通过逐一分析各个竞争力量，来确定市场上存在的主要竞争者。

医院通过服务地域的5种竞争力量的分析，即服务区域的结构分析（service area

structural analysis），可以确定主要竞争者，然后通过竞争者分析，详细说明和评估每个竞争者的优势和劣势。通常，医院最关注的是服务地域内开展同类业务的其他现有医院。每所医院都拥有独特的资源积累，因此医院需要与其他具有竞争性的医院进行比较，并预测未来会如何在医疗市场上相互竞争。在医院竞争优势与劣势分析时，可按照价值链的各个环节进行比较，包括：①医院的资源，包括人力资源和非人力资源、有形资产和无形资产。②医院的能力，包括医务人员的能力、医院能够提供患者所期望服务的能力、不断创新的能力、战略洞察能力等。

在进行了价值链和竞争者分析后，可从以下的角度考虑战略制定：①价值层面，即医院的资源、医院的能力能否给患者带来有价值的服务。②稀有性，即医院所拥有的资源、医院的能力是否是其他竞争者没有的。③不易模仿性，即医院资源和能力能否被其他竞争者较为容易地模仿。④可持续性，即医院资源和能力是否能够持久保持。在战略的制定中，需要充分发挥医院在医疗市场中的竞争优势（即医院所具有的有价值的、稀缺的、难以模仿的和可持续的优势），从而在竞争中取得有利地位。

（三）战略目标的制定

医院战略目标可以是机构层面的战略目标，也可以是部门层面的战略目标，部门层面的战略目标应该支撑机构层面特定战略目标的实现。例如，医院的临床部门、医务管理部门、宣传部门、财务部门、信息管理部门、人力资源部门等，可以制定自己部门的战略目标，但这些部门层面的战略目标应相互融合，有助于内部能力（internal capability）的形成，有助于医院医疗服务质量改善和机构文化改变等目标的实现。

医院战略目标可涉及：市场服务、技术改进和发展、医学教育、财务与实物资源获取和利用、财务结余/利润、人力资源、提高患者或员工满意度以及社会责任等方面的目标。

（四）备选战略方案的制定

备选战略方案的制定不是单一的决策，而是不断明确、细化的系列决策过程，其与外部和内部环境分析、方向性战略和战略实施紧密相连。医院战略方案可涉及适应性战略（adaptive strategies）、市场进入/退出战略（market entry/exit strategies）和竞争性战略（competitive strategies）。

1. **适应性战略** 是指机构层面对医院经营范围的决策，可以是扩张、收缩或维持经营范围，以适应环境为原则。

（1）扩张性战略：可以通过多元化、纵向整合、市场发展、产品或服务发展和市场渗透得以实现。医院可以在核心业务之外增添新的产品或服务，以实现多元化。多数情况下，选择多元化战略是因为这些核心业务之外的市场具有较大的增长潜力。例如在国外，随着人群寿命的增长，许多医院增加了临终关怀服务，医疗保险公司也愿意将临终关怀服务纳入保险报销范围。医院也可以在业务链上沿着向前和向后两个方向延伸，以扩展医院现有经营业务，实现纵向整合。例如，医院急症的业务可以扩展到急症前（如预防服务）和急症后的服务（如康复服务）。过去二十年，医院还通过在不同地域开设分院、增加新医疗技术服务以及增强现有医疗技术和医疗服务吸引服务地域内的患者，实现扩张战略。

（2）收缩性战略：包含资产剥离、清算、收割、收缩战略等。如果医院的某种业务耗费巨大、成本效益太低，成为医院发展的重大障碍，就必须考虑采取收缩性战略，把这种业务缩减甚至剥离出去。例如，一些医院因缺乏医疗市场竞争力，无法吸引患者就医，造成经营亏损，不得不关闭（清算）。也有一些医院，原以为医疗美容是增加医院收入的服务项目，但因医疗美容的技术能力不足，无法满足患者需求，也只得停止这些医疗服务，关闭医疗美容门诊部（剥离）。一些医院也可能在目前经营尚可但估计未来前景不佳时，先把医院卖掉，以避免未来亏损（收割）。当医院不愿提供某项或某些医疗服务时，更多采用的是收缩战略，如减少相关门诊的医师配置，减少相关住院床位的配备等，以减少相应的医疗服务。

（3）维持性战略：当管理者认为过去的战略仍旧合适并且现有的服务不需要改动时，医院可以选择维持性战略。典型的维持性战略有内部加强和维持现状两种。①内部加强：采取内部加强策略时，常会采用质量改进计划（如持续质量改进或全面质量管理），以使医院提高服务效率、降低成本。②维持现状：在某些情况下，考虑到内部资源有限，医院也会认为维持现状是更合理的战略措施。

2. 市场进入/退出战略

（1）市场进入战略：是指医院通过购买（如购买现有医院、科室或某项服务）、签约获得有价值的资产（如某些产品、技术、市场、设备等）、风险投资、合作（合并、联盟、合资）和/或内部发展、内部投资进入医疗市场。我国公立医院更多通过政府引导和协议，构建区域医疗联合体或医共体，以实现优势互补、共同使用资源和增强竞争优势等目的，更好地为区域居民提供医疗卫生服务。

（2）市场退出战略：就是医院收缩战略的一种形式，可以是快速退出或缓慢退出，可以是部分退出或全部退出。

3. 竞争战略 迈克尔·波特的竞争战略理论提出了获得竞争优势的三种通用战略，即成本领先战略、差异化战略和集中型战略。

（1）成本领先战略：是指发现和挖掘所有的资源优势，力争成为行业内低成本生产者的一种战略。它通过成本优势，使医院在相同的规模经济下取得更强的生存能力。如医院在建立起高效、规模的服务设施时，设法降低与控制成本，以最大限度地减少医药费、卫生材料费和管理费。

（2）差异化战略：是通过向顾客提供与众不同的产品和服务以取得竞争优势的战略。这种战略要求医院提供的服务具有医疗技术竞争优势（如先进医疗技术、高成本效果的医疗技术）和/或医疗服务的竞争优势（如高效、便捷、人性化的服务）。

（3）集中型战略：是指通过选择医疗行业中的一个或一组细分市场，为这个细分领域内的顾客提供医疗卫生服务。专科医院实际就是利用医院有限资源，为特定类别的人群或特殊类别的疾病患者提供医疗卫生服务。

在医院战略制定中，实际通常采用的是多种战略的混合组合。如大型专科医院可能在采取扩张性战略的同时，采取差异化集中战略。

（五）战略方案的评价和选择

战略方案的评价与选择是对可能且符合医院发展要求的战略方案逐个比较和评价，然后得出一个实现医院方向性战略的最佳战略方案。战略评价与选择的标准主要是适用性、可接受性和可行性。任何一个备选方案都有优缺点，需要对战略方案进行评估，从而作出选择。

1. SWOT分析法　是最常用的综合分析方法。它评估组织内部的优势（strengths）与劣势（weaknesses），同时对外部环境的机会（opportunities）与威胁（threats）进行分析辨别，有助于选择有效的组织战略（表2-3）。

表2-3　SWOT分析

内部环境	优势 1. 2. 3. …	劣势 1. 2. 3. …
外部环境	机会 1. 2. 3. …	威胁 1. 2. 3. …

2. **战略选择矩阵法**　在SWOT分析基础上，可以根据方向性战略评价备选的战略方案。①优势–机会战略（SO战略）：即增长型战略，当医院面对外部环境的机会、医院又有竞争优势时，则应选择该战略，利用外部环境提供的机会迅速发展。②劣势–机会战略（WO战略）：即扭转型战略，当医院面对外部环境的机会，但医院却处

于竞争劣势时，则应选择该战略，利用外部机会、克服弱点，寻求发展。③优势－威胁战略（ST战略）：当医院面对外部环境的威胁而医院又有竞争优势时，则应选择该战略，利用医院的优势而回避或减轻外部威胁的影响，采用多元化战略、纵向整合战略。④劣势－威胁战略（WT战略）：当医院面对外部环境的威胁，同时医院又处于竞争劣势，则应选择该战略，减少弱点、回避威胁，采用防御型战略或收缩性战略（表2-4）。

表2-4　SWOT矩阵

外部环境	内部环境	
	优势（S）	劣势（W）
机会（O）	SO战略 发挥内部优势，利用机会	WO战略 克服内部弱势，抓住机会
威胁（T）	ST战略 发挥内部优势，回避威胁	WT战略 克服内部弱势，回避威胁

由于SWOT中的各个因素不是一成不变的，随着时间的推移，外部环境的机会与威胁会发生变化，内部环境的优势与弱势也会互相转化。因此，战略计划的制定者必须动态分析。

案例讨论　某专科医院"十四五"战略规划制定

【案例】某专科医院（以下简称"F医院"）是一所以呼吸系统疾病诊疗为主的三级甲等专科医院。为推进医院未来五年的转型升级和高质量发展，F医院应用战略管理理论，进行了内外部环境分析，并确定了医院的"十四五"发展战略。其中的SWOT分析如下。

内部优势（S）：①肺部疾病诊疗优势突出，学科实力雄厚。②具有一定水准的公共卫生事件应急保障能力。③社会声誉佳，患者满意度水平在服务地域的公立医疗机构满意度调查中名列前茅。④医疗资源辐射和溢出效应好。

内部劣势（W）：①呼吸系统疾病外的诊疗能力薄弱。②学科交叉融合、协同发展不够。③学科人才建设不平衡、不充分，医务人员职业压力大。④临床研究和科研能力有待提高。⑤信息化建设进程与医院发展速度不匹配。

外部机会（O）：①"健康中国"和"健康上海"建设，为医院发展带来新机遇。②针对突发重大呼吸系统传染病，政府将加大对公共卫生体系建设的投入。

③肺癌高发，为肺癌多学科综合诊疗发展和技术创新注入驱动力。④人口老龄化、空气污染、吸烟和职业吸入等因素，导致人民群众对肺部健康的需求迅速增长。

外部威胁（T）：①允许社会资本进入医疗行业，市场竞争加剧。②医改政策实施使医院收入结构发生变化，医院运行压力增大。③深化医改后，人才外流、患者分流、资源下沉等给医院带来了诸多不稳定因素。

通过SOWT分析，医院初步确定了利用外部环境机会、发挥自身专科优势的发展战略（即SO战略），发展肺部疾病的诊疗业务与医学研究，推进尖峰高峰学科布局，实现肺部疾病诊疗领域技术领先、服务优质；并且，加强突发公共卫生事件应急防控体系和专业队伍能力建设，提高重大疫情处置能力。此后，医院邀请了院外医院管理专家进行咨询和审议，最终确定在"十四五"期间，将医院建成专科优势明显、具有国内引领地位和较高国际影响力的区域性呼吸系统临床医疗、创新研发和人才培育中心的发展目标。

【讨论】我国医疗卫生领域仍处于变革时期，如何把握"十四五"发展带来的机遇和挑战，值得医院管理者思考。本案例简要展示了F医院如何通过SWOT分析和专家咨询和审议，最终确定了利用外部发展机遇、发挥医院优势的医院发展战略。为保证战略的实施，医院还需强化高层的组织领导，做好宣传、考核和评估，并及时调整和完善战略实施方案。

（六）战略实施与绩效评估

为实现战略目标，医院战略实施措施需要充分考虑并解决以下问题：①如何在医院内部分配和使用现有的资源。②还需要获得哪些外部资源以及如何使用。③需要对组织机构进行哪些调整。④这种调整对各部门和有关人员产生怎样的影响。⑤相关人员对这种变革的态度。⑥管理人员需要掌握哪些管理组织变革的技术和方法。

在战略实施中，应使医院各级管理者和员工充分理解医院的战略目标和计划，充分调动他们的积极性，使他们直接参与到战略实施过程中。另外，在确定医院战略方案后，医院还需要明确科室运行目标，制定科室行动计划，并对经费进行预算等。平衡记分卡和战略地图是医院战略实施的有效工具。

如果医院在业绩测量与评价中，发现医院战略执行的实际成效未达到预定战略目标时，需要审视战略管理的全部过程，包括内外部因素分析、组织愿景和战略目的制定、所选战略方案、战略实施，寻找未达战略目标的原因，为后续采取的纠正措施提供依据。在找到出现偏差的原因后，管理者需要采取针对性的措施予以纠正，以使医院的战略目标得以实现。

第三节　我国医院战略管理的发展趋势

一、医院战略管理与医院高质量发展相结合

2021年6月,《国务院办公厅关于推动公立医院高质量发展的意见》(国办发〔2021〕18号)要求公立医院将发展方式从规模扩张转向提质增效,运行模式从粗放管理转向精细化管理。我国政府对公立医院发展的指引将改变医院发展的战略,公立医院需要根据各自在医疗市场中的定位,重新思考发展战略,使其适应外部环境的变化,向高质量医院发展。大型综合性医院,在战略上应转向创新医疗技术、提升医学科技水平、培养高层次医学人才、为患者解决疑难杂症的方向发展,形成差异化竞争的优势;区县级综合医院,在战略上应转向纵向整合地域内基层医院的方向发展,通过优势互补、提质增效、满足社区居民健康保健和常见病诊疗的需求,形成成本控制的优势。我国公立医院发展战略的调整,有助于推进价值医疗理念的实现。

二、医院战略管理与绩效管理紧密结合

医院战略管理的实施需要与绩效管理紧密结合,才能保证战略目标的实现。围绕医院战略目标制定的绩效指标体系,可将医院战略愿景、战略目标转化成医院要达到的具体业绩标准,将医院战略具体化为行动指令和目标责任,从而牵引医院各项经营活动始终以战略为中心来展开,让医院战略尽可能在经营活动的全过程得到全方位的贯彻和落实。并且,通过绩效管理的计划、辅导、评估、反馈,有效地将医院和员工的绩效目标与医院战略目标相联系,提高员工执行战略的意愿,反映战略的实施状况,并可及时调整医院的战略愿景、战略目标和实施方案。

三、医院战略管理理论应用于业务管理

医院战略管理理论也可应用于医院业务管理。例如,有医院借助战略管理理论,应用SWOT分析法分析医院在患者安全方面的优势和劣势,以及在实施患者安全项目方面所面临的机会和威胁,以制定患者安全的战略目标,并通过战略规划推动患者安全项目的有效实施。又如,有医院拟发展角膜塑形镜业务,为此运用PEST分析和服务区域的结构分析,对角膜塑形镜业务所处的宏观环境和行业环境进行了系统分析,评估了医院面临的机会和威胁;对医院角膜塑形镜业务的相关内部环境进行分析,评估

了自身的优势和劣势；并且，应用战略选择矩阵法，提出了医院角膜塑形镜业务的发展战略及其实施措施。这些针对某项业务的发展战略和措施，可以保持医院在某些细分领域具备相对竞争优势，扩展医院的发展空间。

本章小结

　　医院战略管理是对医院长期发展目标以及实现目标的途径和手段的方案制定与实施管理。外部和内部的环境分析有助于医院选择恰当的发展战略，而医院战略管理与医院高质量发展理念、医院绩效管理相结合，将更好地实现医院可持续发展的目标。

（薛　迪　陆东哲）

第三章　医院组织管理

学习目标

1. **掌握**　组织、组织管理、医院组织管理等相关概念。
2. **熟悉**　医院组织管理的工作内容、原则、理论与方法。
3. **了解**　医院组织管理的意义、发展历程、医院组织结构类型。

案例讨论　"互联网＋医疗健康"助力医院组织管理现代化

【案例】宁夏"互联网＋医疗健康"打造西部样板

2018年7月，宁夏"互联网＋医疗健康"示范区正式获批，确定了"12354"建设思路。即夯实一个互联互通的基础，建设健康医疗大数据中心及产业园、区域医疗中心两大中心，强化党建行风建设保障、研究与应用融合保障、创新行业政策支撑保障等三项保障，构建全民健康信息平台、互联网医疗平台、互联网诊断平台、互联网医药平台、互联网运营监督平台五大平台，力争在四个示范创新、互联互通、一体化应用服务、产业培育和政策机制四个方面取得示范创新。

按照全区一盘棋思路，宁夏远程医疗服务平台已向上接通国家级医疗单位30家，向下接通自治区、市、县、乡医疗机构225家，初步实现了居民健康档案、家庭医生签约服务、健康扶贫"一站式"结算等信息互联互通。目前，全区全民健康信息平台汇聚电子病历数据已达1000余万条，对接医保信息1.1亿余条、公安户籍信息570万余条，实现疫苗流通全过程实时监控，血液采集、检测、制备、供应和调配一体化管理，120医疗救援全区统一调度。

【讨论】医院管理的现代化离不开医院组织管理的现代化，在现代医院管理制度的建设进程中，医院组织管理的变革与创新扮演着重要角色。在信息化技术促进产业变革的时代，请你谈谈医院如何抓住机遇、克服挑战，实现组织管理的现代化。

第一节　医院组织管理概述

一、组织的概念及构成要素

（一）组织的概念

组织（organization）是人们为了实现某一共同目标，经由分工、合作及不同层次的权力和责任制度而构成的集合系统。组织由人组成，具有内在的层级结构和运行机制，使组织内各系统、各部门、各流程环节、各成员之间建立起相互配合、相互协作的关系。通过内在的结构与机制，组织可以把分散的人、财、物、信息等要素整合起来，高效地完成组织的工作。

组织的存在与发展受到社会环境的制约，组织必须不断地修正自己的方针、政策、经营理念等，以进行自我改造和自我更新，适应内外部环境的变化。

（二）组织的构成要素

一个健全的组织需要具备以下要素。①有明确的组织目标：组织目标是一切组织赖以建立和存在的前提，是维系组织发展的核心。②划分清晰的职能范围：职能范围是根据组织目标对组织所要完成的工作任务、职责及其作用的总体规定，它确定了组织及其部门行使职权活动和作用的范围。③合理的机构设置：机构设置是根据组织目标、职能范围，在组织机构内部按照单位进行分工的结果。机构设置是组织的核心问题，是决定机构效率的关键。只有设置科学、合理的组织机构，才会使组织高效地完成组织工作。④符合能力要求的组织成员：组织成员是完成组织工作的核心与灵魂，组织成员在组织中的特殊地位决定了其必须具备完成组织工作的能力与素质，才能确保组织的精简高效。⑤完备的规章制度：规章制度是用正式文件或书面规定的形式明确组织目标、内部分工、权责关系、职能任务、工作流程等，是确保组织正常运行的基础。

二、组织管理与医院组织管理的概念

1. **组织管理（organizational management）** 是通过建立组织结构，确定工作岗位或职位，明确权责关系，有效地协调组织内部的各种资源，使组织中的成员相互配合、协同工作、提高组织工作效率，顺利实现组织目标的过程。

2. **医院组织管理（hospital organizational management）** 指围绕医院的功

能定位设置相应的部门、科室和工作岗位，以使医院安全、高效地提供医疗服务和顺利开展教育与科研工作。医院组织管理应使医院工作成员明确各自的工作、职责范围，在组织结构中的上下左右关系，避免职责不清造成的工作障碍，使医院协调、高效地运行，保障医院组织目标的实现。

医院组织管理需要根据服务人群的医疗服务需求开展，包括确定医疗服务项目、服务能力与服务规模，设置相应的医疗组织结构、科室和工作岗位，配置相应的医疗服务设施和工作人员，明确各岗位工作职责、工作制度和工作流程。

三、医院组织管理工作内容与意义

（一）医院组织管理的工作内容

1. **完善架构** 根据医院服务人群的医疗需求，确定医院提供服务所需开展的医疗服务项目，按照专业分工原则统筹考虑、设置医院临床科室、职能科室，并设置相应的工作岗位。

2. **按需设岗** 根据医院发展目标、工作特点、政府管理要求以及相关外部环境，设置医院组织结构、工作部门和工作岗位。

3. **制订工作职责，明确组织关系** 制订医院组织结构中各职务或职位的工作职责，明确组织结构各部门、科室、岗位之间的相互关系。

4. **订立规章** 制订医院组织管理相关的规章制度。

5. **调整职能** 动态调整医院组织结构、部门职能与工作流程，以使其适应内部变动或外部环境变化所带来的影响，使医院工作顺利开展。

（二）医院组织管理的重要意义

医院组织管理是医院工作的重要组成部分，是完成医院任务、发挥医院整体功能的组织保证。医院的一切工作，都需要通过组织的形式有条不紊地进行。

医院组织管理工作的意义包括：明确医院内部各主体共同追求的目标，使医院内部每一个成员都清楚知道自身所从事的工作对医院总体目标的实现有着重要意义，提高人们工作的积极性与创造性；使医院内部各主体之间的权责关系更加清晰，协调好医院员工的工作关系与隶属关系，减少组织内外部的冲突；充分整合医院内外部的资源与信息，提高医院组织工作的质量与科学性，降低医院组织运行成本；促进医院的不断革新与完善，高质量的医院组织管理工作可以帮助医院根据复杂多变的内外部环境适时调整自身目标和组织工作结构，增强医院适应客观环境变化的能力。

四、医院组织管理的原则

（一）目标统一原则

随着社会经济的发展，医院规模逐渐扩大，医院组织也呈现复杂多样的发展趋势，这对于医院组织目标的统一提出了更高的要求。在医院的组织管理过程中，必须坚持组织目标的统一性原则，通过组织的共同目标来统一医院各部门、各主体的思想与行动，高效、高质量完成组织工作，实现组织最终目标。

（二）合理分工原则

医院组织管理的分工原则主要包括以下几个层面：专业化分工，指医院的医务人员、护理人员、医技人员和行政后勤等人员的各司其职；部门分工，指医院的决策系统、指挥系统、监督系统以及咨询系统等的有效配合；管理层次分工，指医院高层管理系统、中层管理系统与基层管理系统的有效衔接；职权分工，指直线职权、参谋职权与职能职权的合理划分。随着医院内外部环境的剧烈变化，医院工作任务的日益复杂，合理的专业化分工、部门分工、管理层次分工以及职权分工变得越来越重要，且是医院完成各项任务的重要保障。

（三）管理宽度原则

管理宽度指一个管理人员可以直接有效管理的员工人数，表现为医院内部管理的水平状态。任何医院管理者，因受其精力、知识、经济等条件的限制，能够有效地领导下级人数是有限的，超过一定限度，就不能做到具体、有效的领导。在医院的组织管理过程中，为避免权力过分分散或过分集中，影响医院的运行效率，必须坚持管理宽度原则，确定与医院实际发展情况相适应的有效管理幅度。

（四）分级管理原则

分级管理原则是处理医院各层级之间关系的重要原则，通过分级管理可以明确医院内部各层级的主要工作职责与权限，协调好医院各方之间的关系。总体上可以将组织的分级管理分为三个大的层级，首先是战略规划层（高层组织管理），其次是战术计划层（中层组织管理），最后是运行管理层（基层组织管理）。

（五）适当授权原则

授权是指组织上层的领导者授予组织中下层相关主体一定的权力，使下级职员在一定的监督下，拥有一定的自主权与行动权，是一种放权的状态。适当授权要求医院管理者要从善如流、愿意放权，信任下级管理人员。适当授权原则下的医院组织管理可以充分调动医院员工的工作积极性与工作创造性，提高医院组织的运行效率，推动医院创新，增强医院发展活力。

（六）统一指挥原则

统一指挥原则又称统一与垂直性原则，是组织管理中最基本的原则之一，是指组织的各级机构及个人必须服从一个上级的命令和指挥，只有这样才能保证政令统一，行动一致。在医院组织管理中，分级管理与统一指挥两者缺一不可。只有统一指挥没有分级管理，将会使权力过分集中，出现权力滥用、医院运行效率低等问题；只有分级管理没有统一指挥会导致组织出现多头领导、相关指令难以有效传达的问题，阻碍医院工作的顺利开展。所以，在医院组织管理过程中，要尽量做到统一指挥与分级管理的有效衔接，避免政令不一。

（七）权责利一致原则

权责利一致原则指在一个组织中，管理者所拥有的权力应当与其所承担的责任相适应。对于医院的组织管理而言，其要求医院组织内部各主体的职责、职权和利益要保持一致，医院管理者不能只拥有权力和享受利益，而不履行其职责，也不能只要求其承担责任而不给予授权和利益。在医院组织管理的过程中，必须坚持权责一致，明确医院各类员工的职责定位、职权范围与员工所享受的权益，实现严格的医院职工奖惩办法，对相关管理者运用权力和履行职责的情况进行严格的监督、检查。

五、医院组织结构类型

医院常见的组织结构有两种基本关系：一是纵向关系，即隶属关系；二是横向关系，几个平行部门之间的协作关系。医院组织的结构类型主要有以下四种。

（一）直线型组织结构

直线型组织结构是传统的组织类型，在这种组织类型中，命令由上层向下传递，经过若干个管理层次到达组织底层。其特点是组织中的岗位按照垂直系统排列，各级主管对其所管辖的范围及其下属拥有直接管理与指挥权。直线型组织结构内每一位职员只对其直线上级负责，主管人员对其所管辖部门的所有业务活动行使决策权、指挥权与监督权。组织中不设职能机构或仅有少数职能人员协助其工作（图3-1）。

直线型组织结构的优点包括：结构简单、联系方便、权责分明；上下级关系清楚，便于统一指挥；集中管理，工作效率高，管理成本较低。缺点是：机构缺乏横向协调关系，难以胜任复杂职能；各级主管必须熟悉与本部门、本科室业务相关的各种活动，一旦医院规模扩大，管理工作复杂化，领导难以进行有效的管理。直线型组织结构适用于规模较小、管理层级较为简单的一级医院，不适合复杂、非标准综合性的大医院。

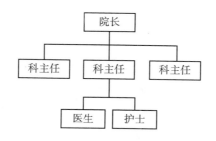

图3-1　直线型组织结构

（二）直线职能型组织结构

直线职能型组织结构是以直线组织为基础，辅以职能参谋部门从事专业管理。直线职能型组织实行主管统一指挥与职能部门参谋指导相结合的模式进行管理。在直线职能型结构下，下级机构既受上级部门的管理，又受同级职能管理部门的业务指导和监督。在直线职能型的组织结构下，医院的机构与人员可以根据职能的不同划分为两个大类：一类负责履行组织管理与服务的职能；另一类则主要负责咨询与参谋。在医院组织管理过程中，职能部门只有业务指导的作用，没有实际的领导权。如医务处主管只能通过科主任落实医疗改进措施，没有职权要求医生直接改变服务流程（图3-2）。

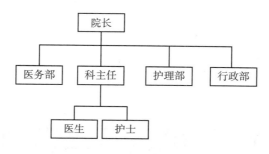

图3-2　直线职能型组织结构

直线职能型组织结构既保持了直线型组织结构统一指挥的优点，又吸收了职能型结构专业化、细致化分工的长处，有助于提高医院组织管理工作的质量与效率。但其也有一定的缺点：权力较为集中，基层工作者工作积极性可能会受到打击；职能部门之间的横向联系较差，易产生冲突与脱节；"职权分离"的模式下，在直线部门与参谋部门的目标不统一时容易产生矛盾，多部门合作时职责划分难度大。信息传递的路线较长，反馈较慢，难以适应环境的迅速变化。会出现政出多门，多头领导，造成工作秩序的紊乱。

直线职能型组织结构比较适用于大中型医院。在我国，二级医院与三级医院多采用此种组织结构类型。

（三）矩阵型组织结构

矩阵型组织结构是为了改进直线职能型组织结构横向联系差、部门缺乏自主权的缺点而形成的一种组织形式，即在直线职能型组织结构的基础上，加上横向的连接系统，使组织机构有纵向的垂直领导系统，也使得横向各部门之间联系更为密切。横向组织结构多为医院按照业务或项目需要，由多个部门参与设置的，如医疗课题研究、医疗质量改进等。这种组织的人员从相关业务或者职能科室中调用，以协调有关部门的活动，做到条块结合。矩阵型组织结构的形式是固定的，但人员是灵活变动的，因此，这一组织结构适用于横向协作与攻关项目（图3-3）。

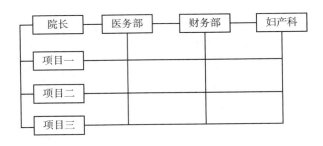

图3-3　矩阵型组织结构

矩阵型组织结构使集权与分权有机结合，增强了医院组织管理工作的科学性、灵活性，有利于医院各学科的发展与专业人才的培养。这一组织结构类型对于医疗任务重、业务情况复杂、辅助诊疗技术要求较高、科研任务较重的大型医院是一种行之有效的组织形式。

知识拓展 ╱ 医院的组织层次与管理幅度

医院的组织层次是指医院内部所划分的管理层级数；管理幅度是指一名主管或领导者直接管理下属的数量。通常情况下，医院的组织层次与管理幅度成反比：管理幅度越窄，需要的组织层次就越多；管理幅度越宽，需要的组织层次会相应减少。医院的组织规模由组织层次与管理幅度共同决定。

影响管理幅度的主要因素有：①管理者及下属胜任工作的能力。②下属人员在地域上集中与分散的程度以及通讯的条件。③工作的复杂和难易程度。④工作的标准化程度及相似性。⑤组织与环境变化的速度。⑥组织的凝聚力程度。一般情况下，管理幅度通常以4~6人为宜，高层主管的管理幅度可以小些，基层主管的管理幅度可以大些。

第二节 医院组织管理的理论与方法

一、医院组织管理理论

（一）组织管理理论发展历程

组织管理理论的核心是研究组织管理的原则、结构和职能，主要历经三个发展阶段，分别是古典管理理论、行为科学管理理论、现代组织管理理论。

1. **古典管理理论** 形成于19世纪末20世纪初，前期以泰勒为代表的学者研究了企业如何进行组织管理，后期以韦伯为代表的学者则关注组织行政管理。古典管理理论基础是"经济人"假设，即人们追求经济利益最大化，因此可以使用科学管理方法对组织内成员的工作行为进行约束，实现生产效率和组织效益最大化。这种理论认为，医院就是医生与患者的集合体，医务工作者是"机器上的一个齿牙"，存在"磨洋工"现象，这一理论忽视了对人性的深入研究。

2. **行为科学管理理论** 20世纪20年代初，以梅奥为代表的学者提出了行为科学管理理论，他们认为"经济人"假设不能解释很多社会现象，因此提出了"社会人"假设，即人是有很多复杂需要的。在组织内部，由于成员的性格特点和不同需要等原因，会形成很多非正式组织，提高运行效率要从构建良好的人际交往关系入手。医院要想提高职工的工作士气，需要将职工个人利益与医院利益联系起来。同时要在各方面关心职工，增强职工的向心力。

3. **现代组织管理理论** 20世纪中叶，现代组织管理理论兴起，主要代表有以美国巴纳德为代表的社会系统论、以卡斯特为代表的系统与权变理论、以西蒙为代表的决策理论、以巴法为代表的管理科学理论，以及以美国麻省理工学院福瑞斯特教授为代表的学习型组织理论等。这一阶段理论认为组织内部是一个整体的系统，强调系统各部分间的协同合作，只有各部门间建立合理的有机联系才能实现组织效率的提高。医院各个部门之间不是彼此独立的，只有相互协作才能实现最大效益。

（二）学习型组织理论

学习型组织（learning organization）理论源于美国福瑞斯特教授。这一理论认为，层次扁平化、组织信息化、结构开放化是学习型组织的特征，同时强调组织内不同成员之间是伙伴关系而非传统的从属关系。彼得·圣吉在此基础上对此理论深入研究，在他的《第五项修炼：建立学习型组织的艺术与实践》一书中指出，通过建立共同愿景（building shared vision）、团队学习（team learning）、改善心智（improve mental models）、不断自我超越（personal mastery）、系统思考（system thinking）这5项技能，可以使组织具备系统思考的能力，提升整体运作的群体智力和持续的创新能力，以获得持久的生命力。学习型组织可以迅速适应新知识的发展和变化，可以熟练地创造、获取和传递知识，在这个过程中也拥有修正自身行为的能力。

学习型医院（learning hospital）是指医院中的每一位医务工作者都处于一个崇尚学习的环境中，这种学习态度可以发挥每一位医务人员的创造能力，使得医院可以适应知识的更新换代，并且具有可持续发展能力。学习型医院的构建需要重点关注以下几个方面。

一是构建学习型医院文化，医院要有意识地举办学习型文化活动，在现有基础上营造更加浓厚的学习氛围，引导医务工作者意识到学习的必要性和重要性，从而实现医院全员学习和全过程学习。

二是医院内所有医务工作者要加强团队学习而非只关注自身的学习。个人能力的开发固然重要，但是在医院运转过程中，只有团队共同学习进步才能最终实现医院效益的提升。

三是医院内所有医务工作者要养成主动学习的习惯，在日常工作和生活中自发学习，从而营造全院良好的学习氛围。尤其是医院的管理层干部，更应该以身作则主动学习，进一步带动医院每一个成员全身心投入学习。

四是工作学习化、学习工作化。学习和工作密不可分，二者相辅相成。医务工作者在工作实践中可以学习很多知识，在学习过程中获得的知识对提高实践能力也具有重要的作用。

五是形成以医院管理专家为核心的全员系统思考的氛围，即思考问题要立足全局，把握重点。尤其是医院领导，在指挥和统筹工作时要具有全局意识，不能只关注片面问题。其他医务工作者也要系统思考，对于提高实际工作效率具有重要意义。

二、医院组织管理方法

（一）工作分析法

工作分析法在人力资源管理中又称职位分析、岗位分析，主要是指通过系统地收集、确定与组织目标职位有关的信息，对目标职位进行研究分析，最终确定目标职位的名称、督导关系、工作职责和任职要求的活动过程。工作分析是业绩管理和考核的第一道程序，通过这一程序，我们就可以确定某一工作的任务和性质是什么，以及哪些类型的人(从技能和经验的角度来说)适合被雇用来从事这一工作。

具体做法：在满足医院对应服务人群的医疗需求和自身教育与科研需求的基础上，科学、合理地确定医院所需开展的医疗服务项目和教育科研项目，按照专业分工原则统筹规划医院临床科室和职能科室，并进一步编制相应的工作岗位。岗位设置的中心任务是要为医院实现战略目标提供人力资源保证，保证医院内部全体成员人尽其才，人事相宜。

（二）三级管理组织架构法

三级管理组织架构是一个多层次协调、上下级监控、分级别实施的严格管理体制，其目的是在提高医院的管理效率，进一步提高患者的就医满意度。从法人治理结构的组织架构方面来说，三级的组织机构应分为决策层、监督层和执行层三级。其中，决策层指的是董事会或股东会，监督层为监事会或其他形式监督职能的委员会等，执行层为各级管理层。分级别实施管理的方法可以实现内部互相监督，同时能够有效减少管理过程中的差错，在医院组织管理方面具有重要意义。

具体做法：根据医院发展目标、工作特点、政府管理要求以及相关内外部环境，设置医院组织架构、工作部门和工作岗位。医院三级管理组织架构由主管医院领导、医院各部门办公室与医院各职能科室组成，分级别管理。其中第一级是主管医院领导，给予统筹管理；第二级是医院各部门办公室，主要负责制定与实施具体的工作方案和工作计划；第三级是医院各职能科室，主要负责具体管理任务的落实。

（三）职工代表大会

医院在制定、修改或者决定有关劳动报酬、工作时间、休息休假、劳动安全卫生、保险福利、职工培训、劳动纪律以及劳动定额管理等直接涉及劳动者切身利益的规章制度或者重大事项时，应当经职工代表大会或者全体职工讨论，提出方案和意见，与工会或者职工代表平等协商确定。

在规章制度和重大事项决定实施过程中，工会或者职工认为不适当的，有权向医院提出，通过协商予以修改完善。在建章立制的协商过程中，应当坚持求大同、存小异。

（四）滚动计划法

滚动计划法是一种根据计划的执行情况和环境变化情况定期修订未来的计划，并逐期向前推移，使短期计划与中期计划有机结合起来的方法。可采用滚动计划法动态调整医院组织结构、部门职能或工作流程，以使其适应内部变动或外部环境变化带来的影响，使医院工作顺利开展。

具体做法是：医院在制定未来发展计划时，遵循"远粗近细"的原则，同时制定未来若干期的计划，将近期的详细计划和远期的粗略计划结合在一起。在计划期第一阶段完成后，根据该阶段的工作执行情况和医院内外部环境变化情况，对原计划进行修正和细化，并将整个计划向前移动一个阶段，以后根据同样的原则逐期向前移动。

第三节 我国医院组织管理发展历程

我国医院组织管理经历了建国初期完全实行计划经济下的供给型医院组织管理阶段、改革开放后市场经济下的经营型医院组织管理阶段，以及近年来建立起的符合中国特色基本医疗卫生制度的现代医院组织管理阶段。

一、供给型医院组织管理阶段

从建国到改革开放这一时期，我国医院大都属于公立医院，实行计划经济手段下的供给型医院组织管理，即政府全面领导医院的组织管理，预算主要以财政拨款为主，没有经济效益概念。医院的一切收入归当地政府或国家，国家或当地政府对医院的一切支出负责，包括职工工资及医院发展支出，实行全额补助。

在人员组织结构方面，计划经济时期我国医院管理人员大多是由行政干部、转业军人或是一些老同志组成，院长由上级行政主管部门直接任命。医院和基层卫生组织由国有或集体企事业单位公办，所需的药物和设备由国家通过计划的形式低价或免费统一调配，医护人员的工资也由国家或企事业单位统一支付。医学院校主要根据国家需要计划招生，毕业生都能按照国家的需要服从分配。各地区基层医院都不同程度地充实人员，但是一些贫困地区仍然缺医少药，医生队伍仍旧面临严峻的人员紧缺问题。

在领导体制方面，20世纪50年代我国实行了党委领导下的院长分工负责制，1961年以后改为党委领导下的院长负责制。院长对医院的运行、决策全权负责，党委进行监督。党委是医院的政治核心，是与行政并行的一套领导体系，其主要职能是全面领导医院的思想政治工作，保证党和国家的方针政策正确贯彻执行，保证医院各项工作的顺利进行。职工通过职工代表大会参与医院的民主管理与民主监督，职工代表大会既是民主管理的基本形式又是监督机构。院长受国家委托全权管理医院，对医院的行政及业务工作全面负责。院长对医院建设和发展中的重大问题有决策权，对日常业务和行政工作有指挥权，根据条例规定对职工有奖惩权。同时，院长按照党的方针、政策和上级机关的指示精神，按照政府赋予的权限行使管理权。这种体制的优点在于权力集中、责任明确、指挥灵活，符合计划经济时期发展需要。

二、经营型医院组织管理阶段

改革开放以后，我国医院组织管理模式演变为市场经济手段下的经营型模式。1985年，国务院批准卫生部《关于卫生工作改革若干政策问题的报告》，提出放权让利，扩大医院自主经营权；放开搞活，提高医院效率与效益。1992年，国务院下发《关于深化医疗卫生改革的几点意见》，提出进一步完善医院管理体制，强化院长负责制试点，扩大医疗卫生单位自主经营权，医院管理模式走向市场化阶段。改革开放将医院推向了市场经济，由全额补助转变为差额补助，医院几乎自负盈亏，逐渐发展为经营型模式。医院要求各科室为医院创收，各科室要求每位医生为科室创收，这一时期医院组织管理更加强调经济发展，维持医院的生存与发展，经营自主权全面提高。

在组织结构方面，这一时期公立医院在医疗卫生领域的全面垄断局面被打破。1980年8月，国务院批准卫生部《关于允许个体开业行医问题的请示报告》，我国民营医院开始迈出第一步。医疗市场快速发展变化，公立医院垄断地位被打破，竞争开始凸显。传统医院的单一化组织结构已经不能适应市场经济时期的发展需求，成为了医院发展的瓶颈。这一时期医院组织结构趋向多元化模式，纷纷建立起人力资源部、市场营销部、电子商务服务等新部门，突破了医院原职能部门的功能，建立多元化组织结构。

在这一时期，医院领导体制发生了转变。1982年，卫生部发布《全国医院工作条例》明确医院实行党委领导下的院长负责制，并对党委书记与院长职权作出了明确的划分。1985年4月，国务院批转的《卫生部关于卫生工作改革政策问题的报告》中提出，各级医疗卫生机构要积极创造条件实行院（所、站）长负责制。1997年1月《中共中央、国务院关于卫生改革与发展的决定》提出，卫生机构实行并完善院（所、站）长负责制，进一步扩大卫生机构的经营管理自主权。1990年中央12号文件和2000年中央组织部、国家人事部、教育部59号文件规定了高等院校实行党委领导下的校长负责制。

三、现代医院组织管理阶段

现代医院组织管理阶段特点如下。

（一）精细化医院组织管理

近年来，我国政府不断强调医院发展模式应由规模扩张型向质量效益型转变，管理模式从粗放式向精细化转变。经过过去一二十年的快速成长，医院人员队伍规模、服务量、收入水平均以倍速增长。医院的成本管理、采购管理、业务管理、患者管理、品牌形象管理等工作日趋复杂，传统的组织职能管理科室及其管理理念已经无法承载，新时期医改对医院组织管理提出更高的要求。例如，在医保付费上，从单纯按项目付费走向复杂的打包付费、总额预付、按人头付费、疾病诊断相关分组（diagnosis related groups，DRGs）、基于大数据的病种分值付费（big data diagnosis-intervention packet，DIP）、点数法等不同方式组合付费。同时，卫生主管部门提出建立现代医院管理制度，公立医院绩效考核常态化，对医院管理者提出更高的要求。

（二）集团化的医院组织管理

现代医院组织管理正朝着集团化方向发展。医院集团化模式最早出现在西方国家，主要以占领和扩大服务市场为出发点进行收购、兼并。2017年，国务院办公厅《关于推进医疗联合体建设和发展的指导意见》（国办发〔2017〕32号）提出要组建和发展城市医疗联合体、县域医疗共同体、跨区域专科联盟、边远贫困地区远程医疗协作网、城市医院托管农村县级医院等医联体组织模式，采取现代人力资源管理理念与方法，实现人才资源有序流动与高效利用，支持和引导医生在医院（医生）集团、特定行政区域内多点执业和提供服务，构建医务人员与医院集团共建共享、共创共赢，集团化模式成为新时期医院组织管理一种形式。

（三）信息化的组织结构

在组织结构方面，近年来移动互联网、5G、云计算、大数据、人工智能等数字化技术在医疗行业被广泛使用，组织结构突出体现了信息化的特点。在"互联网+"和健康中国战略背景下，国家明确提出发展远程医疗和智慧医疗。信息化的组织管理模式推动医院业务结构重组，持续优化内外科业务结构、门诊和住院业务结构、疾病病种收治结构、临床技术与业务布局等。新时期医院组织结构更加注重以特色技术优势与创新提升竞争力。医院之间无论是协作经营还是连锁经营或兼并托管经营，信息化的组织结构模式已是大势所趋。

（四）突破创新、符合实际的现代医院管理模式

"十四五"时期是我国开启全面建设社会主义现代化国家新征程的第一个五年。在2016年召开的全国卫生与健康大会上，习近平总书记强调"以五项基本制度为抓手，着力推进基本医疗卫生制度建设"，现代医院管理制度便是其中关键的一环。2017年国务院办公厅发布《关于建立现代医院管理制度的指导意见》（国办发〔2017〕67号），进一步提出现代医院管理制度是中国特色基本医疗卫生制度的重要组成部分。中国特

色现代医院管理模式具体表现为在基层首诊、分级诊疗、急慢分治、防治结合的医疗服务体系下，规范、系统、兼具中国特色地制定涉及政府与医院的权责边界、医院法人治理结构、内部运行机制等制度，充分调动医务人员积极性，实行民主管理和科学决策，强化公立医院引领带动作用，完善多元办医格局，加快医疗服务供给侧结构性改革，建立起实现医院治理体系和管理能力现代化的现代医院管理模式。

案例讨论

【**案例**】徐州仁慈医院成立于2000年，是一家集医疗、教学、科研为一体的非营利性综合医院，也是徐州医科大学教学医院，医院年手术量超过2万台，医疗服务范围覆盖了苏、鲁、豫、皖四省10余个县市区。随着医院的发展，徐州仁慈医院粗放的经营管理模式已经不能够适应医院不断扩张的规模，徐州仁慈医院面临着管理与组织模式转型的难题。在这样的情况下，徐州仁慈医院借鉴现代管理的方法论，并根据自身的发展规律，对内将医院管理的核心内容落实为"人员、质量、服务、运营"，对外把患者的关键需求概括为"效果、关怀、费用、环境"，通过联系医院发展的核心指标和患者需求的关键要素，构建了"4+4"精准管理方式。

同时，徐州仁慈医院根据"4+4"精准管理方式设立了能够与之匹配的医院组织模式，将医院组织结构分为医疗管理中心、运营管理中心和保障支持中心，每个部门各由一名副院长直接领导。医疗管理中心下辖医务处、质控科、护理部、院感科、医患办、门诊部、信息科及临床科室等，主要完成一线医疗相关工作，并直接服务患者；运营管理中心包括运营办、客服部、医保办、采购办、物价科、人资部、财务科等部门，组织医院日常事务以及运营工作；保障支持中心包括总务处、基建科、保卫科、病服科等，负责医院的后勤支援。同时，徐州仁慈医院在所有科室中均组建了能够和四个医院管理核心对接的管控组，包括人力管控组、质量和安全管控组、服务管控组、运营管控组，每个科室人员根据自己的特长加入不同小组。这样，所有工作人员均能够在不同分队中发挥自己的力量，形成管理人人参与的良好局面，调动了工作人员积极性。

徐州仁慈医院的组织管理模式与其医院"4+4"管理模式相辅相成，既能兼顾内部医院管理要求又能满足外部患者医疗要求，有力保证了"4+4"管理模式的顺利推进和运行，提高了医院的经营效率，让医院的发展进入了良性循环。

【讨论】

1. 徐州仁慈医院组织模式前后有何变化?
2. 徐州仁慈医院变革后的组织模式有何优势?

案例讨论

【案例】在新冠疫情暴发时期,武汉新建了雷神山医院。该院从开工到完工用时仅半个月,在疫情期间收治了已确诊的新型冠状病毒肺炎患者。正是其精简、高效的组织管理模式,使该医院能够面对任务重、压力大的挑战,完成新型冠状病毒肺炎患者的救治任务。

事实上,武汉雷神山医院在交付后的半个月,仍处在一边搭建、一边收治患者、一边进行培训的状态。在中南医院正式接管医院后,抽调出百余名经验丰富的医务人员支援雷神山医院,并在短时间内迅速构建了雷神山医院的组织管理模式。面对时间紧迫、任务严峻的挑战,雷神山医院设置了医院所必需的职能部门,采取"大部制"模式,即在该医院设置了党建人事部、医疗管理部、综合管理部、后勤保障部、援汉办公室。其中,党建人事部下设党建组和人事组,对接医院党建、人事工作,并负责文化建设以及对外公关工作;医疗管理部由医务组、协调组、质管院感组、护理组与药事组构成,不仅承担医院的医疗质量管理,更要负责岗位培训、制定疫情评估法则,并保障医疗医护人员不受病毒感染,还需要统一调度医院的医疗资源,优化医院的医疗流程;综合管理部分为行政管理组、财务组、运营数据组和捐赠管理组,主要是在短时间内制定医院规章制度并督促各部门执行,完成日常的行政和会务工作,负责数据运营与汇报、管理财务与捐赠物资等;后勤保障部分为后勤服务组、库房管理组、维修组、物业管理组和信息组,主要在医院硬件和软件、医院环境氛围、医务人员生活起居等各方面开展工作;援汉办公室由来自全国各地的医疗队联系人组成,主要负责管理各医疗队的内部事宜,并协调与其他医疗队的沟通工作。

雷神山医院行政和管理人员除了需要建立规章制度、搭建医院组织框架、协调各部门运转之外,协助各地援汉医疗队尽快适应环境并投入工作、建设医院文化、干预医护人员心理状况也是重点工作。为了完成上述工作,雷神山医院安排了专业人员与各个医疗队进行沟通,在交通、日常起居、技能培训等方面提供帮助，充分解决医疗队可能遇到的各种困难。同时，医院重视办公环境，在各个办公点都摆放了鲜花，营造出温暖、积极的办公氛围；行政人员也记录了所有工作人员的生日信息，保证在生日当天能够送上蛋糕和祝福，并组织策划生日活动；医院的过道也布置了能够画画、书写的位置，鼓励工作人员在上面表达自己的感受、心情或者祝福，展示了全体人员抗疫的决心和积极性。武汉雷神山医院的"大部制"组织模式，通过精简职能部门，能够在面对疫情压力的情况下，使全院资源更容易调配，提高医疗效率和医院凝聚力，同时医院在营造环境氛围，提供情感支持方面所做的努力，也是帮助医院完成挑战的关键。雷神山医院的成功能够为日后医院战时管理提供丰富的经验。

【讨论】

1. 雷神山医院组织模式的优越性体现在哪些方面？
2. 与徐州仁慈医院相比，雷神山医院的组织模式有何不同？
3. 雷神山医院的组织模式对我们有何启示？

本章小结

医院是提供健康服务的主体，医院组织管理是指围绕医院开展的医疗服务设置相应的部门、科室和工作岗位，以使医院安全、高效地提供医疗服务。医院组织管理应使医院工作成员明确各自的工作、职责范围，在组织结构中的上下左右关系，避免职责不清造成的工作障碍，使医院协调、高效地运行，保障医院组织目标的实现。本章主要介绍了医院组织管理的基本知识（如医院组织管理的概念、原则），医院组织管理的相关理论与方法，国内外医院组织管理的发展演变以及医院组织管理的典型案例等。随着我国进入"十四五"规划时期，落实现代医院管理制度、推进医院治理能力现代化，需要加强医院组织管理，以促进医院高质量发展、满足人民群众多层次多样化的医疗服务需求、推进健康中国战略的实施。

（毛 瑛）

第四章　医院医疗资源配置管理

学习目标

1. 掌握　医疗资源和医疗资源配置的概念；医疗资源配置的对象；医疗资源的类型与医疗资源配置的目标与原则。

2. 熟悉　医疗资源配置的基本原理；医疗资源配置的指标；医疗资源配置的测算方法。

3. 了解　医疗资源配置问题与对策；二类卫生资源的概念。

第一节　医疗资源配置概述

一、医疗资源和医疗资源配置的概念

（一）医疗资源的概念

医疗资源（medical resource）是开展医疗服务的物质基础，是在医院中进行的一切医疗活动所使用的卫生资源（人力、物力、财力、技术、信息、管理等）的总和。广义的医疗资源，是医疗服务提供过程中需要的全部要素，包括医疗人力、医疗经费、医疗设施、医疗装备和药品、医疗信息，也包括医疗技术、医疗服务能力、医疗管理等；狭义的医疗资源，仅指医疗资源中的人、财、物有形资源，通常包括医疗机构、床位、人力、仪器设备和经费五类要素资源。

（二）医疗资源配置的概念

医疗资源配置（medical resource allocation）指医疗资源在医疗行业内的分配和转移（流动），是一个有目标的过程，即决定在医疗服务系统的各种行动之中，在哪里聚集、组织和消耗资源。具体指医疗资源来自哪里，用在哪些方面和为谁而用。医疗资源配置是特定区域内医疗资源配置状况的反映，应根据当地经济发展情况、人口数量

与结构、自然环境、居民的主要卫生问题和不同的卫生需求等因素来配置。

二、医疗资源配置分类

（一）按拥有时序分类

按医疗资源的拥有时序，可将医疗资源分为存量和增量两类。存量是指该地区该时刻拥有的医疗资源总量；增量是指即将拥有的医疗资源补充值。据此，医疗资源的配置包括两方面：一方面是医疗资源的增量配置，或称初配置，如该年某地区计划投入的卫生经费、计划购进的新建业务用房、计划新接收的应届毕业生和新引进的外地卫技人才和技术等；另一方面则是医疗资源的存量再分配或转移，或称再配置，是通过存量再分配，改变分配不合理的现状，达到合理配置的目的。随着时间的推移，今年的增量，明年即变为存量。

医疗资源配置不是固定和一成不变的，而是永远处于动态变化之中。虽然在一定时期和条件下达到了资源合理配置的目的，但随着时间推移，社会环境和经济形势等客观条件有了变化，医疗资源的配置又需适应不同时期的不同要求，进行再调整，以求得新的平衡和优化，所以说，医疗资源配置是一种不间断的卫生经济管理行为。

（二）按外部环境分类

按照外部环境，医疗资源配置分为医疗资源合理配置（medical resource rational allocation）和医疗资源优化配置（medical resource optimum allocation）。①医疗资源合理配置：是指平时或在确定条件下，根据需要计算医疗资源配置的总量、结构与分布标准，实现医疗服务供需平衡，是医疗资源配置的一级优化。配置标准相对稳定，并处于常态，配置的基本方法是建立配置指标与标准体系。②医疗资源优化配置：指在应急等不确定条件下，对医疗资源的重组调集等优化配置过程，是医疗资源配置的二级优化，是一个择优过程、不稳定的变动过程、动态优化的配置过程。

医疗资源合理配置是医疗资源优化配置的基础，实现对稳态标准及配置的有效重组与调集是医疗资源优化配置的最终目标。

三、医疗资源配置原则与方法

（一）医疗资源配置原则

医疗资源配置总体原则是"控制总体规模，盘活资源存量"。医疗资源配置应遵循国际通用的"4E"标准，即"效果（effectiveness）、效率（efficiency）、公平（equity）与经济（economy）"。在需要优先的前提下，重视效益；在公平优先的前提下，兼顾效率。

1. 需要、需求原则 医疗资源配置的基本出发点是满足社会人群健康对医疗保健的需求与需要。需要，指人群患病水平，人群的健康需要反映了医疗资源的社会效益；需求，是指具有支付能力的需要，是就诊水平，反映了医疗机构的经济效益。

2. 公平原则 公平指在医疗资源有限的条件下，人群健康权利的平等性、医疗服务的平等性、健康权利和义务的一致性、满足社会福利的最大可能性和医疗资源分配的均衡性。医疗资源配置的公平原则即人人都能享受到医疗保健服务（至少是基本的医疗保健服务）。

3. 效果、效率原则 效果原则，是指在需要和公平的前提下，重视和提高医疗服务（或医疗资源）利用效果和效益，追求医疗服务的效果、效益最大化；效率原则，是指在资源配置过程中以系统效率最大化作为标准。效果、效率原则在医疗资源配置中是配置结构的重要依据，也是考核医疗服务供给合理性的重要依据。

4. 属地原则 医疗资源配置应纳入区域医疗规划，以满足区域内全体居民的基本医疗服务需求、保护与增进健康为目的，对机构、床位、人员、设备等医疗资源进行统筹规划、合理配置，提高资源的配置利用效率。

（二）医疗资源配置方法

1. 配置依据 国内外医疗资源配置主要有以下三个依据。

（1）按供给（supply）配置：即依据服务供给水平配置医疗资源，是计划经济体制下典型的医疗资源配置方式。该方法不考虑医疗需要与需求量，而是以供给能力和规模为配置依据。如英国国家医疗服务体系（National Health System，NHS）在20世纪70年代采用Crossman公式进行的资源配置，该公式以人口、床位与病例数为三大要素，反映地区的供给水平。由于供给能力本身在各地区间已存在极不公平的状况，因此，该公式被批评为缺乏公平性，即不能达到"对相同健康状况的人口提供相同的卫生服务"。我国以往采用的医疗资源配置方式即属于此类，造成大城市医疗机构重叠，资源利用不高。

（2）按需要（need）配置：较为典型的是英国NHS 20世纪80年代以来采用的"资源配置工作组"（resource allocation working party，RAWP）方法。其基本原则是以健康需要为依据，强调"具有相同健康需要的人群应有相同的卫生服务"，以人群死亡情况反映医疗需要。采用人口规模、人口构成、标准化死亡比指标、费用加权指标、患者流动五类指标测量人群的相对健康需要。

（3）按利用（utilization）配置：又称按需求（demand）配置，是以医疗需求为依据，以居民实际利用的医疗服务量（就诊率）反映需求，强调资源利用效率。

以上三种配置依据各有侧重，但均难以同时满足制定卫生经济政策的3条原则——效率（efficiency）、公平（equity）与稳定（stability）。按供给配置，以供给规模为标准，稳定性好，效率与公平性低；按需要配置，以人群患病需要为依据，满足公平性与稳定性，效率不高；按照利用配置，效率与稳定性高，公平性差（表4-1）。

表4-1　三种医疗配置依据比较

项目	按供给配置	按需要配置	按利用配置
依据	供给水平	医疗需要	医疗需求
测算	供方规模	人群患病	人群就诊
目标	医疗机构	区域人群	就诊人群
背景	计划机制	计划与市场	市场机制
效率	低	低	高
公平	低	高	低
稳定	高	高	低

2. **基本指标**　效率与公平是医疗资源合理配置的基本指标。

（1）效率：是指用最少的医疗资源投入达到同样的健康效果，或利用同样的资源投入产生更大的健康效果。

医疗资源配置主要依据系统效率（systemic efficiency），包括宏观医疗资源配置效率（allocation efficiency）与微观医疗资源技术效率（technical efficiency）。技术效率，又称生产效率（productive efficiency），是用给定的医疗资源来达到最大的产出，一般以微观保障实体为测算单位。配置效率，是指获得正确的产出时使用的合理资源结构，反映医疗资源在不同服务项目或地区之间的配置状况，一般以宏观保障区域为测算单位。只有两者均达到有效，才可认为系统效率满足。

（2）公平：以人群为对象分为水平公平和垂直公平。水平公平，是指需要医疗服务的人都得到满足；垂直公平，则是指最需要医疗卫生服务的人能够优先得到服务。公平的分配政策采取贡献标准、需求标准和机会均等标准相一致的形式。

3. **测算方法**　医疗资源标准测算的基本步骤是研究医疗资源供需，确定反映医疗资源的供需指标，分析医疗资源供需关系，建立其供需平衡模型，求解模型获得医疗资源供需平衡点，测算出医疗资源具体标准。

（1）医疗资源供需分析

1）医疗资源供给：指在特定国家和社会经济条件下，卫生事业占据的资源量。医疗资源供给能力是用其提供的医疗资源量来表达，资源量包括现有的医疗资源量和已有医疗资源可能提供的潜在医疗资源增量。可以采用医疗资源利用指标来表示医疗资源供给指标，指标取值包括现有的医疗资源利用量和现有医疗资源可以提供的利用增量。其中医疗资源利用量可以从各种卫生统计资料中获得，现有医疗资源可以提供的利用增量可以通过调查研究来确定。

2）医疗资源需要：指社会人群健康对医疗资源的需要，也可称为健康需要。需求包括已实现的需要和未实现的需要，即现实需求和潜在需求。医疗资源需求量等于健康的现实需求量和潜在需求量之和。可用反映社会人群健康的指标来表示医疗资源需要，用卫生服务就诊和效果指标反映需求。健康指标可用医疗资源利用效果来表示。因此，可以用医疗资源利用效果指标来表示医疗资源需要指标。

3）医疗资源供需平衡：指医疗资源的供给与社会人群健康对医疗资源的需求和需要之间达到动态平衡。就是医疗资源的总供给量与总需要量相等，即医疗资源供需平衡研究可转换成医疗资源利用和效果数量上相等。医疗资源要求投入，投入转变成供给，供给提供利用，利用产生效果，因而医疗资源供需平衡可转换成投入与利用、利用与效果数量相等的研究。

（2）医疗资源投入产出分析：指运用投入产出原理与方法，分析医疗资源投入与产出，确定反映医疗资源投入产出指标，建立医疗资源投入产出数学模型，运用最优化方法求解，获得效用最大化解。通过在实践中摸索，在医疗资源配置研究中，采用医疗资源供需平衡法研究医疗资源一级优化配置（合理配置），对于医疗资源二级优化配置（最优化配置）则运用医疗资源投入产出分析法来研究。

1）医疗资源投入产出指标：反映医疗资源投入和产出的指标较多，要选择能够直接反映投入产出效果的主要指标进行研究。如每千人口卫技人员数（人）、每千人口医生数（人）、每千人口床位数（张）、每千人口医院床位数（张）、卫生总费用占GDP比例（%）和卫生事业费占财政支出比例（%）等。

2）医疗资源投入产出模型：医疗资源是非物质生产活动，无法建立物质型投入产出模型，也不能像物资生产那样建立价值型投入产出模型。一般通过对原始取值进行百分制得分值转换处理，建立医疗资源投入产出模型，这样既有利于建立医疗资源投入产出模型，又减少了因医疗资源投入产出指标的单位不同和取值差异太大带来数据处理上的技术难度。

（3）医疗资源系统效率测算：包括微观层面的技术效率测算和宏观层面的配置效率测算。这里重点介绍两种主要测算模型。

1）技术效率测算模型：采用随机前沿成本模型，以一组组合误差模型测量实际生产成本与"前沿"成本的距离，即低效率损失，目前被认为是"多目标投入产出机构(multiple-input and multiple-output)"技术效率测量的最佳方法。前沿成本指在一定的产出下，每个机构所能达到的最小的可能成本。采用总支出估计总成本。估计总成本要求3个基本类型的解释变量：产出量、投入要素价格与产出特征。理论模型为：

$$C=\ln C(Y.W.X)+v+u$$

式中，C为总成本，Y为产出向量，W为投入要素价格，X为供方产出特征，Y. W.X为函数关系，v+u为误差项，v为通常的随机误差，u≥0为低效率残差。

2）配置效率测算模型：采用帕累托最优原理与数据包络分析（data envelopment analysis，DEA）方法。帕累托最优状态是指资源在某种配置状态下，如果不使其他人的福利减少，就不可能由重新组合生产和分配来使一个人或多个人的福利增加。或者说，增加某个人的福利必须以减少其他人的福利为代价，那么这种配置就已达到了帕累托最优状态或最适度状态。此时，按照福利经济学的观点，认为资源配置达到相对有效。DEA方法是一种运用线性规划来测量决策单元（decision-making units，DMU）相对效率的方法。目前，该方法已被广泛应用于各类卫生服务的投入产出相对效率分析。

依据帕累托最优状态理论，采用最佳社会福利判断标准帕累托-库普曼斯（Pareto-Koopmans）效率用于定义DEA效率。这种效率判断通过投入产出分析来判断。①投入判断标准：如果减少某种生产要素而不增加任何其他生产要素，仍不会减低目前的产出水平，则该决策单元是低效的。②产出判断标准：如果能增加任一产出而不减少其他产出，仍可以不增加投入，则该决策单元是低效的。只有上述2个标准均被拒绝，则该决策单元才是完全有效。

（4）医疗资源公平性测算：采用洛伦茨曲线（Lorenz curve）和基尼系数（Gini coefficient）方法测量医疗人力或床位的人口及地理分布公平性。基尼系数是国际上用来衡量社会某种收入分配不公平程度的统计分析指标，目前已被国内外许多学者用于机构、人力、床位以及设备的分布公平性研究。其数学模型是：

$$Y=f(x)$$

式中，x表示财富不高于某一水平的人口占总人口的比重，Y表示不高于某一水平的人口财富之和占总财富的比重。Y和x的最大值都是100。

1）洛伦茨曲线：整个图形为一个等腰直角三角形，三角形底线上，x=Y，表示社会成员的财富分配是相等的，该线称为"绝对公平线"，而两直角边折线表示社会财富都集中在一个人手里，称为"绝对不公平线"，而财富分配就介于这两个极端值之间。洛伦茨曲线的绘制，即将不同地区拥有的财富的百分构成比从小到大排列，人口的百分构成比对应关系不变，分别累计，根据累计百分数在等腰直角三角形内绘制的曲线，即为洛伦茨曲线。

2）基尼系数：是建立在洛伦茨曲线基础上的，用于衡量社会财富分配不公平程度的指标。采用直接计算法进行计算，按财富数量由小到大排列，以地区规模相似的数个地区为测量单位，通过计算各所属地区的卫生技术人员与床位、人口与面积的累计百分比，用人口或面积累计百分比所占上述资源的份额为纵轴，绘制出二类资源分布的洛伦兹曲线，并计算各类资源的基尼系数。

案例讨论

【案例】某三甲医院临床科室资源配置效率评价。

临床科室效率评价是指对不同科室在投入资源与服务产出上的比较分析。某综合性医院计划对本院临床科室医疗资源配置情况进行评价分析，为医院学科建设科室布局优化提供决策支撑。

所需资料及研究方法：为实现院内多个科室的横向对比分析，应将科室投入的人力、物力、财力等多种资源纳入分析范围，从医院信息系统调取本院一段时间内临床各科室展开床位数、医护人员数、药器耗材成本作为投入指标，门诊人次、出院人次、手术人次作为产出指标。本案例以数据包络分析（适合多输入–多输出的效率综合评价问题）为例，对本院各科室投入产出进行综合效率评价。

结果：某时段内各科室综合效率评价结果见表4-2，R4、R5科室的综合效率为1，表线为规模收益不变，代表5个科室里资源配置最佳的决策单元；其余科室综合效率小于1，表明存在投入过剩或投入不足。

表4-2　某时段内各科室综合效率评价结果

序号	科室	综合效率	规模收益
1	R1	0.341	规模收益递增
2	R2	0.742	规模收益递减
3	R3	0.665	规模收益递减
4	R4	1.000	规模收益不变
5	R5	1.000	规模收益不变

对于R4、R5科室，其已经实现帕累托最优，暂时无须对资源投入规模进行调整，而其余科室均未实现帕累托最优，在这些科室间调整资源投入数量能使医院

整体产出上升。具体投入调整方式和规模，可使用投影分析进一步确定。

【讨论】医疗资源测算是开展配置效率评价的基础，医院医疗资源具有"多投入－多产出"指标的显著特点，灵活运用数据包络分析等评价方法，能为医院发展的决策提供更为明确的参考依据。请查阅资料，讨论影响医疗机构技术效率及配置效率的因素分别有哪些？

第二节　医院医疗资源配置理论

一、医疗资源配置基本理论

医疗资源配置属于卫生经济学与资源配置学科的交叉范畴，必须符合医疗经济学与医疗服务的基本理论。

（一）社会经济成本和经济效益理论

医疗资源配置理论首先是社会经济成本与社会经济效益理论的体现。社会经济成本，是指开展某项活动、生产某种产品、提供某项服务要占用和消耗的经济资源所付出的社会经济代价；社会经济效益，是指所生产的产品与劳务满足人民群众需要的程度。

由于经济资源的有限性，为使其在经济与社会发展各部门之间达到合理分配，必须进行社会经济效益与社会经济成本的综合评价，才能使经济资源在医疗工作和其他工作的分配达到一个合理的程度。社会经济成本与社会经济效益理论是建立在经济学理论基础上的，分别依据如下理论。

1. **劳动价值理论**　医疗服务要满足人们健康的需要，就必须将社会经济成本转化成医疗服务，通过资源（劳动时间）的消耗，将活劳动和物化劳动转换为满足人们健康需要，又获得社会经济效益的活动。

2. **机会成本理论**　在市场经济学中，机会成本理论比较恰当地解释了社会经济成本和社会经济效益的概念。在稀缺资源之间做出选择时，都要付出机会成本，一项决策的机会成本是另一种可得到的最好决策的价值。一项活动的合理真实成本是决策的机会成本，是做出一项决策的重要依据。对医疗项目的机会成本进行系统经济分析是成本效益分析的前提，也是所有宏观经济政策决策和大多数微观经济运营决策的前提。

3. 福利经济学公共选择理论 它认为增进社会福利的途径有二：一是资源最优配置，二是收入均等化。医疗资源的最优配置就是要克服外部效应所引起的医疗资源配置低效率状态。

（二）二类医疗资源配置理论

20世纪90年代以来，以内生技术变动为核心的新经济增长理论应运而生，成为经济学理论研究"热点"之一。所谓内生经济增长（endogenous economic growth）是指不依赖经济外部的力量（如内生的技术进步和资本积累）推动的长期经济增长。内生经济增长理论是继古典经济增长理论、外生经济增长理论（或新古典经济增长理论）之后的现代经济增长理论。

借鉴内生经济增长理论，依据资源的投入产出规律与其对长期经济增长的影响，可将医疗资源分为三类。①通常意义的医疗资源：可界定为静态资源（或称自然资本），包括医疗卫生机构、床位等，由于此类资源具有不可分性，形成医疗机构内部各功能部门对要素资源的独占性，资源配置某种程度局限在机构内部进行，妨碍了整个行业内资源的共享，其投入呈报酬递减规律。②动态的外生性医疗（卫生）资源（external health resource）：又称替代资本，投入呈报酬递增规律，包括引进新技术、新型医疗设备及其相应诊疗项目，其投入主要带来短期不稳定的经济增长。③内生性医疗（卫生）资源（endogenous health resource）：又称知识资本，呈报酬递增规律，包括技术创新、研发能力、学科、高级医生人力、医疗质量传统以及医院文化等。内生性医疗资源具有可分性、共享性、可扩散性和重复使用性，使得内生性医疗资源配置的范围扩大，可以拓展到整个医疗服务全过程，医疗机构内部甚至组织外部，并可以重复多次在技术创新过程中的不同功能部门得到使用，充分实现对内生资源的共享。并强调技术创新过程中集成开发者创造、开发、利用和管理内生性资源的能力，实现整个过程资源的最佳配置，是医疗机构长期经济增长与可持续发展的不竭动力。

（三）总需求与总供给平衡理论

资源的总需求，是指资源的消费者在一定价格（收费水平）下愿意并且有能力支付的部分；资源总供给，是指资源提供者在一定价格（收费水平）下愿意并且有能力提供的部分，取决于资源的实际拥有量和资源的利用率。资源市场总需求与总供给是否实现总体平衡，取决于资源配置和效率同资源的实际需要是否一致。

（四）政府宏观调控理论

现代市场经济学认为，市场机制是配置资源的一种重要手段，现代市场经济都是在政府宏观调控下运行的市场经济，即在充分发挥市场机制基础性调节作用的同时，发挥政府宏观调控作用，以纠正市场失灵，实现资源的合理配置。

（五）医疗发展理论

发展经济学认为，资源配置的合理、服务效果和效益、健康的生活质量都是医疗发展的表现，不能简单地用数量的增长速度来评价医疗发展。按照系统分析观点，发展就是运用现有资源，实现逐步改进的过程。其目的是使系统更好地运转，更好地实现系统的目标。发展是一种进步、一种改进，主要由系统目标的实现程度来评价。

二、医疗资源配置对象

与卫生资源自然属性相同，医疗资源配置对象也包括各类外生性要素资源与内生性组合资源。此外重点介绍外生性要素资源，应急或战时条件下亦称为医疗卫生力量。

（一）医疗人力资源

一般医疗人力资源有广义和狭义两种概念，广义是指从事医疗、护理等各类专业卫生人员、预备卫生人员和潜在卫生人员的总称；狭义主要指经过不同卫生职业训练，具备一定专业知识和技能，并能提供卫生服务的各类人员。人力资源是资源配置中的核心环节，是我国医疗卫生机构保障能力的重要组成部分，其产出情况对医疗卫生工作和医疗水平有着至关重要的作用。

按照保障实体类别，我国医疗人力资源分为医疗人力资源、部队医疗人力资源、保健人力资源、防疫人力资源、药材保障机构人力资源以及卫生科研、训练人力资源；按功能，分为医疗人力、护理人力、药剂师、技术师、管理人力、教师、研究人员系列；按职称，分为高级职称、中级职称和初级职称人力资源。

我国医疗人力资源除了具有人力资源普遍具有的核心性、智能性、双重性和再生性之外，卫生事业自身的独特性也决定了医疗人力资源具有不同于其他人力资源的特点：①医疗人力资源是一种知识密集型的高质量人才资源，其发展有很长的准备期，因而不可能在劳动力市场上随意选择。②卫生系统是学术性、专业性的知识密集系统，在科学与技术上具有权威性和稳定性，不易受外系统的影响而迅速地发生变化，也不能轻易改变医疗人力的职业、地理分布。③医疗人力资源不仅会老龄化，而且他们的知识和技能也会陈旧老化，需要经常加以培训和再教育。

由于我国医疗人力资源具有上述特性，因而影响我国卫生人力的因素多而复杂。我国医疗人力资源配置在不同地区、不同层次、不同类型、不同专业和学历等均有具体要求。医疗人力资源配置以医生配置为重点，在此基础上，按类间比例标准进行其他卫生技术人员的配置。医疗机构中医生配置主要依据：①保障人群的需要、需求和潜在需求量。②医生结构、工作负荷、医生标准工作量和合理利用程度。③负责当地医疗。其中，我国医疗机构保障人群的健康情况和卫生服务需要与需求及利用是可以通过卫生服务调查获得，根据卫生服务调查中所获得的人群两周患病率、就诊率、未就诊率、保障人群住院率、应住院而未住院率等资料，就可以推算出该保障区域内卫生人力（医生）的需求和需要数量。也可以评估该机构拥有的卫生人力（医生）与保障区域的需要与需求之间是否平衡。

（二）医疗机构资源

我国医疗机构指完成我国卫生保障工作的各类保障实体与功能单位的总和。包括两部分：宏观建制组织体系中的保障实体，微观层面上机构内部的功能科室。功能科室指各类保障实体内部，能够承担独立保障活动的科室，一般按医学或专业划分与医院的功能、等级和任务划分。功能科室配置是指各类医疗卫生机构的列编科室配置，其中学科技术资源是资源配置的重点。学科技术资源指学科知识技术所拥有的绝对或相对的领先优势，以及医学知识技术与医疗需求的结合程度和满足程度。临床学科是医院最重要的技术资源，也是内生性医疗资源中最集中、最活跃的部分，是不同科室的组合单位。医院要适应体制编制调整和医疗保障体制改革，实现跨跃式发展，以临床学科优化配置为牵引，带动整体资源合理配置，提高资源利用效率和效益，不断增强市场竞争能力。

医疗机构资源配置应保障人群需要，体现卫生服务可及性和公平性，充分考虑保障半径、保障人群特点和交通便利程度，贴近和方便人群。在确定卫生机构功能和职责的基础上分层分级。首先应满足编制保障人员需求，体现卫生服务综合性，在此基础上规划基层卫生实体以上卫生机构，形成以基层卫生服务为基础，规模适宜、层级清晰、责任明确、功能互补的卫生服务体系。在确定卫生机构的结构和布局上，应突出预防为主、防治结合的重点。卫生机构建设重点在改善内涵，提高质量和效率。要控制机构总体规模，对于区域内设置重叠、职能交叉、效率不高的卫生机构在编制中加以调整，逐步使卫生机构设置趋向合理。

（三）医疗设备

医疗设备是指在医疗卫生及医疗卫生工作中所应用的具有一定价值的设备、工具等。目前较提倡的医疗设备分为三大类，即诊断设备资源类、治疗设备资源类和辅助设备资源类。

1. 诊断设备资源类　如X线诊断设备资源（X线机）、功能检查设备资源（心电图机、脑电图机、呼吸功能测定仪等）、核医学设备资源（肺功能测定仪、扫描机、断层扫描仪等）和五官科检查设备资源（角膜显微镜、眼压计、眼底照相机等）。

2. 治疗设备资源类　如手术设备资源、核医学治疗设备资源、激光设备资源、体温冷冻设备资源、其他治疗设备资源。

3. 辅助类设备资源类　不直接参与诊断和治疗，但也是不可缺少的一类设备。这类设备不但品种多，而且数量大，如蒸馏水机、灭菌器、空调、电视等。

医疗设备和其他资源相比，最大的特征是具有非消耗性，且医疗设备是具有较高价值的固定资产，是卫生资源的重要实体要素。

（四）医疗经费

1. 概念　医疗经费是指在一定时期内用于医疗、卫生防疫、保健服务有关的经济资源的货币表现。主要分为卫生装备购置费、卫生事业费、医药卫生科学研究费和其他经费。

2. 分类　根据医疗经费的保障重点，可将医疗经费分为防疫、药材、医疗保健及业务管理四类。这四类重点项目的保障是医疗资源配置的基础，其他列支科目作为医疗经费资源的补充。

3. 特点　医疗经费主要有非生产性和福利性的特点。首先，我国卫生费用非生产性的特点，是由我国卫生机构的经济属性决定的，医疗经费一般直接进入消费过程，不能进入再生产过程，也就无法再次创造价值。其次，卫生费用还具有福利性的特点，是由我国卫生机构社会属性决定的，医疗机构及医疗行为受政府补贴，保障人人享有医疗保健目标。

（五）医疗床位

医疗床位指各级、各类医疗机构病床统称，可分为医疗床位和疗养床位。床位资源配置标准是确定我国体制编制的主要指标，也是确定各医疗机构规模的重要指标，由此决定各医疗机构的性质、功能、科室设置、人员配备、器械装备、技术等级、设施建设和资金投入。影响医院病床需要或需求的因素很多，包括自然环境，社会经济发展程度和收入水平、人口规模及其年龄、文化结构、健康状况，医疗保健制度和卫生服务能力等。医疗床位主要依据编制标准配置，同时考虑该地区居民医院病床需要量、需求量和潜在需求量，医院病床使用效率和合理利用度，医院病床合理布局和结构比例几个方面。

目前，医院床位资源包括编制床位与展开床位。编制床位，是指医疗机构取得《医疗机构执业许可证》时核准的床位，它根据卫生服务覆盖范围及其功能来制定；展开床位，则受众多因素影响，如保障人群数量、年龄结构、文化结构，以及医院驻地经济发达程度、地理、环境等。

三、医疗资源配置指标

（一）总量

医疗资源配置总量是指我国医疗卫生系统的医疗、防疫、保健、药材、科研和训练等各类保障实体所具有的功能机构、人力、经费、设备、床位等多类卫生资源总和。其中，宏观层面指全国范围，中观层面指区域范围，微观层面的卫生资源总量配置指的是各类具体列编保障实体内部卫生资源要素的总和。

（二）结构

宏观层面与中观层面的医疗卫生资源结构配置是指全国范围内或区域范围内的医疗、防疫、保健、药材、科研等各部类保障实体之间结构比例，主要以人力和经费两类资源为主。微观层面的医疗卫生资源结构配置是指具体保障实体机构内部卫生要素资源的类间、类内资源的比例，包括人力、机构、设备、床位、经费。

（三）分布

1. **宏观层面**　宏观层面的卫生资源主要指全国范围内的医疗卫生保障实体分布。应在全国范围内控制医疗资源存量和增量，在结构调整的基础上进行，是宏观卫生资源配置的难点。

2. **中观层面**　中观区域层面我国资源优化分布配置机制，实质是解决区域范围内我国医疗资源在空间分布上的最优配置与利用，寻找保障人群与我国卫生保障机构的最优保障关系。应将我国卫生保障机构的地理位置、有效服务半径、医疗保障能力三大要素作为配置的基本原则。

3. **微观层面**　微观层面的卫生资源配置是指卫生资源要素的分布状况，以学科分布为主。这是整个医疗资源配置的基础。在具体操作层面，应根据区域人群特征、人员数量与结构、自然环境、人群主要卫生问题和不同的卫生需求等因素对我国卫生机构学科资源合理布局。

第三节　医院医疗资源配置问题与对策

一、医疗资源配置问题

目前，医疗资源配置存在"总量基本满足但分布、结构不尽合理"的现象。在新医改实施以来，许多旧的问题得到一定程度的缓解，但是又带来一些新的问题，主要表现在以下几个方面。

（一）医疗资源配置结构失衡

医疗资源配置结构失衡主要体现在3个方面：一是医疗资源在不同经济发展水平的地区间、城乡间的配置严重失衡；二是医疗资源在医疗服务和公共卫生服务间分配不均，"重医轻防"的特征明显，"预防为主"的卫生工作方针难以得到有效的贯彻和落实；三是在城市医疗系统中，一、二、三级医院的医疗资源占有比例呈明显的倒三角配置，大量的优质医疗资源向三级医院集中，导致大医院规模持续扩大，而基层医疗卫生机构相对匮乏，与我国医疗服务"正三角"需要不匹配。

（二）医疗资源配置利用效率低下

根据调查显示，医疗资源配置利用效率低下包括2个方面：一是微观机构内部技术效率（technical efficiency，TE）低下，导致资源利用不足；二是宏观区域配置效率（allocation efficiency，AE）低下，导致资源浪费。其中宏观区域配置效率低下起主导作用。

医疗资源服务量与负荷不足，与资源增长趋势相反，医疗资源配置系统效率低下，医疗资源配置微观比例不合理，这有3层含义：一是各类要素资源类别内比例不合理，如各级机构间比例、各职称人力资源间比例、各专业床位比例、大型设备比例、各类经费比例等；二是各类外生性要素资源类别间比例不合理，主要是人力与床位资源间比例，如床工比、医护比等；三是各要素资源组合优化程度不高，导致技术效率低下，内生性组合资源增长缓慢，可持续发展能力受限。

（三）医疗资源配置压力增大

由于老年人体质弱、恢复慢，故耗用的医疗卫生资源多。人口老龄化带来了潜在经济压力，老年人除了需要照顾之外，还有医疗服务负担和医疗费用的大幅增加。未来几年，人口老化现象还将日益加剧，老年卫生问题将日益突出。外来人口日益增多，增强了公共卫生和计划生育工作的管理难度。随着人口结构的变化、人民生活方式的改变、城市化进程加快以及环境污染的增加，一些靠高精尖的技术和设备都不能解决的慢性非传染性疾病对人民健康和生命的危害日益加重。

二、医疗资源配置优化

医疗资源配置优化是在医疗资源达到一个合理配置的基础上，通过对制定配置标准、配置优化模式，对资源的总量、结构、布局和功能进行宏观控制和调整，使医疗资源发挥最大的效能。现时，随着经济文化生活水平的提高，群众的健康观念逐渐增强，医疗卫生服务的需求也更多、更高。因此，我们要通过配置的不断优化来满足人民群众日益增长的医疗需求。

（一）合理布局，总体平衡

1. **实施卫生资源整合**　对现有的医疗机构和新建的医疗机构以规模、功能、性质、布局四个要素作为整合医疗机构的主要参考指标，按照强强联合、强弱联合、以强带弱、共同发展的原则，整合现有医疗机构，形成具有竞争力的优势品牌，发挥现有资源的最佳使用效益。对新增卫生资源要重点向社区倾斜，通过控制总量、调整存量、优化增量，达到合理配置卫生资源的目标。

2. **促进医疗机构结构转型**　建立城市医院与社区卫生服务机构的分工协作机制。城市医院通过技术支持、人员培训等方式，带动社区卫生服务持续发展。同时采取增强服务能力、降低收费标准、提高报销比例等综合措施，引导一般诊疗下沉到基层，逐步实现社区首诊、分级医疗和双向转诊。

3. **合理确定公立医疗机构规模和数量**　公立医院作为医疗卫生资源的主体，不仅承担着危重急症和疑难病症的救治工作，还承担着教学工作与基层卫生人员的培训工作，要注重向高精尖方向发展，充分发挥公立医院在危重急症和疑难病症的诊疗、医学教育和科研、指导和培训基层卫生人员等方面的骨干作用。

（二）移动重心，调整存量

区域内优化策略是规划总量，调整存量，优化增量，提高质量。区域医疗资源配置的总量包括存量资源和规划期内所能获取的增量资源。

存量资源调整是区域内人群医疗资源配置的重点。区域存量资源调整的方向为：横向调整改变配置结构，资源向预防保健、健康教育、康复服务等薄弱领域倾斜，对机构布局不合理进行调整；纵向调整改变配置重心，资源向基层、边远地区和卫生设施差的地区倾斜，将保障能力和技术效率低下的医院资源以合适的方式调整到其他卫生机构。同时资源向大型机构转移，加强大型医疗机构的技术辐射能力。

增量资源是有限的，通过对新增医疗资源投向选择可以促进资源的结构优化。因此，增量资源在配置前必须经过充分的可行性论证，要符合国家区域卫生规划的方向。

发展社区卫生服务，整合存量卫生资源，充分利用城市现有一、二级医院及国有企事业单位所属医疗机构和社会力量举办的医疗机构等资源，发展和完善社区卫生服务网络。建立多层级医疗服务体系，明确规范不同层级医院职能定位和救治标准。探索医保分级分段支付方式，严格各级医院医保的支付报销比例，引导患者小病在基层，疑难病症去上级医院，康复回社区的格局。

（三）政策牵引，创新解难

要完善医疗卫生资源配置政策，首先需要争取政策支持。一是政府在医院硬件设施建设上的支持；二是要提供相应的医疗保险、养老保险等政策支持；三是在处理医疗机构债权债务方面，各级政府要协助处理整合机构不良资产及部分不良债务的剥离工作，减轻其经济负担。各相关部门要充分认识政策支持的必要性，贯彻落实政府决策，提升做好卫生资源整合工作的主动性。

其次，引导社会办医，鼓励民营医院的发展也是解决难题的一个有效办法。建立多元卫生投入机制，鼓励和引导社会资本发展医疗卫生事业，形成投资主体多元化、投资方式多样化的办医体制。通过吸纳社会资金，引导民间资本投资方向，优化医疗资源配置，可以有效弥补国家投入不足。要适度降低公立医疗机构比重，形成公立医院与非公立医院相互促进、共同发展的格局。

最后，要发展专科医院，体现专科优势与品牌特色。专科医疗机构是医疗卫生资源的重要组成部分，可以满足人们不同层次的医疗需求。对于专科医疗机构要突出专科特色，做精做强。有条件的专科医疗机构，要积极稳妥地进行体制改革，探索多种办医模式，改制募集的资金用于卫生事业发展。政府部门要保证专科医院与其他医疗机构在政策上的均等化。专科医院的建设要正确把握发展方向，可以针对本地区发病率高、危害性大，亟待提高临床疗效的病种选择专科发展方向。在人才管理上，要发挥现有人才的技术优势，不断引进新人才，促进专科技术队伍迅速成长。

本章小结

医院医疗资源配置是医院管理者为实现医疗资源社会效益和经济效益最大化目标，对人力、物力、财力、技术等有限资源进行计划、分配、转移、消耗的过程。通过对医院技术效率、配置效率、公平性等指标的测算，为管理者调整资源配置策略提供决策支持，有利于提高医院竞争力，或创造更多社会价值。本章介绍了医疗资源配置的概念、分类以及医疗资源配置的对象和内容；在此基础上介绍了医疗资源配置的基本原理、原则，以及医疗资源配置的常用方法，进而介绍了各个层面的医疗资源优化配置效益评价和测算方法。最后根据我国医疗资源配置存在的问题，提出相应对策，为医疗卫生管理工作者提供参考。

（张鹭鹭）

第五章 医院文化管理

学习目标

1. 掌握 医院文化概念、内涵、功能与特征；医院精神文明建设概述。

2. 熟悉 医院文化的结构和内容；医院精神文明建设工作的内容与方法；医院精神文明建设的意义和作用。

3. 了解 医院文化建设的研究进展；患者满意度测评概述；医院志愿服务与公益慈善管理。

第一节 医院文化建设

一、医院文化概述

医院文化作为医疗卫生系统特有的行业文化，是医院管理不可或缺的一部分。随着医院外部生存环境和发展环境的不断变化，要求医院自身发展必须与之相适应，除了不断提高医疗技术水平外，医疗机构自觉开展文化建设是一项具有战略性的举措。

（一）医院文化的概念

医院文化（hospital culture）是社会文化中的一种亚文化，它是随着企业文化的兴起而逐渐在医院管理领域提出，是带有一定卫生行业特点的文化。

医院文化是指处于一定经济社会背景下的医院，在长期医疗服务过程中逐步形成和发展起来的、日趋稳定的、独特的价值观和医院精神，以及以此为核心而生成的道德规范、行为准则、理想信念、医院传统等，也包括由此衍生出来的医院服务意识、服务理念、经营战略等。它是医务人员在长期医疗工作实践中形成的一种既与民族传统文化相关，又具有医疗行业特征的文化，是医院管理者与广大医护员工在提供医疗服务产品过程中所创造的观念形态文化、制度形态文化和物质形态文化的复合体。

医院文化既是社会文化在医疗卫生服务领域的拓展和延伸，又具有医院特色的理论概念、框架结构、价值取向和个性特征。

（二）医院文化的内涵

医院文化的内涵需要从两方面把握：广义的医院文化，泛指特定群体在医疗及与之相关领域生产实践中所创造的物质财富和精神财富的总和；狭义的医院文化，是指全体医护员工在医学、社会生活与人际交往等实践活动中形成的以人为核心的文化形态、观念形态和行为规范等。

（三）医院文化的功能

医院文化的功能是以提高人的素质和觉悟，同化员工的思想方式、行为方式和道德观念，从而实现医院文化建设的目的。

1. 导向与调节

（1）导向功能：通过暗示或明示等不同方式渗透到人们的心里，取得人们的共识。当医院整体价值观念和目标的形成融于医院文化建设过程后，全体成员在参与文化创造的过程中以主人翁的姿态对其加以认知、评判和认同，实现自我价值观念和目标与医院整体价值观念和目标的协调统一。

（2）调节功能：医院作为一个整体，每一个职工间都有个性差异，如职务、职称、文化程度、技术水平等有高低之分，能力有大小，观念思维上也有差异性，这需要医院文化来调节，使职工自觉地为实现自我价值和医院总目标而奋斗。

2. 凝聚与约束

（1）凝聚功能：医院文化是通过医务人员的知觉、信念、动机、期望等文化心理，沟通人们的思想，产生对医院目标的认同感。因此，医院文化就像一种融合剂，从多方面培养医院职工的群体意识，使全院职工自觉地树立爱院、荣院、兴院的意识和责任感。

（2）约束功能：规章制度和管理规定是医院管理科学化和民主化程度的反映，是保证医疗、教学、科研等工作正常运转并协调医院上下、内外之间关系，以及调动各方面积极性和创造性的手段与前提。医院文化中的价值观念、道德规范、规章制度、管理规定等形成了一种良好的微观社会心理环境，对全院人员的心理和行为起着共同的约束和规范作用。

3. 激励与辐射

（1）激励功能：医院文化往往将"以人为本"作为管理理念之一，通过积极向上的思想观念和行为准则，对人产生激励作用，激发强烈的使命感，使员工从内心深处自觉地产生为医院拼搏的奉献精神，从而自觉维护医院的声誉，为医院的发展努力奉献。

（2）辐射功能：医院作为特殊的社会窗口，涉及面广、接触人群多、人际交往频繁、对社会的辐射面较大。优质的医疗服务和良好的医院风貌将产生一种强大的辐射作用，提升医院的知名度和社会形象，产生良好的社会效应；有利于医院向社会广招人才，增强自身内在的核心竞争力；有利于取得社会公众、上级领导和有关部门的理解、支持和帮助，促进医院的发展。

4. 塑造与保障

（1）塑造功能：医院形象是医院文化的外在表现，其本质是医院的信誉，是医院的面貌与特征在公众心目中总体的印象和反映。用凝聚着全院的智慧与理念、体现医院风格与内涵的物质文化和行为文化，清楚地向公众展示医院的技术实力、管理水平、精神面貌和道德风尚，获得公众的信赖与好感，树立良好的医院形象，即为医院文化的塑造功能。

（2）保障功能：医院作为社会客观存在的实体，既要追求繁荣与成功，还要着眼于长期的稳定和发展。医院文化在医院长期的稳定发展中，从深层次上持续地发挥其巨大的作用。

（四）医院文化的特征

1. 继承性与创新性

（1）继承性：我国的医院文化是中华文化的一个组成部分，也是现代文化的一部分。传承民族优秀文化传统，借鉴各国文化精华，是医院文化的重要特征。一是继承社会主义的文化传统，如毛泽东同志概括的以"国际主义精神、毫不利己专门利人精神和技术精益求精"为特征的白求恩精神等；二是继承传统医学文化精华，如"医乃仁术""大医精诚"等；三是继承医院的优秀文化传统。一代代医务人员在医疗实践中为医院积淀了文化底蕴，各项文明建设成果在医院文化建设中起着重要作用，这在历史悠久的医院尤为突出。

（2）创新性：医院文化是在长期的医疗实践和管理活动中培养形成并不断发展的。先进的医院文化具有随着医院环境的变化而自我更新的强大再生力，推动和引导医院员工发挥创新潜能，这不仅是医疗技术和医疗服务的创新，更重要的是观念、意识及相关体制、制度的更新。

2. 人文性与社会性

（1）人文性：是医院文化最显著的特征之一。医院强调以患者为中心；医务人员具有较高文化知识，并处于高风险的工作岗位。因此，医院文化强调在管理中要"以人为本"，注重员工自尊、自我实现等高层次的心理需求，并在医院形成一种和睦相处、同舟共济的人际环境。

（2）社会性：医院为员工提供了成就事业的条件，提供了工作和学习环境，同时，医院的生存和发展也离不开其所处的社会大环境。因此，先进的医院文化追求与社会环境的和谐，具有高度的社会责任属性。

3. 时代性与传播性

（1）时代性：医院文化作为医院管理学科的最新成果，是在一定的历史文化、现代科学技术和现代意识影响下形成和发展起来的。医院文化是时代精神的反映和具体化，深受当时当地政治、经济形势和社会环境发展变化的影响，带有时代的特征。

（2）传播性：医院是知识密集、技术含量高的单位，是精神文明传播的重要窗口之一。一方面，医院通过其医疗活动，为保护社会生产力，为人民的健康作出贡献；另一方面，又以自己特有的医院文化向医院外部辐射，影响整个社会，对全社会的精神文明建设起到丰富、促进和推动作用。

二、医院文化的结构和内容

结构是指一个事物各个部分之间的配合和组织。医院文化的构成是分层的，学者们的观点略有不同，主要呈现两种观点：一种为三分法，分为表层物质文化、中层制度文化、深层精神文化（含心态文化）三个层次，有学者称为"心、手、脸"文化。一种为四分法，分为表层物质文化、浅层行为文化、中层制度文化、核心层精神文化四个层次。两种分法均由表及里，由浅入深；由外到里，由表达深；形成一个严密、系统、有机、互相联系和相辅相成的结构。本章节以四分法为例进行相关阐述。

（一）表层物质文化

表层物质文化又称显形文化，是以医院的实体物质形式表现出来的。医院物质文化层的横向网络结构，是由医院各种物质条件要素构成的，如医院门诊、病房及各种辅助用房等建筑要素，医院绿化、亭台楼阁等环境要素，医疗仪器设备要素，运输救护车辆要素，文件档案资料要素等，它们之间构成的有机联结的网络成为医院工作的物质基础。

（二）浅层行为文化

浅层行为文化属实践文化或现象文化，是在医疗服务和医院生活中产生的活动文化，主要包括服务态度、服务技术、服务风尚及医院宣传、群体活动、文体活动中产生的文化现象。浅层行为文化是医院员工的精神风貌、医院形象和人际关系的动态体现，也是医院精神和医院价值观的折射。

（三）中层制度文化

中层制度文化又称方式文化，是通过医院的各种规章制度、规范和管理、行为准则表现出来的。医院是一个技术密集程度较高的单位，同时也是一个经济实体，它要求员工的个体行为遵守一定的规范，由此形成具有共性和行动统一的文化。包括：医院各种政治制度、经济制度、管理制度、技术操作规程、岗位责任制度等，它们之间的有机横向联接，构成医院文化中外化形态的行为基础。

（四）核心层精神文化

核心层精神文化属于思想意识形态，是通过医院员工的观念和行为直接表现出来的。精神文化主要包括医院员工的文化心理、道德规范、风俗习惯、经营哲学、精神风貌等，是物质文化与制度文化诸要素在人的精神和心理上的反映。它是以"人本性"为特征，通过每个员工的思想、观念、行为来直接表现。这些要素的横向联结，构成医院文化深层内化形态结构，往往表现为极稳定的状态，是医院文化的核心。

医院的物质文化、行为文化、制度文化、精神文化四个层次相互联结、相互影响、相互渗透，共同构成医院文化的整体结构。物质文化是医院制度文化的基础，物质文化发展必然带来与之相适应的行为文化的变化。制度文化既是医院行为文化得以贯彻的保证，又是精神文化的载体和体现。精神文化是医院文化体系的最高境界和灵魂，对医院文化建设具有导向和统摄作用。

知识链接 / 梅奥诊所的"梅奥精神"

梅奥诊所（Mayo clinic）是全球第一家非营利性的综合性医疗服务组织，也是规模最大的非营利医院之一，它将各个专业领域的众多医生通过共同的系统和相同的价值观汇集在一起，其对于高水准服务质量的追求，对于细节近苛刻的要求，对于招聘员工价值观的重视程度，都表明梅奥是一个具有深厚组织文化和价值观底蕴的医疗组织。患者至上的核心价值观成为梅奥诊所的精神源泉。

威廉·梅奥医生晚年提出了梅奥诊所未来取得成功的三个基本条件。1975年，时任理事会主席的爱默森·沃德博士提出第四个条件。1984年，罗伯特·罗斯勒又增加了两个条件。最终"梅奥精神"被概括为以下六个部分。

第一，始终追求服务质量和非营利的理念。

第二，始终坚持患者需求至上，对每一位患者的健康和幸福给予诚挚和独特的关注。

第三，始终致力于团队每位成员职业素质的共同提升。

第四，善于适时而变。

第五，持续努力，追求卓越。

第六，恪守诚实与正直的道德规范。

三、医院文化建设的研究进展与发展趋势

（一）医院文化建设的研究进展

1. **国外医院文化建设的研究进展** 20世纪80年代初，美国学者约翰·科特首先提出医院文化，并认为其由医院精神、医院管理、医院资源、医院组织、医院环境、医院服务及医院科技等文化构成。2003年，辛格（Singer）等学者提出医院安全文化，并将其界定为医院在发展过程中形成的全体成员遵循的价值观念、共同意识、思想方式、行为规范及准则的总和。

2. **国内医院文化建设的研究进展** 20世纪90年代初，我国医院管理者在借鉴西方企业文化理论基础上，开始探索医院的文化建设。经过多年发展，国内研究与实践取得一定成果。主要体现在医院安全文化、科室文化、医院组织文化等领域，研究主题包括互联网时代新媒体在医院文化建设工作中的广泛应用，在党建引领下医院文化建设工作现状分析及对策，针对多院区医院的医院文化建设问题等。

（二）医院文化建设的发展趋势

结合医院实际，我们可以从三个方面为进一步探索医院文化建设开拓思路。

1. **医院文化建设与医院管理紧密融合** 管理科学家丹尼尔·雷恩曾提到："管理思想不是在没有文化的真空中发展起来的，管理人员往往会发现，他们的工作总是受到当前文化的影响。"从这个意义上讲，医院管理是建立在一定医院文化基础之上的。换言之，医院文化是医院管理工作的延伸与发展。医院文化是医院管理的基本要素，又是医院管理的重要手段，可以挖潜力、增效益、增凝聚力、出战斗力。公立医院一旦形成自己特有的文化氛围，不仅能丰富医院管理内涵，推动医院管理深化，更能促进医院管理的变革，实现医院高质量可持续发展。

2. **广泛应用新媒体进行医院文化建设** 新媒体是指以网络技术、数字技术等作为载体，通过现代化的互联网手段，为用户提供信息和服务的传播形态。它作为新兴信

息获取、传播及分享平台，可以使用多元化的传播方式，可以更加自主、灵活地引导患者和公众，已被广泛应用于医院文化建设工作中。医院文化建设中常用的新媒体平台包括微信公众号、微博、App、门户网站等。医院如何利用新媒体进行文化建设，以树立起品牌形象，提高医院服务水平，已逐渐成为医院管理中目前所需探索的方向。

3. **以党建指导为方向进行医院文化建设** 2018年6月，中共中央办公厅印发的《关于加强公立医院党的建设工作的意见》明确指出，公立医院党委要发挥把方向、管大局、作决策、促改革、保落实的领导作用。要做好思想政治、意识形态和宣传工作，开展社会主义核心价值观教育，弘扬崇高精神，加强医德医风、精神文明和医院文化建设。

医院文化是社会主义文化的重要组成部分，必须深入贯彻和融入中国共产党所倡导的价值理念，坚持党建引领的基本导向，党建工作与医院文化建设两者相辅相成、互促发展。党建工作是医院文化建设的基础，医院文化建设必须以党建指导为方向。加强党建引领，才能确保公立医院的公益性和社会责任得到真正的彰显和落实。

第二节　医院精神文明建设

一、医院精神文明建设概述

精神文明建设是医院建设的基本组成部分，是推动各项工作持续和谐发展的力量之源。医院精神文明建设能为医院的健康发展提供正确的政治方向、有力的思想保证和强劲的智力支持。医疗改革持续深入发展，患者人群自我保护意识不断增强，这些都对医务人员医疗水平、服务质量、服务流程以及职业道德和职业精神提出更高要求。新时期加强医院精神文明建设成为公立医院高质量发展的重点工作之一。

（一）医院精神文明建设的概念

狭义上，医院精神文明建设是医院文化中正面的、积极的部分，是指经过长期培育、倡导而形成具有医院独特个性和激励作用，并为广大医护员工所接受的共同心理定势和价值取向的过程。广义上，医院精神文明建设还包括员工基本素质的提高，价值观导向、道德规范的培育和生活方式的引导等，建设过程中会对医院的服务、管理、质量、效益、员工的思想行为以及在各方面的形象产生重要影响。因此，医院精神文明建设是一个过程，是一个内容丰富、结构复杂、多层次、多视角的系统工程。

（二）医院文化与医院精神文明的异同

医院文化与医院精神文明两者间既有共同点，也有区别。

1. 共同点

（1）研究和作用的对象重合：医院文化尽管有其丰富的内涵和宽广的外延，但从医院文化的构成内容来看，医院精神的培育、医院价值的形成，其落脚点都在一个"人"字上，即"人性化"和"以人为本"，而医院精神文明更是以人为对象，直接做人的工作，解决人的思想、观点、方法和立场问题。

（2）作用机制相同：医院文化主要是通过培育高尚的医院精神，确立健康向上的群体价值观念、道德行为准则和精神风尚，以此凝聚人心，激励斗志。医院精神文明则是以正面灌输、教育引导为其主要手段，但也重视榜样示范、目标激励、环境熏陶、以情感人、寓教于乐的作用，二者殊途同归。

（3）具体运作的载体交叉：医院文化在具体建设实践中，要通过教育学习、报告演讲、文体活动等丰富多彩、生动活泼的手段来实施，这些载体与医院精神文明建设的载体相交叉。

（4）效果相互渗透：医院文化建设的成果为医院精神文明建设提供了条件，有些直接是精神文明建设的成果。例如，医院文化建设以医院目标激励员工，引导员工牢固树立"与医院同兴衰、共命运"的主人翁责任感，就表现为同时是医院精神文明建设的成果。

2. 不同点

（1）内容不同：医院文化是一种管理文化。它包括的内容相当广泛，包括医院的精神成果和医院服务经营的物质成果。而医院精神文明主要包括精神产品和精神生活，注重人们的思想、文化素质的提高。

此外，医院文化包括自然生成的要素，其中既有健康、积极、先进的因素，也有颓废、消极、落后的因素；而医院精神文明大多反映医院进步、有积极意义的成果，消极落后的东西尽量不纳入医院精神文明的总称之中。医院精神文明所包括的内容范围较医院文化小。

（2）特性不同：医院文化具有鲜明、独特的个性。每个医院因受到不同的内部、外部因素影响，使医院在其经营服务过程中，形成具有本医院特色的价值观念、服务准则、经营作风、道德规范以及发展目标。而医院精神文明，特别是其中的意识形态部分，则是融于医院载体中的一种社会性的共同东西，具有普遍的指导意义。

（3）医院管理者所起的作用不同：医院管理者的经营思想、行为准则，甚至个性特质都直接影响着医院文化的培育和发展。在医院文化建设中，医院管理者起着工程师的作用，既是医院文化的设计者，也是医院文化的塑造者和传播者。而在医院精神文明建设中，医院管理者主要起着传播、倡导、督促、教育和榜样的示范作用。

（三）医院精神文明建设的意义和作用

1. 国务院办公厅印发《关于推动公立医院高质量发展的意见》中明确提出要建设公立医院高质量发展新文化，要提炼医院院训、愿景、使命，凝聚支撑医院高质量发展的精神力量等，对加强医院精神文明建设提出更新、更高的要求。

2. 精神文明的加强有利于医务人员医德医风的培养，有利于提升全体职员综合能力，能激发人员的责任意识，使其更加积极地投入到和谐医院的建设中。

3. 医院内部所有人员的利益都是相连的，精神文明建设工作的开展对于提升内部人员凝聚力，促使其向同一目标进发有积极作用。

4. 精神文明建设工作对于医疗工作者自我约束力的提高有重要作用，对职员在工作中提升自我约束意识、构建和谐医院环境有关键意义。

5. 医院是一个整体，任何工作都会对医院的整体发展造成一定影响，在精神文明建设过程中，只有医务人员团结一致，观念统一，才可能携手共进，推进精神文明建设进程，提高医院在激烈医疗市场中的核心竞争力。

二、医院精神文明建设工作的内容与方法

（一）培育与塑造医院核心价值观

在医院精神文明的诸多要素中，价值观是实质和核心，是体现医院精神文明的决定性因素。正确的、科学的医院价值观需要少数人基于社会存在、社会实践，在不断总结、借鉴的基础上加以概括、提炼、创造，提出符合先进文化发展方向，适应医院自身特点的价值观，并且需要在医院的各项实践活动中不断地、反复地向员工进行灌输。因此，医院价值观的培育要注意如下几个环节。

1. **关键在于医院领导的重视** 医院价值观的培育是一个自上而下的过程，需要领导层高度重视、身体力行，并在日常的医疗实践中加以贯彻和体现，是医院通过长期培育、逐步深入而形成的。

医院领导在医院价值观的培育过程中起关键作用。领导者的理想、信念、性格、气质决定其所倡导的医院价值观的特色和质量，这就要求领导者要不断提高自身的思想道德素质和科学文化素质。同时，应当摒弃忽视价值观建设的观念，对价值观培育的重要性和紧迫性要有清醒的、充分的认识。

2. **根本在于提高全体员工的素质** 医院价值观一般主要源于医院的管理者，但是其实施却需要广大员工的认同和支持。医院价值观的培育，根本在于提高全体员工的素质。这包括以下两层含义。

（1）提高员工素质是医院价值观本身的内在要求。既然医院员工是医院最重要的资源，既然"以人为本"，强调人的重要性是医院价值观的重要内容，那么，加强员工思想道德和科学文化教育，提高员工的整体素质，本身就是医院价值观的体现。

（2）提高员工素质是培育科学正确的医院价值观的基础。一方面，医院群体价值观是医院员工个体价值观的总和，是集众人价值观之优而形成的，员工素质的高低直接决定医院价值观。另一方面，医院价值观的规范、准则、理念只有得到员工的广泛认同，化为医院全体员工的自觉行为，其培育才得以完成。重视对员工的培养教育，也会使员工感到自己受到重视和尊重，会增加他们对医院价值观的认同和支持。

3. 重点在于持之以恒 医院价值观的培育不是一朝一夕就能完成的，它是一个长期的过程。只有医院价值观的规范和理念不断地、反复地起作用，逐步地被员工认为是理所当然，使员工进入了自觉或称无意识状态，并把这种规范和理念化为自己的自觉行为时，医院价值观的培育才得以完成。

（二）加强职业道德建设

在广大医务职工中培育良好的职业道德，树立社会主义核心价值观是医院精神文明工作的重要组成部分。因此，精神文明管理部门应不断丰富教育手段，通过医院历史文化教育、先进典型学习等，培育良好职业道德和职业精神，鼓励并督促职工主动学习、不断提升个人思想品质和业务能力，为养成医务职工良好职业道德，树立正确价值观提供优质平台和学习资源。

（三）树立先进典型

精神文明工作是为医院建设与发展提供坚强的思想保证、强大的精神力量和丰润的道德滋养的重要工作，因此，树立先进典型、发挥示范引领作用始终是此项工作最重要的内容之一。医院应通过各类先进典型的选树工作和各项创优评先工作，特别是大力宣传在抗疫、援外等艰苦条件工作中做出突出贡献的个人和集体的事迹，在广大医院职工中树立并引领"爱国爱党、爱岗敬业、爱院荣院"的良好精神风尚。

（四）提升服务质量和患者满意度

患者满意度这一概念由美国学者里赛尔（Risser）在1975年提出，是基于患者就诊时的认知水平、心理情绪、疾病压力以及当下的医患关系和舆论环境等因素，对医院所提供的医疗服务的期望值与实际接受医疗及预防保健服务感知值进行对比而产生的理性评价。患者满意度测评是评价医疗质量、改进工作标准的重要依据。2019年启动的三级公立医院绩效考核，被业内人士称之为"国考"，是对三级公立医院医疗服务能力、水平和口碑等的综合考核。其中满意度评价指标部分共有3个三级指标——

门诊患者满意度、住院患者满意度和医务人员满意度，这足以说明满意度测评的重要性。

因此，提升服务质量和患者满意度是医院精神文明的重要工作之一。在精神文明建设的实践过程中，通过深入贯彻"以人为本"理念，提升医疗工作者服务态度和服务水平，优化服务流程，改善医疗服务质量，从而最终达到提高患者满意度的目的。

如根据调查显示，目前医源性纠纷主要是因医生的保护措施不到位或医护人员的服务态度和服务质量低下引发的医疗纠纷。可见医院的精神文明建设与患者满意度的提升有着很大关联，精神文明的缺少会使医院、医护人员的行为失去民众的信任，可能会造成医患矛盾频频发生的局面，这对医院的口碑、品牌及发展都会产生十分不利的影响；精神文明建设也需要依靠患者满意度调查来提升工作，在发现问题并不断优化服务的过程中不断完善。

为了持续改善患者满意度，优化就医环境，精神文明工作可大力推行与院区环境、医疗服务优化相关的建设和评选，不断优化就医环境、就医流程，推动信息化建设，持续改善患者就医体验。此外，多院区的医院应考虑推行精神文明联动检查机制，精准分析所存在的问题，推动多院区医疗服务同质化。

第三节　医院志愿服务、医务社会工作与公益慈善管理

一、医院志愿服务

公立医院在社会医疗服务中发挥着举足轻重的作用，为更好地服务于社会民众，公立医院志愿服务应运而生。公立医院志愿服务的开展，有效地拉近了医院与患者之间的关系，在两者之间建立起了积极的沟通纽带，对于实现医疗服务质量提升具有不可替代的作用。

（一）医院志愿服务的相关概念

1. **医院志愿服务**　是指医院向内部或社会大众公开招募合适的志愿者统一进行服务的过程，或是社会上的志愿者及其组织主动走进医院开展服务的服务形式。

医院志愿服务在现代健康照顾体系中占据着重要的地位，志愿服务能够利用社会资源美化医院形象，缓解医患之间紧张的关系，给医疗服务带来温度；对于患者及家属，志愿服务能发挥其链接资源、促进患者再社会化，进而恢复原有的社会功能。

2. **医院志愿者**　是指出于奉献、友爱、互助、进步的志愿服务精神和责任感，不以物质报酬为目的，以自己的时间、技能等资源，在医院为社会和他人提供服务和帮助的人。

（二）医院志愿者服务形式

随着医药卫生体制改革的深入，医疗领域的社会化服务问题逐渐凸显，医院志愿者成为了医疗机构很好的服务人员补充，逐渐受到研究者的关注。医院志愿者的服务形式，主要包括两大类：一类是由医务人员或有医学背景的志愿者，走出医院面向社会开展志愿服务，承担突击性的社会救助、救护服务和社区服务等工作；另一类是社会志愿者走进医院，来自各行各业的第三方人员在院内为患者开展志愿服务。两个分支的志愿者工作有分有合，互相补充，互相促进，使医院志愿者服务机制日臻完善。

当前，我国医院志愿者主要为患者提供就医帮助、心理抚慰、人文关怀、生活互助、文明倡导和服务社会等志愿服务。

1. **就医帮助**　帮助患者了解就医流程，引导患者到达就诊区域、为老弱及行动不便的患者提供帮助。开展门诊导诊、病房探访、手术前陪护、活动区域协助管理等工作，参与医务社会工作者组织的病友小组活动。

2. **心理抚慰**　抚慰患者与家属的情绪，协助陪伴患者舒缓候诊及诊疗过程中出现的心理恐惧、不安，给予患者贴心的关怀；通过自身经验分享和互动的形式对患者进行同伴教育等。

3. **人文关怀**　为患者提供精神的、文化的、情感的服务，以满足患者的健康需求。引导患者及家属正确对待自己、他人和社会，正确对待困难、挫折和进步。

4. **生活互助**　协助医务社会工作者开展不同病种的小组活动、俱乐部活动、互助活动等，在专业人员的指导下共同开展有益康复的专项训练。

5. **文明倡导**　协助医护人员维护文明就诊秩序，开展控烟宣传、健康宣教等。

6. **服务社会**　结合医院组织的各项社区健康教育活动，协助医护人员定期前往社区或医院共建单位开展相关服务。

7. **其他**　根据患者及家属需要，配合医务社会工作者开展各类工作等。

二、医务社会工作

（一）医务社会工作的相关概念

1. **医务社会工作**　主要从广义与狭义两方面去界定。狭义的医务社会工作，是指在医疗机构中围绕医疗过程所展开的社会工作，其内容主要是协助患者与家属解决与疾病相关的社会心理问题，协调医患关系，发掘与提供患者所需要的社会资源等。广义的医务社会工作，就是把社会工作的专业知识和技术应用到医疗、卫生、保健领域，协助患者及其家庭解决与疾病相关的社会、经济、家庭、职业、心理等多方面的问题，在这一过程中，医务社会工作者注重对影响健康的社会心理因素的探索，积极开发社区与社会资源，促进对疾病的预防和保护。

2. 医务社会工作者 是指遵循医务社会工作的价值准则，运用医务社会工作专业方法从事职业性社会服务的人员。

（二）医务社会工作的基本内容

1. 面向患者及其家庭的服务

（1）接受患者的求助：接受由院内其他科室或院外转介来的患者或主动发现需要服务的患者，为上述患者进行高危筛选及社会心理诊断，并以高危筛选和诊断评估为依据，向有需要的患者及其家庭提供直接服务、转介或跟进随访等服务。

（2）协助患者及家属处理心理情绪困扰：为由疾病、意外伤害等原因而导致的健康受损继而引发的情绪困扰和心理压力的患者及家属给予辅导；为在检查、治疗和康复等医疗过程中产生情绪和心理困扰的患者给予解释、陪伴及支持，以帮助其减少焦虑和舒缓心理压力。

（3）协助危急事件的处理：主动关注因突发疾病和紧急事件而处于危机状态中的患者及家属，通过情绪支持和心理安抚，舒缓、减轻其焦虑情绪；及时调动资源给予支持，协助处理紧急事宜，帮助其度过危急时刻。

（4）促进医患之间的沟通和医疗信息的传递：向医护人员提供与疾病有关的、关于患者及其家庭的心理、社会方面的信息，作为医务人员诊断和制订治疗方案的参考；参与医生与患者或家属关于患者病情及治疗方案的会谈，以区别于医院和患者的第三方身份和中立立场，减少和消除医患之间因沟通不畅而导致的误解。

2. 面向社区民众的服务 医院社工部可为社区民众提供健康资讯，进行健康和卫生保健等知识的宣传，提升社区民众的卫生和健康意识，提高社区民众对公共卫生、疾病预防和人类健康的关注，以促进全民健康水平的提升。

3. 面向志愿者的服务 医务社会工作者主要为志愿者提供支持性服务，为志愿者提供服务前的培训，并为志愿者提供情绪支持和心理辅导。此外，也可协助志愿者进行反思和自我探索，以促进其成长。

三、医院公益慈善管理

（一）医院公益慈善管理的相关概念

1. 医院慈善项目 即医疗机构和慈善方共同合作，由慈善方提供资金，医疗机构运用医疗资源，包括人力、物力和技术，对贫病交加的弱势群体实施治疗的医疗行为，面向的对象是有需求的、经核实的贫困患者群体。

2. 医院慈善救助　是社会力量参与大病救助的有效方式，是继医疗保险、商业保险救助之后大病救助的第三道防线。

3. 医院公益慈善管理　是指医院内组织具有社会组织管理人员基本素养和职业能力，有国际视野和独立处事能力的管理团队，负责协调各方人员推进完成医院公益慈善工作。例如，与资助方沟通意向确定资助情况，定期反馈项目进展；筹集善款，救济贫困、扶助残疾人等困难的患者及家庭等。

（二）医院公益慈善管理的基本内容

1. 识别慈善医疗救助对象　医务社会工作者可以通过心理–社会全人评估量表，精准筛选出符合条件的帮扶对象。通过参与临床病区查房，面谈帮扶对象与医务人员，结合帮扶对象自评与互评，最终确定救助对象的帮扶需求，然后个体化拟定帮扶方案，以有效解决问题。

2. 制订慈善医疗救助方案　医务社会工作不仅要关注被救助对象物质或资金的需求，更要关注其社会及心理的需求，使医疗救助方案更贴合个人"身–心–社"的基本诉求。医务社会工作者以心理–社会理论为指导，通过经济帮扶满足患者生理需求，通过心理关怀满足患者心理需求，通过整合患者支持网络满足患者社会需求。

3. 搭建慈善医疗救助平台　医务社会工作者可以整合各类媒体工具，使慈善公益项目精准无缝对接服务对象，形成"互联网＋患者自助"的救助模式和公益服务机制。

4. 实施慈善医疗救助　作为医疗救助的"第三方"，医务社会工作者为全面取得申请救助对象的真实信息，会通过对"患者本人及家属＋医护团队＋病友互评＋社工实地调研"四位一体的取证方式，精准把握救助力度，确保医疗救助精准实施。

案例讨论

【案例】麻省总医院（Massachusetts General Hospital）建于1811年，是全美第三家综合性医院，也是哈佛大学医学院最早、规模最大的教学附属医院。作为美国最大的研究型医院，其主导着全美规模最大的以医院为基础的研究项目。它在各个领域为患者提供世界级的医疗服务，追求高水准的服务质量。其成功之道主要在于医院文化。

麻省总医院的医院文化体现在4个方面：第一，宗旨（mission）：一切以患者为中心，为患者提供最高水准服务，通过科研教学提升医疗水平；第二，愿景（vision）：成为美国卫生行业质量和安全的领导者；第三，信条（credo）：患者是医院的中心，员工是医院的最大资产，工作上要追求卓越，团队沟通非常重要，要分享自己的成功与失败；第四，戒条（boundaries）：不粗鲁待人，不违反制度，不同流合污，不泄露隐私。总之，麻省总医院的文化可归结为：人本、卓越、团队、和谐。

麻省总医院在以下几方面体现着其医院文化所包含的意义。首先，该医院注重全面服务。如设置患者学习中心、多样的医患沟通渠道等。其次，注重系统改进，建立没有责备的文化，鼓励公开错误和不良事件上报，通过分析问题持续改进系统。再次，注重团队合作，如影像学科和临床学科携手互动，共同组建多学科团队等。

【讨论】麻省总医院的医院文化对我国医院文化建设有何启示？请探索医院文化建设与医院高质量发展的关系，并说明可通过哪些方面体现出医院文化管理的成效？

本章小结

医院文化是医疗卫生系统特有的行业文化，是医院管理不可或缺的一部分。随着医院外部的生存环境和发展环境不断变化，要求医院自身发展必须与之相适应，除了不断提高医院的技术水平，自觉开展医院文化建设也是一项具有战略性的举措。

本章主要介绍医院文化、医院精神文明建设、患者满意度、医院志愿服务、医务社会工作、医院公益慈善管理的相关概念，厘清它们之间的联系与区别，阐明医院文化不同方面的工作内容及意义作用，介绍其研究进展与发展趋势。

（袁蕙芸）

第六章 医院管理政策环境

学习目标

1. 掌握 2009年以来深化医药卫生体制改革的主要内容，特别是健康中国建设和公立医院高质量发展的内容。

2. 熟悉 现代医院管理制度、医疗联合体、分级诊疗制度、互联网医疗等内容。

3. 了解 中华人民共和国成立后30年及改革开放后30年的医院管理政策环境。

医院管理政策环境是医院管理活动的重要外部条件和依据，对医院建设与发展有着重要的影响。我国医院管理政策环境的沿革与不同历史时期社会经济发展水平、社会经济宏观政策、各个阶段卫生事业发展特点密不可分，与人民群众不断增长的医疗服务需求密切相关。本章将医院管理政策环境的历史沿革划分为中华人民共和国成立后30年、改革开放后30年以及2009年以来深化医药卫生体制改革等阶段，阐述了我国医药卫生体制改革与发展的政策环境变化与进展。

第一节 1949—2009年的医院管理政策环境

一、中华人民共和国成立后30年的医院管理政策环境

中华人民共和国成立初期，人口多、底子薄、社会经济发展落后。百姓饱受战争和传染病的摧残，身体素质、营养状况差，医疗条件落后，卫生事业基础薄弱。各类传染病暴发流行，国民健康水平低下，中华人民共和国成立前人均期望寿命只有35岁。

在这种国情下，我国采用了适合于实际的"保基本、重预防"的基本医疗保障体系。卫生事业发展重点是以预防和基础医疗为主，重心放在发展公共医疗上，此举取得了重大成效，在历次重大传染病流行期间，用较小的卫生投入满足了广大国民的基本医疗需求。

中华人民共和国成立以后，党和政府高度重视医疗卫生工作。1950年8月，在北京举行的我国第一届全国卫生工作会议上，重点讨论了中华人民共和国卫生工作方针和任务，确定了"面向工农兵、预防为主、团结中西医"的卫生工作方针。同年9月8日，中央人民政府政务院第49次政务会议正式批准这一方针。1952年12月，在北京举行的我国第二届全国卫生会议上，周恩来同志做了重要报告并提出卫生工作方针增加"卫生工作与群众运动相结合"的内容，后经政务院第167次政务会议批准，我国卫生工作方针调整为："面向工农兵，预防为主，团结中西医，卫生工作与群众运动相结合。"同时，明确了医疗卫生事业的服务对象、实践手段以及实现形式。在党和政府的领导下，大力发展卫生事业，积极举办医疗卫生机构，努力培养医疗卫生人才，初步形成了包括医疗、预防、保健、教学、科研在内的医疗卫生服务体系；广泛开展群众性爱国卫生运动，消灭或者基本控制了严重危害人民健康的一些传染病和地方病，使我国卫生工作面貌发生了历史性变化。这一时期，在城乡地区分别建立医疗服务体系。在城市，以政府举办的公立医院为主体，形成了省级、地市级和区级医院构成的城市三级医疗服务体系，街道卫生院、机关、学校、厂矿企业的医院或门诊部为补充。在农村，建立了以县卫生机构为医疗和技术指导中心，乡镇卫生院为中间枢纽，村卫生室为基础的农村三级医疗预防保健网。这一体系极大提升了医疗卫生服务的可及性，促进了医疗卫生事业的巨大进步，为保障人民群众健康发挥了重要作用。

随着医疗服务体系的建立，政府颁布了一系列政策和规定。1950年8月，我国第一届全国卫生工作会议召开后，卫生部先后发布了《医院诊所管理暂行条例》和《医师暂行条例》；1956年，全国卫生会议通过决议，在全国大中城市实行"划区医疗服务制"；1957年，卫生部召开我国第一次全国医院工作会议，并于1958年发布《综合医院工作制度》和《医院工作人员职责》；1964年7月，卫生部发布《城市综合医院工作条例试行草案》。在当时的历史条件下，这些政策举措对于加强医疗机构管理、规范医疗机构秩序、发展医疗服务体系发挥了重要作用。但是，1966—1976年期间，原有的卫生管理体制和一些卫生机构遭受了严重破坏，医疗管理规章制度的落实受到严重干扰，阻碍了卫生事业的发展。

中华人民共和国成立后，医疗卫生事业经过30年的发展，截至1980年，全国医院达到9902所，医疗机构病床218.4万张，卫生技术人员279.8万人，与1949年相比，千人口医院床位数由0.15张提高到2.21张，千人口卫生技术人员数由0.93人提高到2.85人，医疗服务能力、服务内容和服务水平较中华人民共和国成立初期都发生了巨大变化。国民健康状况在这一时期快速改善，人均期望寿命比中华人民共和国成立前增加了近一倍，达到69岁。初步形成了覆盖城乡的三级医疗卫生服务网络，初步建立起适合中国国情的医疗卫生体制，向广大人民群众提供医疗卫生服务，用仅占世界卫生资源总量2%的资源基本解决了全世界1/6人口的看病就医问题。

二、改革开放后30年的医院管理政策环境

1978年，我国进入改革开放新时代，工作重心转移到经济建设上，卫生事业迎来了新的发展机遇与挑战，我国医院管理工作也在探索中不断前进，医疗服务能力和医院管理水平不断提高，医院管理政策不断完善。

1978年7月，在初步总结医院整顿经验的基础上，卫生部重新制定了《全国医院工作条例试行草案》。经过三年试行、反复修改，《全国医院工作条例》于1982年1月正式发布。1980年8月，卫生部《关于卫生工作改革若干政策问题的报告》提出要放权让利，扩大医院自主权，放开搞活，提高医院的效率和效益。1982年4月，《医院工作制度》《医院工作人员职责》发布实施。农村合作医疗制度、农村三级医疗预防保健网、"赤脚医生"制度，曾被世界卫生组织誉为中国农村卫生工作的三大法宝。1985年，卫生部决定停止使用"赤脚医生"这个名称，凡经过考试、考核已经达到医生水平的，成为乡村医生；达不到医生水平的，都改称卫生员。从1987年初开始，卫生部开始酝酿医院分级管理和评审工作。经过反复论证和试点，1989年11月，卫生部正式颁布《医院分级管理办法试行草案》《综合医院分级管理标准试行草案》等文件，提出了"积极稳妥、因地制宜、循序渐进、由点到面"的评审工作方针。医院评审工作的开展，规范了《医疗机构设置规划》的实施，促进了医院基础医疗质量、科学管理水平的提高，加快了人才培养和技术建设的步伐，推动了医德医风建设，增强了医院的凝聚力，为医院发展营造了良好的社会环境。

1992年，深圳率先进行了职工医院制度改革，为我国医疗制度改革开了先河。同年，国务院下发《关于深化卫生改革的几点意见》，要求公立医院在"以工助医""以副补主"等方面取得新成绩，公立医院进入市场化阶段。1994年2月，为了加强对医疗机构的管理，促进医疗卫生事业的发展，保障公民健康，国务院发布《医疗机构管理条例》，并于同年9月1日起施行。卫生部依据《医疗机构管理条例》制定了有关配套文件，包括《医疗机构管理条例实施细则》《医疗机构基本标准（试行）》《医疗机构设置规划指导原则》《医疗机构诊疗科目名录》《医疗机构评审委员会章程》和《医疗

机构评审办法》等。1997年1月，中共中央、国务院发布了《关于卫生改革与发展的决定》，明确了卫生工作的奋斗目标，提出了新时期卫生工作方针是"以农村为重点，预防为主，中西医并重，依靠科技与教育，动员全社会参与，为人民健康服务，为社会主义现代化建设服务"；明确了"我国卫生事业是政府实行一定福利政策的社会公益事业"；强调政府对发展卫生事业负有重要责任，各级政府应加大卫生投入；积极推进卫生改革，增强卫生事业的活力，要求重点改革城镇职工医疗保障制度、卫生管理体制、城市卫生服务体系和卫生机构运行机制，并且提出了一些具体措施。1997年5月，卫生部下发《关于开展"以病人为中心、优质服务百佳医院"的通知》，同年11月举行工作启动仪式，在全国开展创建百佳医院活动。1997年9月，卫生部修订发布了《综合医院评审标准》《乡镇卫生院评审标准》和《医院、乡镇卫生院评审结论判定标准》。1998年，全国建立覆盖全体城镇职工，社会统筹和个人账户相结合的基本医疗保险制度。这标志着全国城镇职工医保改革的开始，也是我国建立适应社会主义市场经济的社会医疗保障体系建设的开始。

2001年，我国印发《关于完善城镇医疗机构补偿机制落实补偿政策的若干意见》，提出坚持和完善医院药品收支两条线管理办法，逐步降低药品收入占业务收入的比重，积极稳妥推进医院门诊药房改为药品零售企业的试点工作等一系列弱化药品收益对医院的补偿作用的措施。2002年，我国决定建立新型农村合作医疗制度，其特色为财政补助加农民自愿，目标是2010年实现"基本覆盖农村居民"。2003年，严重急性呼吸综合征（severe acute respiratory syndrome，SARS）事件对我国卫生体系构成了严峻挑战，暴露出我国卫生体系的不足。且此时的医疗机构趋利问题和"看病难、看病贵"问题，引起了政府和社会的极大关注，促使人们反思当时的卫生政策，客观上影响和推动了卫生体制的改革。2005年，为指导各级各类医院进一步端正办院宗旨和办院方向，加强科学管理，提高医疗服务质量，为人民群众提供优质、安全、满意的医疗服务，卫生部和国家中医药管理局在全国开展了"以病人为中心，以提高医疗服务质量为主题"的医院管理年活动。2005年3月，第十届全国人民代表大会第三次会议提出要切实解决群众"看病难、看病贵"的问题。2006年9月，国务院成立医改部际协调小组，开始研究制定新一轮深化医药卫生体制改革的方案。2007年10月，党的十七大报告为制定新一轮医改方案指明了方向，报告提出了要建立基本医疗卫生制度，提高全民健康水平；明确我国要坚持公共医疗卫生的公益性质，坚持预防为主、以农村为重点、中西医并重，实行政事分开、管办分开、医药分开、营利性和非营利性分开，强化政府责任和投入，完善国民健康政策，鼓励社会参与，建设覆盖城乡居民的公共卫生服务体系、医疗服务体系、医疗保障体系、药品供应保障体系，为群众提供安全、有效、方便、价廉的医疗卫生服务；深化公立医院改革，提高医疗服务质量，建立国家基本药物制度。截至2008年，全国医院达到19 712所，医疗机构病床403.9万张，卫生技术人员503万人。

第二节　2009年以来深化医药卫生体制改革时期的医院管理政策环境

2009年起，我国先后出台了一系列深化医药卫生体制改革、"健康中国2030"规划纲要等政策文件，新时代卫生健康工作方针也进行了调整，政府部门机构改革和职能转变不断深入。医药卫生体制的深化改革，使我国医院管理面临的政策环境更加综合、复杂和多变，对医院管理产生了深刻和长远的影响。

一、深化医药卫生体制改革的重要历程

（一）2009年深化医药卫生体制改革的启动

2009年1月，国务院常务会议通过《关于深化医药卫生体制改革的意见》和《2009—2011年深化医药卫生体制改革实施方案》，广受国民关注的新医改方案正式公布。该新医改方案提出要把基本医疗卫生制度作为公共产品向全民提供，强化政府在基本医疗卫生制度中的责任。新医改五项重点改革分别为：建立基本医疗保障体系；健全基本医疗卫生服务体系；建立基本药物制度；健全均等化的基本公共卫生服务体系；探索公立医院改革的基本路子。

2009年7月，按照深化医药卫生体制改革有关工作要求，卫生部启动了临床路径管理工作，并在23个省（区、市）110家医院开展临床路径管理试点。2010年3月，卫生部印发《卫生部关于开展国家临床重点专科评估试点工作的通知》，启动了消化内科、骨科和妇产科等专科评估试点工作。在连续4年医院管理年活动的基础上，作为医院管理年活动的深化和延伸，2009—2011年，卫生部在全国范围内开展以"持续改进质量，保障医疗安全"为主题的"医疗质量万里行"活动，按年度制订印发了活动通知和方案。

（二）"十二五"期间深化医药卫生体制改革

2012年3月，国务院发布《"十二五"期间深化医药卫生体制改革规划暨实施方案的通知》，对这一阶段的深化医改工作进行部署。

1. **总体要求**　坚持把基本医疗卫生制度作为公共产品向全民提供的核心理念，坚持保基本、强基层、建机制的基本原则，坚持预防为主、以农村为重点、中西医并重

的方针，以维护和增进全体人民健康为宗旨，以基本医疗卫生制度建设为核心，统筹安排、突出重点、循序推进，进一步深化医疗保障、医疗服务、公共卫生、药品供应以及监管体制等领域综合改革，着力在全民基本医保建设、基本药物制度巩固完善和公立医院改革方面取得重点突破，增强全民基本医保的基础性作用，强化医疗服务的公益性，优化卫生资源配置，重构药品生产流通秩序，提高医药卫生体制的运行效率，加快形成人民群众"病有所医"的制度保障，不断提高全体人民健康水平，使人民群众共享改革发展的成果。

2. **主要目标** 基本医疗卫生制度建设加快推进，以基本医疗保障为主体的多层次医疗保障体系进一步健全，通过支付制度等改革，明显提高保障能力和管理水平；基本药物制度不断巩固完善，基层医疗卫生机构运行新机制有效运转，基本医疗和公共卫生服务能力同步增强；县级公立医院改革取得阶段性进展，城市公立医院改革有序开展；卫生资源配置不断优化，社会力量办医取得积极进展；以全科医生为重点的人才队伍建设得到加强，基层人才不足状况得到有效改善，中医药服务能力进一步增强；药品安全水平不断提升，药品生产流通秩序逐步规范，医药价格体系逐步理顺；医药卫生信息化水平明显提高，监管制度不断完善，对医药卫生的监管得到加强。

3. **主要内容**

（1）加快健全全民医保体系：充分发挥全民基本医保的基础性作用，重点由扩大范围转向提升质量。通过支付制度改革，加大医保经办机构和医疗机构控制医药费用过快增长的责任。在继续提高基本医保参保率基础上，稳步提高基本医疗保障水平，着力加强管理服务能力，切实解决重特大疾病患者医疗费用保障问题。主要包括：巩固扩大基本医保覆盖面，提高基本医疗保障水平，完善基本医保管理体制，提高基本医保管理服务水平，改革完善医保支付制度，完善城乡医疗救助制度，积极发展商业健康保险，探索建立重特大疾病保障机制。

（2）巩固、完善基本药物制度和基层医疗卫生机构运行新机制：持续扩大基层医药卫生体制改革成效，巩固完善国家基本药物制度，深化基层医疗卫生机构管理体制、补偿机制、药品供应和人事分配等方面的综合改革，继续加强基层服务网络建设，加快建立全科医生制度，促进基层医疗卫生机构全面发展。主要包括：深化基层医疗卫生机构综合改革，扩大基本药物制度实施范围，完善国家基本药物目录，规范基本药物采购机制，提高基层医疗卫生机构服务能力，推进全科医生制度建设，促进人才向基层流动，加快推进基层医疗卫生机构信息化。

（3）积极推进公立医院改革：坚持公立医院公益性质，按照"四个分开"（即政事分开、管办分开、医药分开、营利性和非营利性分开）的要求，以破除"以药补医"机制为关键环节，以县级医院为重点，统筹推进管理体制、补偿机制、人事分配、药品供应、价格机制等方面的综合改革，由局部试点转向全面推进，大力开展便民惠民服务，逐步建立维护公益性、调动积极性、保障可持续的公立医院运行新机制。主要包括：落实政府办医责任，推进补偿机制改革，控制医疗费用增长，推进政事分开、管办分开，建立现代医院管理制度，开展医院管理服务创新，全面推进县级公立医院改革，拓展深化城市公立医院改革。

（4）统筹推进相关领域改革：进一步增强医药卫生体制改革各项政策的协同性，继续推进基本公共卫生服务均等化，优化卫生资源配置，加快人才培养和信息化建设，加强药品生产流通和医药卫生监管体制改革，充分发挥政策叠加效应。主要包括：提高基本公共卫生服务均等化水平，推进医疗资源结构优化和布局调整，大力发展非公立医疗机构，创新卫生人才培养使用制度，推进药品生产流通领域改革，加快推进医疗卫生信息化，健全医药卫生监管体制。

（5）重要政策举措：2012年6月，国务院办公厅出台《关于县级公立医院综合改革试点的意见》，把县级公立医院改革放在突出位置，作为公立医院改革的重点任务全面推进。总体要求是按照保基本、强基层、建机制的要求，遵循上下联动、内增活力、外加推力的原则，围绕政事分开、管办分开、医药分开、营利性和非营利性分开的改革要求，以破除以药补医为关键环节，以改革补偿机制和落实医院自主经营管理权为切入点，统筹推进管理体制、补偿机制、人事分配、价格机制、医保支付制度、采购机制、监管机制等综合改革，建立起维护公益性、调动积极性、保障可持续的县级医院运行新机制。同时，要坚持以改革促发展，加强以人才、技术、重点专科为核心的能力建设，统筹县域医疗卫生体系发展，力争使县域内就诊率提高到90%左右，基本实现大病不出县。在全国选择311个县（区、市、旗）作为第一批试点，明确提出改革补偿机制、改革人事分配制度、建立现代医院管理制度、提升基本医疗服务能力、加强上下联动、完善监管机制等试点改革任务；2014年4月，新增700个试点县。2015年5月，国务院办公厅出台《关于全面推开县级公立医院综合改革的实施意见》，要求把深化公立医院改革作为保障和改善民生的重要举措，全面推开县级公立医院综合改革。将公平可及、群众受益作为改革出发点和立足点，坚持保基本、强基层、建机制，更加注重改革的系统性、整体性和协同性，统筹推进医疗、医保、医药改革，着力解决群众看病就医问题。2016年3月，国务院医改办等3部门出台《关于开展县级公立医院综合改革示范工作的通知》，将江苏省启东市、安徽省天长市、福建省尤溪县、青海省互助土族自治县确定为第一批县级公立医院综合改革示范县。2016年12月，国家卫生计生委员会、国务院医改办在安徽省天长市召开全国县级公立医院综合改革示范工作现场会。

2015年5月，国务院办公厅公布了《关于城市公立医院综合改革试点的指导意见》，指出城市公立医院综合改革试点基本目标：破除公立医院逐利机制，落实政府的领导责任、保障责任、管理责任、监督责任，充分发挥市场机制作用，建立起维护公益性、调动积极性、保障可持续的运行新机制；构建起布局合理、分工协作的医疗服务体系和分级诊疗就医格局，有效缓解群众"看病难、看病贵"问题。

（三）"十三五"期间深化医药卫生体制改革

2016年8月，全国卫生与健康大会在北京召开，确立了新时代卫生健康工作方针：以基层为重点，以改革创新为动力，预防为主，中西医并重，将健康融入所有政策，人民共建共享。这一方针为当前和今后一个时期卫生健康事业改革发展提供根本指引。2016年10月，中共中央、国务院发布《"健康中国2030"规划纲要》，这是今后一个时期全面建设健康中国的行动纲领，并将深化医药卫生体制改革作为其重要组成部分。2016年12月，国务院印发《"十三五"深化医药卫生体制改革规划》，推动医改由打好基础转向提升质量、由形成框架转向制度建设、由单项突破转向系统集成和综合推进。

1. **基本原则** 坚持以人民健康为中心；坚持保基本、强基层、建机制；坚持政府主导与发挥市场机制作用相结合；坚持推进供给侧结构性改革；坚持医疗、医保、医药联动改革；坚持突出重点、试点示范、循序推进。

2. **主要目标** 到2017年，基本形成较为系统的基本医疗卫生制度政策框架。分级诊疗政策体系逐步完善，现代医院管理制度和综合监管制度建设加快推进，全民医疗保障制度更加高效，药品生产流通使用政策进一步健全。到2020年，普遍建立比较完善的公共卫生服务体系和医疗服务体系、比较健全的医疗保障体系、比较规范的药品供应保障体系和综合监管体系、比较科学的医疗卫生机构管理体制和运行机制。

3. **重点任务** 在分级诊疗、现代医院管理、全民医保、药品供应保障、综合监管等5项制度建设上取得新突破，同时统筹推进相关领域改革。

（1）建立科学合理的分级诊疗制度：坚持居民自愿、基层首诊、政策引导、创新机制，以家庭医生签约服务为重要手段，鼓励各地结合实际推行多种形式的分级诊疗模式，推动形成基层首诊、双向转诊、急慢分治、上下联动的就医新秩序。到2017年，分级诊疗政策体系逐步完善，85%以上的地市开展试点。到2020年，分级诊疗模式逐步形成，基本建立符合国情的分级诊疗制度。

（2）建立科学有效的现代医院管理制度：深化县级公立医院综合改革，加快推进城市公立医院综合改革。到2017年，各级各类公立医院全面推开综合改革，初步建立决策、执行、监督相互协调、相互制衡、相互促进的管理体制和治理机制。到2020年，基本建立具有中国特色的权责清晰、管理科学、治理完善、运行高效、监督有力的现代医院管理制度，建立维护公益性、调动积极性、保障可持续的运行新机制和科学合理的补偿机制。

（3）建立高效运行的全民医疗保障制度：按照保基本、兜底线、可持续的原则，围绕资金来源多元化、保障制度规范化、管理服务社会化三个关键环节，加大改革力度，建立高效运行的全民医疗保障体系。坚持精算平衡，完善筹资机制，以医保支付方式改革为抓手推动全民基本医保制度提质增效。建立起较为完善的基本医保、大病保险、医疗救助、疾病应急救助、商业健康保险和慈善救助衔接互动、相互联通机制。

（4）建立规范有序的药品供应保障制度：实施药品生产、流通、使用全流程改革，调整利益驱动机制，破除以药补医，推动各级各类医疗机构全面配备、优先使用基本药物，建设符合国情的国家药物政策体系，理顺药品价格，促进医药产业结构调整和转型升级，保障药品安全有效、价格合理、供应充分。

（5）健全医药卫生法律体系：加快转变政府职能，完善与医药卫生事业发展相适应的监管模式，提高综合监管效率和水平，推进监管法制化和规范化，建立健全职责明确、分工协作、运行规范、科学有效的综合监管长效机制。

4. 重要政策举措 2017年1月，国家卫生计生委等部门出台了《人力资源社会保障部财政部国家卫生计生委国家中医药管理局关于开展公立医院薪酬制度改革试点工作的指导意见》，全国启动公立医院薪酬制度改革试点。在各部门的大力支持下，各地认真贯彻落实"允许医疗卫生机构突破现行事业单位工资调控水平，允许医疗服务收入扣除成本并按规定提取各项基金后主要用于人员奖励"的要求，积极推进公立医院薪酬制度改革，在薪酬水平、薪酬结构、资金来源、考核评价等方面进行探索，取得了积极成效。

2017年4月，国家卫生计生委等7部门出台《关于全面推开公立医院综合改革工作的通知》，同年8月，确定了北京市等15个城市为首批国家级示范城市，要求示范城市以医疗价格、药品采购、人事薪酬、医保支付、绩效考核等体制机制改革为重点，全面深化公立医院综合改革，加快推进现代医院管理制度和分级诊疗制度建设。

2017年5月，国务院办公厅在《深化医药卫生体制改革2017年重点工作任务》中提出全面推开城市公立医院综合改革。同年7月，国务院办公厅公布的《关于建立现代医院管理制度的指导意见》，就全面深化公立医院综合改革、建立现代医院管理制度作出部署，指出现代医院管理制度是中国特色基本医疗卫生制度的重要组成部分，建立现代医院管理制度要坚持以人民健康为中心，坚持公立医院的公益性，坚持政事分开、管办分开，坚持分类指导，鼓励探索创新，把社会效益放在首位，实行所有权与经营权分离，实现医院治理体系和管理能力现代化。要求到2020年，基本形成维护公益性、调动积极性、保障可持续的公立医院运行新机制和决策、执行、监督相互协调、相互制衡、相互促进的治理机制，促进社会办医健康发展，推动各级各类医院管理规范化、精细化、科学化，基本建立权责清晰、管理科学、治理完善、运行高效、监督有力的现代医院管理制度。还提出了要加强医院党的建设，充分发挥公立医院党委的领导核心作用，全面加强公立医院基层党建工作，加强社会办医院党组织建设。

2018年3月，国务院大部制改革方案出炉。根据方案，组建国家卫生健康委员会，不再保留国家卫生和计划生育委员会，不再设立国务院深化医疗卫生体制改革领导小组办公室，组建国家医疗保障局，组建国家市场监督管理总局，单独组建国家药品监督管理局，不再保留国家食品药品监督管理总局。

2018年12月，国家卫生健康委员会、国家发展改革委、财政部、人力资源和社会保障部、国家中医药局发布了《关于开展建立健全现代医院管理制度试点的通知》，遴选确定了北京医院等148家医院作为建立健全现代医院管理制度的试点医院。试点医院建立健全现代医院管理制度重点任务是：制定医院章程；完善医院议事决策制度；发挥专家治院作用；落实医疗质量安全核心制度；推进药品、耗材合理使用；健全医院财务资产管理；优化医院收入结构；调动医务人员积极性；健全完善后勤管理；加强医院文化和医德医风建设；全面开展便民惠民服务；积极参与分级诊疗建设；完善内部监管；加强医院党建工作。

2020年2月，《中共中央国务院关于深化医疗保障制度改革的意见》提出改革发展目标："到2025年，医疗保障制度更加成熟定型，基本完成待遇保障、筹资运行、医保支付、基金监管等重要机制和医药服务供给、医保管理服务等关键领域的改革任务。到2030年，全面建成以基本医疗保险为主体，医疗救助为托底，补充医疗保险、商业健康保险、慈善捐赠、医疗互助共同发展的医疗保障制度体系，待遇保障公平适度，基金运行稳健持续，管理服务优化便捷，医保治理现代化水平显著提升，实现更好保障病有所医的目标。"同时，从完善公平适度的待遇保障机制、健全稳健可持续的筹资运行机制、建立管用高效的医保支付机制、健全严密有力的基金监管机制、协同推进医药服务供给侧改革、优化医疗保障公共管理服务和组织保障几大方面提出了具体要求。

二、医疗服务改革的部分举措

（一）医疗联合体与分级诊疗

2017年4月，国务院办公厅发布了《关于推进医疗联合体建设和发展的指导意见》，提出要逐步形成多种形式的医疗联合体模式，完善医疗联合体内部分工协作机制，促进医疗联合体内部优质医疗资源上下贯通。2018年8月，国家卫生健康委员会与国家中医药管理局联合印发《关于进一步做好分级诊疗制度建设有关重点工作的通知》，指出要加强统筹规划，加快推进医疗联合体建设；以区域医疗中心建设为重点推进分级诊疗区域分开；以县医院能力建设为重点推进分级诊疗城乡分开；以重大疾病单病种管理为重点推进分级诊疗上下分开；以三级医院日间服务为重点推进分级诊疗急慢分开。

2020年7月，国家卫生健康委员会与国家中医药管理局联合制定了《医疗联合体管理办法（试行）》，指出医疗联合体包括但不限于城市医疗集团、县域医疗共同体（或称县域医疗卫生共同体，后简称"县域医共体"）、专科联盟和远程医疗协作网。要求医疗联合体建设应当坚持医疗、医保、医药联动改革，逐步破除行政区划、财政投入、医保支付、人事管理等方面的壁垒和障碍，引导医疗联合体内建立完善分工协作与利益共享机制，促进医疗联合体持续健康发展；要求医疗联合体建设应当坚持以人民健康为中心，优化资源结构布局，引导优质医疗资源下沉，推进疾病预防、治疗、管理相结合，逐步实现医疗质量同质化管理。

（二）改善医疗服务行动计划

随着我国医疗卫生体制改革的逐步深化，进一步改善医疗服务流程，创新便捷就医的服务措施，满足医疗服务的需求，受到广泛重视。在2015年国家卫生计生委员会和国家中医药管理局制定的《进一步改善医疗服务行动计划》的基础上，又制定了《进一步改善医疗服务行动计划（2018—2020年）》。指出工作目标是：进一步巩固改善医疗服务的有效举措，将其固化为医院工作制度，不断落实深化；进一步应用新理念、新技术，创新医疗服务模式，不断满足人民群众医疗服务新需求；利用3年时间，努力使诊疗更加安全、就诊更加便利、沟通更加有效、体验更加舒适，逐步形成区域协同、信息共享、服务一体、多学科联合的新时代医疗服务格局，推动医疗服务高质量发展，基层医疗服务质量明显提升，社会满意度不断提高，人民群众看病就医获得感进一步增强；在总结2015—2017年改善医疗服务行动计划经验成效的基础上，自2018年起，医疗机构要建立预约诊疗制度、远程医疗制度、临床路径管理制度、检查检验结果互认制度、医务社工和志愿者制度。

（三）互联网医疗

2018年4月，国务院办公厅发布《关于促进"互联网＋医疗健康"发展的意见》，就促进互联网与医疗健康深度融合发展作出部署。指出要鼓励医疗机构运用"互联网＋"优化现有医疗服务，"做优存量"；推动互联网与医疗健康深度融合，"做大增量"，丰富服务供给。还提出了促进互联网与医疗健康深度融合发展的一系列政策措施，包括：健全"互联网＋医疗健康"服务体系，发展"互联网＋"医疗服务，创新"互联网＋"公共卫生服务，优化"互联网＋"家庭医生签约服务，完善"互联网＋"药品供应保障服务，推进"互联网＋"医疗保障结算服务，加强"互联网＋"医学教育和科普服务，推进"互联网＋"人工智能应用服务等七个方面，推动互联网与医疗健康服务融合发展；

完善"互联网＋医疗健康"支撑体系，加快实现医疗健康信息互通共享，健全"互联网＋医疗健康"标准体系，提高医院管理和便民服务水平，提升医疗机构基础设施保障能力，及时制订完善相关配套政策；加强行业监管和安全保障，强化医疗质量监管，保障数据安全。全国各地迅速行动、创新落实，推动"互联网＋医疗健康"发展取得了明显成效，形成了部门协同、上下联动的良好态势。特别是在疫情防控期间，各地创新线上服务模式，为支撑疫情精准防控、避免聚集交叉感染、促进人员有序流动和复工复产等发挥了重要作用。

为总结推广实践中涌现出的典型做法，进一步聚焦人民群众看病就医的"急难愁盼"问题，持续推动"互联网＋医疗健康"便民惠民服务向纵深发展，2020年12月，国家卫生健康委员会发布《关于深入推进"互联网＋医疗健康""五个一"服务行动的通知》，主要内容包括：推进"一体化"共享服务，提升便捷化智能化人性化服务水平；推进"一码通"融合服务，破除多码并存互不通用信息壁垒；推进"一站式"结算服务，推进"互联网＋"医疗在线支付工作；推进"一网办"政务服务，化解办事难、办事慢、办事繁问题；推进"一盘棋"抗疫服务，加强常态化疫情防控信息技术支撑。

深化医药卫生体制改革加快了我国卫生与健康事业发展，医疗卫生服务体系不断完善，基本公共卫生服务均等化水平稳步提高，公共卫生整体实力上了一个大台阶。这一期间，医疗服务能力显著增强，人工智能、互联网等技术手段渗透医疗领域；以微创、个体化为特点的现代医疗技术在临床广泛应用；全国卫生健康系统认真落实党中央、国务院的决策部署，全力以赴抗击新冠肺炎疫情，疾病防治成效巩固拓展，医疗服务质量和水平继续提升，重点人群健康保障有效落实，居民主要健康指标总体上优于中高收入国家平均水平，中国人均预期寿命已位于发展中国家的前列，部分地区达中等发达国家水平。

三、健康中国建设

2016年10月，中共中央、国务院发布《"健康中国2030"规划纲要》。这是中华人民共和国成立以来首次在国家层面提出健康领域的中长期战略规划，是今后一个时期全面建设健康中国的行动纲领，深化医药卫生体制也是其重要组成部分。其实施对全面建设小康社会、加快推进社会主义现代化具有重大意义，也是履行我国对联合国"2030可持续发展议程"承诺的重要举措。2017年10月，党的十九大报告明确了"实施健康中国战略"。2019年6月，国务院先后出台了《关于实施健康中国行动的意见》《健康中国行动（2019—2030年）》《健康中国行动组织实施和考核方案》等文件。

（一）主要原则

1. **健康优先**　健康摆在优先发展的战略地位，立足国情，将促进健康的理念融入公共政策制定实施的全过程，加快形成有利于健康的生活方式、生态环境和经济社会发展模式，实现健康与经济社会良性协调发展。

2. **改革创新**　坚持政府主导，发挥市场机制作用，加快关键环节改革步伐，冲破思想观念束缚，破除利益固化藩篱，清除体制机制障碍，发挥科技创新和信息化的引领支撑作用，形成具有中国特色、促进全民健康的制度体系。

3. **科学发展**　把握健康领域发展规律，坚持预防为主、防治结合、中西医并重，转变服务模式，构建整合型医疗卫生服务体系，推动健康服务从规模扩张的粗放型发展转变到质量效益提升的绿色集约式发展，推动中医药和西医药相互补充、协调发展，提升健康服务水平。

4. **公平公正**　以农村和基层为重点，推动健康领域基本公共服务均等化，维护基本医疗卫生服务的公益性，逐步缩小城乡、地区、人群间基本健康服务和健康水平的差异，实现全民健康覆盖，促进社会公平。

（二）战略主题

"共建共享、全民健康"，是建设健康中国的战略主题。核心是以人民健康为中心，坚持以基层为重点，以改革创新为动力，预防为主，中西医并重，把健康融入所有政策，人民共建共享的卫生与健康工作方针，针对生活行为方式、生产生活环境以及医疗卫生服务等健康影响因素，坚持政府主导与调动社会、个人的积极性相结合，推动人人参与、人人尽力、人人享有，落实预防为主，推行健康生活方式，减少疾病发生，强化早诊断、早治疗、早康复，实现全民健康。

1. **共建共享**　共建共享是建设健康中国的基本路径。从供给侧和需求侧两端发力，统筹社会、行业和个人三个层面，形成维护和促进健康的强大合力。要促进全社会广泛参与，强化跨部门协作，深化军民融合发展，调动社会力量的积极性和创造性，加强环境治理，保障食品药品安全，预防和减少伤害，有效控制影响健康的生态和社会环境危险因素，形成多层次、多元化的社会共治格局。要推动健康服务供给侧结构性改革，卫生计生、体育等行业要主动适应人民健康需求，深化体制机制改革，优化要素配置和服务供给，补齐发展短板，推动健康产业转型升级，满足人民群众不断增长的健康需求。要强化个人健康责任，提高全民健康素养，引导形成自主自律、符合自身特点的健康生活方式，有效控制影响健康的生活行为因素，形成热爱健康、追求健康、促进健康的社会氛围。

2. **全民健康**　全民健康是建设健康中国的根本目的。立足全人群和全生命周期两个着力点，提供公平可及、系统连续的健康服务，实现更高水平的全民健康。要惠及全人群，不断完善制度、扩展服务、提高质量，使全体人民享有所需要的、有质量的、可负担的预防、治疗、康复、健康促进等健康服务，突出解决好妇女儿童、老年人、残疾人、低收入人群等重点人群的健康问题。要覆盖全生命周期，针对生命不同阶段的主要健康问题及主要影响因素，确定若干优先领域，强化干预，实现从胎儿到生命终点的全程健康服务和健康保障，全面维护人民健康。

（三）战略目标

"健康中国2030"的战略目标是：到2030年，促进全民健康的制度体系更加完善，健康领域发展更加协调，健康生活方式得到普及，健康服务质量和健康保障水平不断提高，健康产业繁荣发展，基本实现健康公平，主要健康指标进入高收入国家行列。到2050年，建成与社会主义现代化国家相适应的健康国家。

到2030年，具体健康目标是：①人民健康水平持续提升，人民身体素质明显增强，2030年人均期望寿命达到79岁，人均健康期望寿命显著提高。②主要健康危险因素得到有效控制，全民健康素养大幅提高，健康生活方式全面普及，有利于健康的生产生活环境基本形成，食品药品安全得到有效保障，消除一批重大疾病危害。③健康服务能力大幅提升，优质高效的整合型医疗卫生服务体系和完善的全民健身公共服务体系全面建立，健康保障体系进一步完善，健康科技创新整体实力位居世界前列，健康服务质量和水平明显提高。④健康产业规模显著扩大，建立起体系完整、结构优化的健康产业体系，形成一批具有较强创新能力和国际竞争力的大型企业，成为国民经济支柱性产业。⑤促进健康的制度体系更加完善，有利于健康的政策法律法规体系进一步健全，健康领域治理体系和治理能力基本实现现代化。

第三节　公立医院高质量发展的政策环境

一、公立医院高质量发展政策的产生背景

公立医院是我国医疗服务体系的主体，近年来，公立医院改革发展作为深化医药卫生体制改革的重要内容，取得了重大阶段性成效，为持续改善基本医疗卫生服务公平性可及性、防控新冠肺炎等重大疫情、保障人民群众生命安全和身体健康发挥了重要作用。但从需求侧看，我国公共卫生安全形势仍然复杂严峻，突发急性传染病传播

速度快、波及范围广、影响和危害大，慢性病负担日益沉重且发病呈现年轻化趋势，职业健康、心理健康问题不容忽视。随着人民生活水平不断提高和人口老龄化加速，人民群众健康需求和品质要求持续快速增长。从供给侧看，医疗卫生服务体系结构性问题依然突出。一是公共卫生体系亟待完善，重大疫情防控救治能力不强，医防协同不充分，平急结合不紧密；二是优质医疗资源总量不足，区域配置不均衡，医疗卫生机构设施设备现代化、信息化水平不高，基层能力有待进一步加强；三是"一老一小"等重点人群医疗卫生服务供给不足，妇女儿童健康服务、康复护理、心理健康和精神卫生服务、职业病防治等短板明显；四是中医药发展基础还比较薄弱，特色优势发挥还不充分，中西医互补协作格局尚未形成。经过改革开放40余年来医疗服务体系建设、20年来医院能力建设、10年来深化医药卫生体制改革的实践探索，公立医院已经到了从"量的积累"转向"质的提升"的关键期，必须把发展的着力点放到提升质量和效率上。2021年6月，国务院办公厅出台《关于推动公立医院高质量发展的意见》，成为新阶段推进深化公立医院改革发展的重要依据。

二、公立医院高质量发展的政策

（一）基本原则

公立医院高质量发展的基本原则是：①统筹规划，分级负责，加强全国医疗卫生资源的统筹配置，合理划分中央和地方事权，中央重点保障公共卫生、全国性跨区域医疗服务能力建设需求；地方统筹加强其他卫生项目建设。②关口前移，医防协同，立足更精准更有效的防，优先保障公共卫生投入，创新医防协同机制，提高早期监测预警、快速检测、应急处置和综合救治能力；坚持急慢并重，聚焦影响人民健康的主要问题，补齐全方位全周期健康服务短板弱项。③提高质量，促进均衡，坚持政府主导，加强公立医疗卫生机构建设，提高标准、适度超前，加大向国家重大战略区域、中心城市和脱贫地区倾斜力度，促进优质医疗资源扩容和区域均衡布局。④改革创新，揭榜挂帅，加强重大基础设施建设与重大战略、重大改革协同，创新配套措施，确保发挥投资效益；以揭榜挂帅方式推动国家医学中心、区域医疗中心等重大项目建设，集中力量开展医学关键技术攻关，引领服务体系模式转变。⑤中西并重特色发展，坚持中西医建设任务同规划、同部署、同落实，遵循中医药发展规律，认真总结中医药防治新冠肺炎经验做法，建立符合中医药特点的服务体系，更好发挥中医药 特色和比较优势，推动中医药和西医药相互补充、协调发展。

（二）重点任务

面向"十四五"乃至更长时期，推动公立医院高质量发展的重点推进任务有6个方面。

1. **构建公立医院高质量发展新体系** 建设国家医学中心和区域医疗中心，推动国家医学进步，带动全国医疗水平提升；建设省级区域医疗中心，补齐短板，提升省域诊疗能力，减少跨省就医；发展紧密型城市医疗集团和县域医共体，按照网格化布局，探索一体化管理，为居民提供预防、治疗、康复、健康促进等连续性服务，推动从以治病为中心转向以健康为中心，促进优质资源下沉、工作重心下移，推动分级诊疗；建立健全分级分层分流的重大疫情救治体系。

2. **引领公立医院高质量发展新趋势** 公立医院高质量发展需要以满足重大疾病临床需求为导向，重点发展重症、肿瘤、心脑血管、呼吸等临床专科；面向生命科学、生物医药科技前沿，加强基础和临床研究，开展关键核心技术攻关，推动科技成果转化；推广多学科诊疗、日间手术、责任制整体护理等服务模式；推动新一代信息技术与医疗服务深度融合，大力发展远程医疗和互联网诊疗，建设智慧医院。

3. **提升公立医院高质量发展新效能** 需要健全以经济管理为重点的科学化、规范化、精细化运营管理体系，引导医院回归功能定位，提高效率、节约费用；加强全面预算管理，完善内部控制制度；提高资源配置和使用效率；坚持和强化公益性导向，健全绩效评价机制，不断提高医疗质量、运行效率、可持续发展能力和患者满意度。

4. **激活公立医院高质量发展新动力** 需要合理制定并落实公立医院人员编制标准，建立动态核增机制；建立主要体现岗位职责和知识价值的薪酬体系，实行以岗定责、以岗定薪、责薪相适、考核兑现。健全医务人员培养评价制度，探索在岗位设置合理、人事管理完善、具有自主评审意愿的三级公立医院试点自主开展高级职称评审；建立灵敏有序的医疗服务价格动态调整机制，提高医疗服务收入（不含药品、耗材、检查、化验收入）占医疗收入的比例；深化医保支付方式改革，探索对紧密型医疗联合体实行总额付费，加强监督考核，结余留用、合理超支分担；按规定落实政府对符合区域卫生规划的公立医院投入政策。

5. **建设公立医院高质量发展新文化** 需要大力弘扬伟大抗疫精神和崇高职业精神，激发医务人员对工作极端负责、对人民极端热忱、对技术精益求精的不竭动力；强化患者需求导向，持续改善医疗服务，做好医患沟通交流，增进理解与信任。关心关爱医务人员，关心年轻医务人员成长，维护医务人员合法权益，坚决保护医务人员安全。

6. **坚持和加强党对公立医院的全面领导** 就是要全面执行和落实党委领导下的院长负责制，充分发挥公立医院党委把方向、管大局、作决策、促改革、保落实的领导作用，健全完善医院党委会和院长办公会议事决策制度，把党的领导融入医院治理全过程各方面各环节；加强公立医院领导班子和干部人才队伍建设；全面提升公立医院党组织和党员队伍建设质量；落实公立医院党建工作责任。

三、公立医院高质量发展的配套改革

我国推动公立医院高质量发展需要有相关的配套政策，其中很重要的是改变公立医院的激励机制，激活公立医院高质量发展新动力，引导公立医院健康发展。2021年8月，为更好调动医务人员积极性，更优服务人民群众，人力资源和社会保障部等五部门印发了《关于深化公立医院薪酬制度改革的指导意见》。该指导意见的主要内容包括：①与医疗、医保、医药联动改革相衔接，落实"两个允许"要求，实施以增加知识价值为导向的分配政策，强化公立医院公益属性，合理确定公立医院薪酬水平，完善公立医院薪酬水平决定机制。②充分落实医院内部分配自主权，在核定的薪酬总量内，公立医院可采取多种方式自主分配；可结合本单位实际，自主确定更加有效的分配模式；可自主设立体现医疗行业特点、劳动特点和岗位价值的薪酬项目；充分发挥各项目的保障和激励作用。③逐步建立主要体现岗位职责的薪酬体系，实行以岗定责、以岗定薪、责薪相适、考核兑现。④合理确定内部薪酬结构，注重医务人员的稳定收入和有效激励，进一步发挥薪酬制度的保障功能。⑤建立健全公立医院负责人薪酬激励约束机制，鼓励对主要负责人实行年薪制。⑥健全以公益性为导向的考核评价机制，考核结果与公立医院薪酬总量挂钩。⑦提出拓宽深化薪酬制度改革经费渠道，深入推进"三医"联动改革，逐步提高诊疗、中医、护理、手术等医疗服务在医疗收入中的比例；在确保收支平衡的前提下，合理确定人员支出占公立医院业务支出的比重；公立医院可根据考核结果分配医保结余留用资金，主要用于相关人员绩效。

本章小结

本章较为详细地介绍了2009年以来深化医药卫生体制改革的主要内容，特别是健康中国建设和公立医院高质量发展的内容。重点介绍了现代医院管理制度、医疗联合体、分级诊疗制度、互联网医疗等内容。梳理了中华人民共和国成立后前30年及改革开放后30年的医院管理政策环境历史沿革。

（戴志鑫）

第七章　医院护理管理

学习目标

1. 掌握　护理管理的概念、护理管理的职能。
2. 熟悉　护理的概念、护理工作模式的概念与分类。
3. 了解　护理管理的理论与方法、研究进展与发展趋势。

第一节　医院护理管理概述

一、护理的概念

护理，英文用词是"Nursing"，来源于拉丁文"Nutrire"，意为"抚育、扶助、照顾残疾、照顾患者"等。早期人们对护理的认识比较局限，认为"护理是与人类基本日常生存活动相关的、自发的人类照顾活动和普遍存在的社会现象"。直到16世纪，人们才认为提供护理者为"照护者"，照顾对象包括老年人、幼儿、患者或残疾者。

不同时期，人们对护理的概念有不同的理解和解释。1885年，现代护理的奠基人南丁格尔提出："护理的主要功能在于维持人们良好的状态，协助他们免于疾病的困扰，达到他们最可能的健康水平。"该定义阐述了护理和健康的关系，强调良好的护理对健康人预防疾病与患者早日康复同等重要。2001年，国际护士会（International Council of Nurses，ICN）指出："护理是对处于所有情境中健康或有疾病的各年龄段的个人、家庭、团体和社区给予自主性和协同性的照护。"2010年，美国护士协会（American Nurses Association，ANA）在《护理实践的范围与标准》（*Nursing*：*Scope and Standards of Practice*）一书中指出："护理是通过诊断和治疗个人、家庭、社区和人群对现存的和潜在的健康问题的反应，达到保护、促进和优化人的健康和能力，预防疾病和损伤减轻痛苦的目的。"2008年，我国颁布实施《护士条例》，其中明确规定护士是"履行保护生命、减轻痛苦、增进健康职责的卫生技术人员"。护士在执业过程中应当遵守法律、法规、规章和诊疗技术规范的规定，尊重、爱护患者，保护患者隐私，参与公共卫生和疾病预防控制工作，参加医疗救护。

二、护理工作模式

（一）护理工作模式的概念

护理工作模式是指"在临床护理工作中，根据护士的数量和工作能力等设计出合理的工作分配方式，以满足患者的护理需求，提高护理工作质量和工作效率"。

（二）护理工作模式的分类

随着医学模式的转变和经济社会的不断发展，医院护理工作模式经历了由个案护理、功能制护理、责任制护理、小组护理到整体护理的转变。在医院护理管理中，可根据临床护理的特点和护理人力资源配置的情况，选择合适的护理工作模式。

1. **个案护理**　个案护理（case nursing）又称"专人护理"，是指由一名护士在其上班时间内为一名患者提供护理服务。个案护理对护士专业能力和技术水平的要求较高，所提供的护理服务质量也较高，但所需护士的数量较多，主要用于急危重症患者的护理，如器官移植、全身麻醉术后或器官衰竭等患者的护理。

2. **功能制护理**　功能制护理（functional nursing）是以工作任务为中心的护理方式。功能制护理有护理工作任务明确、组织管理容易开展和提高护理工作效率等特点，但护理工作较刻板、患者整体性护理不足、护士与患者之间缺乏沟通与交流，影响护理服务质量。功能制护理是"以疾病为中心"理念下的护理工作模式，将疾病从患者的社会文化环境中抽离出，关注患者的基础护理和治疗护理等，忽略患者的心理和社会护理的需求。

3. **责任制护理**　责任制护理（primary nursing）是指依据护士的能力、经验、技术和知识及患者的护理需要，将患者分配给护士负责实施全面、系统和连续的从入院到出院，原则上实行8小时在班、24小时负责制的护理方式。在责任制护理下，由一个相对固定的责任护士为一定数量的患者提供住院期间的护理服务，旨在促使护士与患者建立良好的护患关系，促进患者身心健康，向患者提供整体、连续、协调和个性化的护理。责任制护理是"以患者为中心"理念下的护理工作模式，把患者看成一个系统，关注其生理、心理和社会的变化和需求，提供相应的护理服务。

4. **小组护理**　小组护理（team nursing）是指将护士和患者分成若干小组，由一组护士负责一组患者的护理方式。小组护理是在护理小组长的领导下开展，由小组全体成员参与，拟订护理计划，提供护理服务，评价护理效果。小组护理工作模式的出现是建立在"以人为本"的重要性认识的基础上，通过护理相对固定的一组患者，有助于责任到人，固定患者与护士的关系，加强护患之间的沟通与交流。小组护理的特点是护理成员同心协力，有良好的工作气氛；护理工作有计划、有步骤、有条理地进行，弥补了功能制护理缺乏整体性和责任制护理对护士要求高的不足。

5. **整体护理**　整体护理（holistic nursing care）是一种"以患者为中心"的整体化工作模式，是一种护理行为的指导思想或护理理念，是一种以服务对象为开放性整体为思考框架，强调"以人为中心"，护理是解决人的整体健康问题，提供适合个人的最佳护理。整体护理改变了传统观念、工作方式和方法，做到了分工明确，责任到人；责任护士工作职责更加明确，增强了责任心、进取心，促进了护士核心能力的提升，利于其自身工作价值的体现。近几年来，国内责任制整体护理模式逐渐推进，且获得了良好的社会效益，促进了护士的专业认同，给护理专业的发展带来了前所未有的光明前景。

知识拓展　循证实践护理模式

随着循证医学研究和实践的不断深入和发展，逐渐形成了循证实践护理模式，如约翰·霍普金斯护理循证实践模式（Johns Hopkins nursing ebp model and guidelines，JHNEBP），由约翰·霍普金斯医院护理部和约翰·霍普金斯大学护理学院共同研发，旨在将护理临床、管理和教育领域的证据转化为实践策略。该模式把循证护理实践看作一个开放性系统，由护理实践、教育和研究共3个基本要素构成，以最佳证据作为理论框架的核心元素，并受到内因和外因的共同影响。模式包括实践问题（practice question，P）、证据生成（evidence，E）和证据转化（translation，T）3个阶段，共18个步骤，体现了从问题提出到应用的完整过程，为研究证据向实践的转化提供了明确而清晰的概念框架。

三、护理管理的概念与职能

（一）护理管理的概念

世界卫生组织指出，护理管理（nursing management）是指"为了提高人们的健康水平，系统地发挥护士和相关人员的潜在能力，或者运用设备、环境及社会活动的过程"。科学开展医院护理管理工作，旨在提高护理服务质量和工作效率。作为医院护理管理者，须充分认识护理管理的内容，熟练掌握护理管理的理论和方法，灵活应用于护理管理活动中，促进医院护理管理发展。

（二）护理管理的职能

医院护理管理是医院管理的一个分支，其职能主要包括以下几项。

1. **护理组织管理**　是运用现代管理科学组织理论，研究护理系统的结构和人的管理。通过组织设计，建立恰当的护理工作模式，把护士的分工和协作、时间和空间的连接等各个环节合理地组织起来，形成一个有机的整体。常见的护理组织结构有直线型、职能型、直线-职能型及矩阵型等类型。近年来，我国加强医院护理组织管理工作，建立护理垂直管理体制，包括三级护理管理体制（护理部主任/副主任-科护士长-护士长）或二级护理管理体制（护理部主任/副主任-护士长）。

2. **护理人力资源配置**　是以护理服务目标为宗旨，根据临床科室特点、患者病情轻重和临床护理工作量，按照责任制整体护理的工作模式配置数量适宜、结构合理的护士。鼓励对护士实施弹性排班，在护理工作量较大的时间段和科室，弹性动态增加护士人力。要结合实际制定护士人力紧急调配预案，确保有效应对突发事件或特殊情况下临床护理的紧急需要。护理人力资源配置是否合理，不仅影响护理服务质量，而且影响患者安全。因此，护理管理者要在有限的财力资源下，合理配置护理人力资源，最大限度地满足患者的需要。

3. **护士培训**　是指为了提高护士的理论素养、知识水平和业务技能，改变护士的价值观、工作态度和工作行为，使护士能够胜任现有的工作岗位而进行的有计划、有组织的教育和训练活动。临床护士的培训在不同阶段有不同的内容，如为使新护士或换岗护士熟悉环境、适应岗位而进行的护士岗前培训，为提高具体岗位护士工作效率而进行的在岗护士培训。此外，护士培训的形式依据岗位不同，也可分为脱产培训、在岗培训及轮转培训。

4. **护理质量与安全管理**　护理质量管理是指按照护理质量形成的过程和规律，对构成护理质量的各要素进行计划、组织、协调和控制，以保证护理工作达到规定的标准和满足服务对象需要的活动过程。护理质量管理要遵循"以患者为中心""预防为主""全员参与""基于事实的决策方法""工作标准'零缺陷'"和"持续改进"六项原则。

护理安全是指患者在接受护理的全过程中，不发生法律和法定的规章制度允许范围以外的心理、机体结构或功能上的损害、障碍、缺陷或死亡。护理安全管理是护理管理工作的重点，包括加强安全教育，提高安全意识，自觉遵守法律法规，防范护理缺陷；加强专业理论技术培训，防止技术性缺陷的发生；合理配置护理人力资源；建立与完善护理安全监控机制。

5. 护理绩效管理　绩效管理指各级管理者和护士为了达到组织目标共同参与的绩效计划制订、绩效考核评价、绩效结果应用与绩效目标提升的持续循环过程。护理绩效管理是指与护理工作相关的行为表现及结果，护理工作在数量、质量和效率方面的具体落实。完整的绩效管理流程由绩效计划、绩效实施、绩效评价、绩效反馈、绩效改进和绩效结果应用六个环节构成。目前，不同医院的护理绩效管理部门尚不统一，有的医院由人事处或护理部负责，也有的医院以科室为单位进行管理。

知识拓展　护理绩效管理方法

常用的护理绩效管理方法有四种，分别为绩效评价指标、目标管理法、关键绩效指标法和360度反馈。①绩效评价指标：有两种类型，一是工作质量或工作数量等与工作相关的指标；二是护士的积极性或适应能力等与护士个人特征相关的指标，确定每一项指标的比重来完成评价工作。②目标管理法：是指由上级和下级共同决定具体的绩效目标，并定期检查目标进展情况的一种绩效管理方式，体现上级与下级之间双向互动的过程。③关键绩效指标法：是把绩效评估简化为几个关键指标的考核，重点分析和衡量导致80%工作绩效的20%关键行为。④360度反馈：是由被评价者的上级、同事、下级、患者及被评价者本人，从多个角度对被评价者的工作业绩进行全方位衡量并反馈的方法。

---

6. 护理文化管理　护理文化是指护理组织在长期护理实践过程中所形成的、为全体护士共同遵守和奉行的价值观念、基本信念、行为准则和道德规范等精神因素的总和，将护理组织内各种力量聚集于共同的宗旨和哲理之下，实现护理组织目标。护理文化管理包括护理组织精神管理，护理组织形象管理和护理组织行为管理三方面。①护理组织精神管理：是由护理管理者对护理理念、价值观念和职业精神等提出倡导，并得到全体护士的认同。②护理组织形象管理：是对护理工作环境布局、文化设施、护理设备与组织标志等进行规范，以增强护理组织内部人员的凝聚力，提高护理组织的知名度和竞争力。③护理组织行为管理：是对护士的言谈举止和服务态度等进行探讨，以提高护士的人文素养。

7. 护理成本管理　护理成本是指在给患者提供诊疗、监护、防治、基础护理技术及服务过程中的物化劳动和劳动消耗。由于目前医院实行院、科两级成本核算，护理成本很难完全分离出来。护理成本管理包括护理成本构成分析和护理成本控制。

（1）护士成本构成分析：①按成本的可辨认性，分为直接护理成本和间接护理成本。②按成本的可控性，分为可控护理成本和不可控护理成本。

（2）护理成本控制指根据预定的成本目标，对护理服务过程中的消耗进行严格计量、监督和指导，以提高工作效率，使成本降至最低的过程。从医院护理管理角度，首先要使全体护士逐步建立"费用观念"，参与护理成本管理。其次要通过制订规章制度使护理活动制度化和规范化，制度是控制护理成本的一种手段。最后要建立奖惩机制，通过检查、分析、对比，对于成本控制好的予以奖励，调动人员的积极性。

8. 突发公共卫生事件管理 突发公共卫生事件是指突然发生，造成或者可能造成社会公众健康严重损害的重大传染病疫情、群体性不明原因疾病、重大食物和职业中毒及其他严重影响公众健康的事件。突发公共卫生事件的应急管理是一个持续的过程，覆盖应急准备、预案演练、预测预警、应急处置与善后恢复等全过程，环环相扣，构成完整的管理链条，每个过程均有各自的管理重点。护理在应对突发公共卫生事件中起着重要作用，因此，护理管理者应第一时间判断事件背景下公众对护理服务需求的情况，快速做出护理任务分配的决策，及时分析随着事件发展而产生的护理服务需求的变化，调整护理工作安排。

案例讨论

【**案例**】新型冠状病毒肺炎（coronavirus disease 2019，COVID-19）（简称新冠肺炎）是中华人民共和国成立以来发生的传播速度最快、感染范围最广、控制难度最大的一次重大突发公共卫生事件。护理专业人才是抗击疫情的重要力量。护理管理者要组织护士积极参加院内疫情防控工作；合理利用物力资源，尤其是在防疫物资不足的条件下，特别是口罩、手套和隔离衣等物品紧缺，做好感染控制工作；建立高效信息沟通的渠道，及时传达医院各项疫情防控规章制度，并反馈基层护理工作的需求；随时关注和关心护士的身心健康状况，提高护士应对新冠肺炎的心理素质。

【**讨论**】在新冠肺炎疫情影响下，如果你是一名护理部主任，需要从哪些方面开展护理管理工作？

---

9. 临床护理教学管理 临床护理教学是护理学教育的重要环节，是将理论知识

转化为实践能力的重要阶段，是衔接院校教学与临床实践的纽带，其质量好坏直接关系到护理人才的培养。临床护理教学管理的要素包括目标、内容、管理、评价与保障，构建一个完整、严谨与科学的临床护理教学体系，规范和强化理论与实践教学相结合的环节。目前，临床教学理念持续更新，临床教学方法灵活多样，临床教学相关评价日益完善，临床教学管理逐渐系统化，但管理者仍需继续推进临床护理教学标准化以及各层次临床护理教学工作的有效衔接。

10. **护理科研管理**　护理科研是通过科学的方法探索、回答和解决护理领域的问题，促进护理学科发展的重要途径。近年来，我国护理研究在临床护理、护理教育和护理管理领域取得长足进步，护理研究水平不断提高，护理学科快速发展。随着科学技术的快速发展，以及科研项目组织形式的变化，传统的科研管理方法已无法适应新时代科研创新的要求。科研项目的管理迫切需要引入新思路与新方法，实现科学有效的管理，提高科研管理的效益。

知识拓展

科研项目管理系统（Research Project Management System，RPMS）是利用计算机网络技术、数据存储技术与数据处理技术等，对科研项目进行全方位的管理，可用于项目申请、进度追踪、项目结题、成果审核、查询和统计等，为科研主管部门分配科研资源和评价科研绩效提供参考依据，提升科研项目制度化和科学化的管理水平。

目前，国家和各省市相关科研部门研发了不同的科研项目管理系统，如国家社会科学基金·科研创新服务管理平台、北京市教育科学规划课题管理系统、上海市科技管理信息系统、浙江省科技项目管理系统和外教社科研项目管理系统，提高了科研管理工作效率。

第二节　医院护理管理的理论和方法

一、医院护理管理的理论

医院护理管理理论是通过对护理管理工作进行科学的抽象，概括、总结和归纳护理管理的基本特征和发展规律，用以指导医院护理管理工作，提高护理管理的合理性和科学性。医院护理管理所依据的理论主要包括系统原理、人本原理、动态原理和效益原理。

（一）系统原理

系统（system）是指由存在于一定环境中的若干个相互区别又相互联系、相互作用的要素组成的具有特定功能的有机整体。系统原理贯穿在护理管理的整个过程中，要求护理管理者不仅了解护理管理对象是一个整体系统，还应了解该系统是一个更大系统的构成部分。系统原理体现在三个方面，包括整分合原则、相对封闭原则和反馈原则。

1. 整分合原则　是指在管理中把统一领导与分级管理有机地结合起来，在整体规划下明确分工，在分工基础上进行有效的综合，使系统中的结构要素围绕总目标，同步、和谐、平衡地发展。需要管理者把护理管理中复杂的问题分解为简单的问题，并激励护士相互学习与帮助的协作意识。

2. 相对封闭原则　是指任何系统的管理手段，都必须形成连续封闭的回路，才能进行有效的管理控制。

3. 反馈原则　是指管理活动产生效能时，评析其因果关系或者进行调控所要采取的原则，如护理部下达工作任务，同时制订相应的反馈方案，定期检查各临床科室任务完成的情况，发现存在的问题并进行改正和完善。

（二）人本原理

人本原理是指在各项管理活动中，以调动和激发人的积极性、主动性和创造性为根本，追求人的全面发展的一项管理原理。护理管理遵循人本原理，将护士作为护理管理的主体，管理者通过职业认同、生活关爱或尊重等激励因素，充分调动护士的积极性和主动性，最大化地体现每个护士的专业能力和自身价值，更好地实现护理工作目标，促进护理事业不断发展。

人本管理的核心要素是尊重人、依靠人，在护理管理中尊重护士不仅可提高护理工作效率，还可提高护士的职业价值感，满足护士精神层次的需求。人本管理的宗旨是服务人和发展人。护理管理要帮助护士做好职业规划，促进个人成长和职业发展，更好地实现护理管理的整体目标。

（三）动态原理

动态原理是指管理是一个动态过程，是管理者和被管理者共同达到既定目标的过程。护理管理的动态性主要体现在护理管理者、管理方法及管理目标等多方面，需要充分结合原则性和灵活性，表现在组织中的某一层护理管理者发生了变化，如通过竞争上岗、招聘干部、平行调动等方式调整护理管理人员。管理方法随着医学和管理学的不断发展，逐渐由经验管理转变为科学管理。选择先进的管理方法应用于护理管理工作中，可提高护理管理的质量和效率。管理目标的动态性体现在不同的医学发展时期、不同的医疗背景下或不同的医院管理系统中，有不同的护理管理目标，管理者要据此不断调整目标以适应不断变换的环境。

（四）效益原理

效益原理是指管理过程的各个环节、各项工作，都要讲求实效，力求用最小的投入和消耗，创造最大的经济效益和社会效益。护理管理遵循效益原理，要坚持"社会效益是前提，经济效益是根本"两个效益一起抓，坚持"从全局效益出发，从局部效益着眼"的整体效益。优化护理工作流程是提高护理管理效益的重要措施，如通过加强不同临床科室、行政和后勤部门之间的沟通与交流，重新梳理出院流程，减少不必要的中间环节，降低护理人力、物力和财力等资源成本，提升整体护理工作效益。

二、医院护理管理的方法

医院护理管理的方法主要有以下几种。

（一）头脑风暴法

头脑风暴法（brain storming）是通过团队的形式，聚焦于特定的问题或主题，让每位发言者在开放、自由、愉快和轻松的氛围中，毫无顾忌地提出自己的各种想法，激发创造性思维并获得创新性想法的一系列规则与方法。在护理质量管理中，头脑风暴法可用于识别护理质量问题、影响因素及制订相应的解决措施。头脑风暴法具有简单易行、集思广益、创新性强和增强团队精神的优点，但也表现出会议质量不高、团队决策不理性和脱离实际情况的缺点，在一定程度上制约了其临床应用。

（二）因果图法

因果图（cause and effect diagram）是指通过带箭头的线，将质量问题与原因之间的关系表示出来，是一种分析影响产品质量（结果）与诸因素（原因）之间关系的一种工具。采用因果图法，首先需要明确须解决的护理质量问题，然后将引起护理质量问题的因素按照从大到小的原则分类，用箭头标记在图上，并对关键因素画重线。护理质量问题常由多个因素共同作用而发生，而因果图法可从这些纵横交错的因素中理出头绪，找出关键因素，成为护理质量管理中分析因果关系常用的管理方法。

（三）PDCA循环

PDCA循环是一个持续改进和不断学习的模型，包括计划（plan）、执行（do）、检查（check/study）、处理（act）共四个循环反复的步骤。计划，是指在明确问题的条件下，确定活动方针和目的，制订活动计划，如护理质量提高的程度或护理质量不合格率；执行，是指按照活动计划开展工作；检查，是指评估预期效果及其大小，找出存在的问题；处理，是指进一步解决存在的问题，总结经验与教训，并将其制订成标准和制度。PDCA循环常用于护理质量问题的改进与解决中，以提高护理服务质量。

（四）品管圈

品管圈（quality control circle，QCC）是由同一现场工作人员或工作性质相近的人员，自下而上发起，利用团队成员主动自发的精神，并运用简单有效的品管方法与理念，对临床工作存在的问题进行持续改善的一种方法。品管圈的步骤包括组圈、选定主题、现状分析、目标设定、对策拟定、对策实施、效果确认和标准化等步骤。护理质量管理工作中采用品管圈，应提倡护理团队全员参与和自由发言，正确、合理使用护理质量管理工具，提高护理工作效率，以数据为基础改善临床护理质量，结合护理与其他相关学科知识，共同改进临床护理管理质量。

（五）六西格玛管理法

六西格玛管理法属于品质管理的范畴，是一种自上而下的管理方法，由医院最高护理管理者领导并推动，广泛应用于医院护理质量管理中。西格玛（$\sum$）是希腊字母，统计学的一个单位，表示与平均值的标准偏差，描述服务过程中降低服务及流程的缺陷次数，防止服务变异，提升品质。六西格玛管理法，关注护理服务质量和过程，尤其是医院为患者提供护理服务的核心过程，要求医院必须自上而下改变"我一直都这样做，而且做得很好"的惯性思维。护理管理者通过六西格玛管理法，可明确当下护理管理水平、改善护理管理的程度与目标的距离等。

第三节 医院护理管理的研究现状与相关政策

一、研究现状

（一）护理人力资源配置方面

护理人力资源配置对患者结局具有重要影响，充足的护理人力资源配置可提高患者安全和满意度。目前，全球护理人力资源配置不足，而居民对护理服务需求显著增加，形成了护理人力资源配置不足与护理服务需求增加的矛盾。为此，增加和合理配置护理人力资源是护理管理的重要内容。近年来，国家卫生健康委员会发布《全国护理事业发展规划（2016—2020年）》与《关于印发促进护理服务业改革与发展指导意见的通知》等多个文件，均提出加强护士队伍建设，增加注册护士的总量，优化护理队伍的结构，提高护士的素质。世界卫生组织发布《世界卫生统计报告》（world health statistics）和《全球护理现状的报告》（state of the world's nursing），均指出全球护理人力资源呈现总量不足的特点，难以满足居民的护理服务需求，未来应增加护理人力资源的配置。

（二）岗位管理方面

护士岗位管理是护理管理的主要内容之一，也是护理人力资源管理的重要工作。合理的岗位管理有利于加强护士队伍建设，提高护理服务质量。按照功能不同，护理岗位可分为临床岗位、管理岗位和教学岗位；按照科室不同，护理岗位可分为急诊护理、手术室护理和重症监护室护理等；随着专科护士的不断发展，逐渐培养了一大批伤口/造口护士、糖尿病专科护士和肿瘤专科护士等。近年来，国内外不断探索护士分层级管理制度，护理管理者常根据工作年限和岗位职责等将临床护士分为N1~N4四个层级。如何高效利用有限的护理人力资源，满足患者的护理服务需求，亟待管理者探索科学和专业的岗位管理方法。

知识拓展 / 专科护士

为配合医疗专科化发展，加快护士专业化进程，专科护士不断发展。

最早于20世纪30年代，美国出现专科护士。2010年，80个专业领域有专科护士资格认定制度，一般要求具有本科学历，工资略高于一般护士，患者满意率较高，护理不良事件发生率较低，包括专科护士（Specialty Nurse，SN）、高级实践护士（Advanced Practice Nurse，APN）和开业护士（Nurse Practitioner，NP）等多种类型。

我国专科护士发展较晚，20世纪80年代末到90年代初，护理专家提出在我国专科护理领域培养专科护士，不同学校、医院或学会等开展专科护士培训和认证工作，"十三五"时期全国护理事业发展规划（2016—2020年）提出重点培养专科护士，包括重症监护、血液净化和传染病护理等专科护士。

（三）患者安全管理方面

世界卫生组织于2007年首次发布患者安全10个事实（10 facts on patients safety），并于2014年、2018年和2019年分别进行更新，指出患者安全是一个严重的全球公共卫生问题。世界卫生组织于2008年发布安全手术拯救生命，于2017年发布无伤害用药，以引起医护人员对患者安全的重视。患者安全一直是医院护理管理的重要内容，不断建立健全护理不良事件报告制度，指定专人负责、制订并实施护理不良事件报告管理规章、原则和内容等。护理不良事件的报告内容包括跌倒、坠床、压力性损伤、非计划性拔管和给药错误等。

知识链接

世界卫生组织2019年发布的患者安全10个事实为：①每10位患者中就有1人在医院接受治疗期间受到伤害。②不安全治疗导致的不良事件可能是导致全世界死亡和残疾的十大原因之一。③每10个患者中就有4个在初级和门诊卫生保健中受到伤害。④每7加元中至少有1加元用于治疗医院治疗中对患者造成的伤害。⑤在患者安全领域进行投资可以节省大量的资金。⑥不安全用药和错误用药造成数百万患者受到伤害和数十亿美元的支出。⑦诊断不准确及延迟诊断是造成患者伤害最常见的一个原因，影响到数以百万计的患者。⑧每100名住院患者中就有10人获得医院感染。⑨每年有100多万患者死于手术后并发症。⑩医源性辐射暴露是一个公共卫生和患者安全方面的问题。

二、相关政策

（一）我国相关政策对护理管理的要求

2016年，国家卫生和计划生育委员会发布《关于印发全国护理事业发展规划（2016—2020年）的通知》，指出"十三五"时期要完善护理工作制度、技术规范和服务指南，初步建立护士分层级管理制度，健全护士执业管理制度和医院护理岗位管理制度，科学管理护理人力资源配置、绩效考核、岗位培训和职业规则，持续提高护理服务质量；加强护士队伍建设，增加注册护士的总量，优化护理队伍的结构，提高护士的素质；纵向开展优质护理服务，延伸至基层医疗卫生机构，全面推行责任制整体护理服务模式，满足居民护理服务需求，促进护理事业不断发展。

2018年，国家卫生健康委员会等部门发布《关于印发促进护理服务业改革与发展指导意见的通知》指出，健全完善护理服务体系，以机构为支撑、社区为平台、居家为基础的护理服务体系基本建立，覆盖急性期诊疗、慢性期康复、稳定期照护、终末期关怀的护理服务格局基本形成；按照分级诊疗制度和医疗联合体建设要求，落实各级各类医疗机构的护理功能定位，建立不同级别医院之间，医院与基层医疗机构、接续性医疗机构之间科学合理的护理分工协作机制，促进护理服务业持续健康发展。

2019年，国家卫生健康委员会办公厅发布《关于开展"互联网＋护理服务"试点工作的通知》，指出医疗机构利用在本机构注册的护士，依托互联网等信息技术，以"线上申请、线下服务"的模式为主，为出院患者或罹患疾病且行动不便的特殊人群提供护理服务，主要包括高龄或失能老年人、康复期患者和终末期患者，将护理服务从机构内延伸至社区、家庭，以此创新护理服务模式，探索培育护理服务新型业态，促进护理信息管理水平提高。

2020年，国家卫生健康委员会办公厅发布《关于进一步加强医疗机构护理工作的通知》，指出完善医疗机构护理管理体系，包括加强对护理工作的领导、加强护理工作组织管理和建立完善护理管理层级；建立健全医疗机构护理管理制度，包括建立护士岗位培训制度、建立护理岗位管理制度、建立护士人力资源管理制度、建立科学绩效考核制度和健全护理不良事件报告制度；持续提高医疗机构护理服务质量，包括落实责任制整体护理、夯实基础护理质量、提高专科护理能力、持续深化优质护理和积极发展"互联网＋护理服务"。

（二）国际相关政策对护理管理的要求

2019年，国际护士会（International Council of Nurses，ICN）发布《灾害护理核心能力》（core competencies in disasters nursing），提出不同层次的护士应具备的灾害护理能力，包括规划、沟通和事件管理系统等，加快灾害护理队伍建设，推动灾害护理专业发展。

2020年，世界卫生组织发布《全球护理现状的报告》（state of the world's nursing），指出全球护理人力资源呈现总量不足、分布不均衡和结构不合理的特点，其中每千人口注册护士为3.69人，美国和欧洲高于其他国家和地区，难以满足居民日益增长的护理服务需求，未来应继续加强护士队伍建设，增加注册护士的总量，建立护士培训制度，提高护理管理者技术水平，促进护理管理效能。

2021年，世界卫生组织发布的《全球护士和注册护士战略方向（2021—2025年）》（global strategic directions for nursing midwifery）中提到护理管理是主要政策内容之一，指出增加护士、助产士在高级保健和学术研究方面的数量和专业权威，建立和加强护士、助产士在政府和卫生政策方面的领导岗位，增加对护士、助产士领导力培养的资金投入，不断发展下一代护士和助产士的领导力。

本章小结

护理管理是医院管理的重要组成部分，管理者应明确护理管理工作的基本内容，根据医学模式和发展理念选择合适的护理工作模式，针对护理管理问题采取相应的护理管理理论和方法，有效利用护理人力、物力、财力、信息和技术资源，提高护理服务质量和患者安全，对于实现医院管理功能起着关键作用。护理管理者要不断了解护理管理的现状和相关政策，认真贯彻落实国内外护理管理相关政策，紧跟国内外护理管理前进的步伐。

（刘华平）

第八章　医疗质量管理

《"健康中国2030"规划纲要》明确提出，要"提升医疗服务水平和质量"。医疗质量是卫生服务体系的目标之一，是医院的生命，是医院赖以生存的立足之本，是患者选择医院最直接、最主要的标准，也是医院在激烈的医疗市场竞争中取胜的根本。现如今医疗质量已直接影响到医院的可持续发展能力，加强医疗质量管理并持续改进是医院管理的永恒主题。

第一节　医疗质量管理概述

一、医疗质量概述

（一）医疗质量的概念

"质量（quality）"一词来自拉丁文qualis，即"本性"的意思。在管理学中，"质量"被意译为"品质"，"质量"是我国的习惯译称。从质量管理的角度简明地概括，质量就是"符合规定，满足需求"。质量是一组固有特性满足要求的程度。医疗质量就是医疗服务的优劣程度。

医疗质量是指医疗服务过程、诊疗技术效果以及生活服务满足患者预期康复标准的程度，主要包括诊断的正确、及时、全面，治疗的及时、有效、彻底，诊疗时间的长短，医疗工作效率的高低，医疗技术使用的合理程度，医疗资源的利用效率及经济效益，以及患者的满意度等，是医疗技术、管理方法及其经济效益的综合体现。

（二）医疗质量的构成要素

医疗质量由结构质量、过程质量、结果质量构成。医疗质量各要素之间相互依靠、相互制约，通过有效的组织管理，使得各个要素有机地组合，以保证基础医疗质量的作用和效率最大化，即医疗质量的三环节理论。三环节理论的"结构质量–过程质量–结果质量"三个环节存在逻辑承接关系，基本能够包含从服务的准备到服务结束的全部环节，可以较全面地反映整个医疗服务的全过程，同时各环节界定明确，结构清晰。

1. **结构质量**　是指医疗服务所使用的人、财、物、组织、信息等，包括服务人员、设备、资源、工作环境等。结构质量评价的是各类资源的静态配置关系与效率，是资源相对稳定的物质或组织特性。

2. **过程质量**　是对患者提供的检查和治疗等服务，是将结构转化为结果的过程。服务提供过程是执行服务规范，确保达到服务提供要求的过程，也是满足患者和社会需要的过程。包括从患者就诊到入院、诊断、治疗、疗效评价及出院等各个医疗环节的质量。

3. **结果质量**　是利用资源进行操作后的最终结果，包括健康状况改变、经济效益和社会效益等。结果质量评价的是卫生服务资源的利用效率和服务操作的最终结果。

（三）医疗质量的影响因素

医疗质量受到多因素、多环节的影响，评价较为复杂。影响医疗质量的五大要素如下。

1. **人员**　人在医疗质量管理中占据首要地位，医生、护士、医技等专业人员的思想状况及诊疗技术水平对医疗质量起主导作用，同时医疗质量管理人员对医疗质量的保障和持续改进也发挥重要作用。患者作为医疗服务的参与者，同样也在医疗质量管理中起到重要作用。

医疗质量不仅包括技术质量，还包括非技术质量。由于患者缺乏医疗专业知识使其难以正确评价，故对医疗质量的感受常受到非技术因素的影响。因此，要求医务人员言语表达能力强，具有良好的沟通技巧，乐于助人，并具有团队合作精神。

2. **物资**　主要包括房屋、设备、药品、耗材、生活物资等。药品、医疗仪器设备应不断更新，统一配套，集中管理。同时，也要提高仪器设备的完好率，做好仪器维修及保养工作，才能使医疗质量不受影响。

3. **制度保障**　良好的制度是各项医疗质量控制工作得以贯彻落实的基础。医院系统中的各种基本要素如人员、经费、物资、设备、信息系统都涉及基础医疗质量，但在上述要素相对一定的情况下，各种规章制度是基础医疗质量最重要的保障。

4. **管理**　医院管理工作直接影响医疗质量，是保障医院生存、优势竞争及良性发展的关键因素。医院管理工作具有系统性，由若干团队共同围绕医疗服务组建成的医院管理体系，包括医疗管理、技术管理等。医院管理者需要提升对医疗质量管理的意识，在新型医学模式、管理模式下，发挥人性化、高效管理，以保障医疗质量的持续发展，其中以患者为中心、强化基础管理、人性化管理并注重阶段医疗质量、终末医疗质量是提高医疗质量管理的关键。

5. **信息**　医疗服务以及管理的信息采集和有效利用关系到诊疗活动的顺利开展，影响到对患者诊疗情况的实时追踪和诊疗方案的调整，也影响到对医疗质量的评价及其服务质量和效率的改进。特别是医院面临数字化转型，建立在医院信息化基础上的医院数字化转型将影响和改变医院管理和运营的各个方面。如何有效利用信息成为每一所医院高质量发展必须面对的重要问题之一。

二、医疗质量管理的概念及目标

（一）医疗质量管理的概念

医疗质量管理（medical quality management）是指遵循医疗机构服务质量形成的规律，以保证和提高医疗质量为目标，合理运用人力、物力、设备、技术和信息等资源，为达到符合标准和规范、满足患者需求的质量目标而开展的一系列活动。

狭义上，医疗质量管理的特征主要包括：以临床医疗科室作为主要的质量管理单位；主要由医生进行医疗质量控制；以医疗终末质量统计评价指标；局限于医疗技术和医疗效果的质量管理。

广义上，医疗质量管理的特征包括：基础质量、环节质量、终末质量以及医疗技术质量和服务质量的全方位、系统化的质量管理概念。

（二）医疗质量管理的目标

1. **安全性**　避免或减少医疗卫生服务造成的直接或潜在的医疗伤害，把医疗风险程度降到最低程度。

2. **有效性**　医疗服务应是患者所期望得到并能够产生满意的效果。

3. **适宜性**　应根据患者的实际需要以及循证医学原则，提供适宜的保健或干预行动。

4. **患者参与**　应向患者提供参与医疗服务计划、监测、评价和决策的条件和机会。

5. **可及性**　医疗服务的供给应取决于患者需求的评估，而不应该因为年龄、性别、种族、信仰、地理位置、社会经济状况的差异而有所不同。

6. **效率**　有效利用和配置医疗资源，以较小的投入为患者提供更大的健康产出。

案例讨论／"一院多区"医疗质量管理

【案例】近年来，我国"一院多区"发展方兴未艾。"一院多区"发展对于推动医疗资源合理布局、满足人民群众日渐提升的卫生服务需求有重要作用。然而，非同质化的医疗质量不仅无法满足医疗卫生资源合理配置的医改初衷，还会继续加重居民选择本部院区就诊的就医倾向。因此，如何保障院区间医疗质量同质化成为当前医院管理者亟须解决的核心问题。

"一院多区"医疗质量管理面临的难点主要在以下六个方面：人力资源配置差异；学科布局、设备与技术差异；资源共享力度不足；院区间文化差异；信息数据标准化与系统联通程度不足；空间距离影响。

【讨论】针对上述"一院多区"医疗质量管理面临的难点和问题，讨论"一院多区"背景下，医疗质量如何同质化管理？

第二节　医疗质量评价

医疗质量评价是以医院或临床科室或医疗小组甚至医师个体为单位，对某时期内患者的诊疗过程和医疗效果展开定性或定量评价的活动过程，是有组织、有计划地通过对医疗活动分析，判定被评定对象是否符合规定或要求而对医疗质量作出客观的评价。医疗质量评价形式主要有医院自评、主管部门评价和第三方评价。

一、医疗质量评价方法

要想使医疗质量得到提升，首先需要对医疗质量进行准确测量与评价，根据实际情况选择合适的测量与评价方法。目前常用的评价方法如下。

（一）指标法

指标法是指使用各类指标测量医疗服务质量的方法，是目前最为通行的做法。卫生行政部门通过定期的统计报表或抽查等方式采集数据，而医院管理研究者主要通过知情人访谈进行调查。一般运用主成分分析、变异系数等方法对指标进行筛选，确定指标权重后进行综合评价，构建指标体系，以全面衡量医疗服务质量。目前比较常用的指标主要有：组织管理、医疗投入、人力资源；服务内容和特征、服务利用及满意度、服务效果和效益、医疗费用等。

指标法有如下优势：现有评价指标体系较为成熟，可以根据需要进行选择；收集数据主要是使用定期统计报表的方式，成本较低，横向纵向比较也较为方便；评价维度较为全面，可以测量并评价获得包括结构–过程–结果三方面的医疗服务质量。但是，指标法主要是通过间接方式评估医疗质量，存在针对性不强等问题。另外，各指标体系之间内容交叉，重复较多，增加了使用难度，可能导致资源浪费。

（二）病例法

病例法是指以病历、处方和其他医疗记录作为评估资料，提取信息，并将获得的结果同预计的合理结果进行对比，从而判定医疗质量的优劣。

病例法通过真实的临床病例对医疗服务进行评价，比较客观，同时数据来源丰富，适合大规模的调查。但也有评价重点不突出，资料整理工作量较大等问题。并且评价一般需要临床专家完成，可行性较低。同时，由于病历与处方并不是标准化的，很难对不同机构进行比较，且此方法的敏感度与特异度都较低，需要结合其他方法进行评价。

（三）观察法

观察法通过直接对医生的行为进行观察，并根据事先设计的指标，测量医生提供服务的质量。实际运用中，常将观察法与其他方法结合，对医疗服务质量进行测量。观察法虽然可以对医生的诊疗过程进行较为全面的衡量，但成本较高，分析也较困难，导致效率较低。另外，由于医生知道被观察，很可能会改变其临床行为，即产生霍桑效应。

（四）情景模拟法

情景模拟法是指在非盲情况下，利用真实的临床细节来模拟患者的访问，以问答的形式与医生进行互动，并记录下医生病史询问、诊断、治疗方案等内容，以测量医生诊断和治疗特定疾病的能力。国内情景模拟法主要用于医学生的培养上。而在国外，情景模拟法的运用范围较广，主要是医疗服务质量的测量或医生的决策过程。

情景模拟法适合用于大规模临床实践的质量评估，同时由于操作简单、花费较少、数据录入方便，效率也较高。病例研究标准化后，易于在不同医疗机构间进行比较。但是，情景模拟法可能会由于霍桑效应的存在而高估医疗服务质量。同时，情景模拟法无法对医生的人际服务进行测量，无法全面反映医疗服务质量。

（五）标准化患者法

标准化患者（standardized patients，SP），又称为模拟患者，指正常人或患者经过标准化、系统化培训后，能准确表现患者的实际临床问题。国际上标准化患者的应用已经较为成熟，国内标准化患者大多数用于医学生的培养，较少将标准化患者法运用于评价医疗服务质量。

标准化患者法的优势：记录全面，通过录音、访谈等方式，全面获得诊疗过程的定性、定量资料；真实性，医生不了解评估过程，可有效避免霍桑效应；准确性高，标准化患者经过培训后较少受自身、环境原因的影响，且通过录音设备的使用避免回忆偏误；可比性较高，病例都是常见并且标准化的，可以比较不同形式及地区医生的服务质量。

标准化患者法的不足：标准化患者仅能展现部分疾病，且较难保证不被医生怀疑；仅针对与医生的首次互动，不能够评估医生的医疗决策过程，导致低估医疗服务质量；大多数医生的意愿不高，样本量较小，且代表性较差；成本较高，培训较为复杂，可行性较低。

二、医疗质量评价的指标体系

医疗质量评价作为加强医疗质量管理的一个重要环节，是医疗质量管理研究的核心内容，能够为提高医疗服务质量、降低医疗费用、改善医疗条件和就医环境提供理论依据。同时，医疗质量管理研究的逐步更新和发展，也促进了医疗质量评价在广度、深度和内涵上的发展。

（一）国际医疗质量评价分析

1. 国际医疗质量指标体系 国际医疗质量指标体系（International Quality Indicator Project，IQIP）在世界范围内应用最为广泛，注重医疗服务结果。IQIP以马里兰州医院协会研发的10个住院质量指标为基础，包括医院感染类、住院死亡率和非计划重返类指标与剖宫产率指标，通过对既有指标的试点、演绎和发展，逐渐形成比较完整的IQIP。目前IQIP共有25类285项指标，以注重医疗服务结果为特征，可用于评价急症性医疗机构、长期性医疗机构、精神性医疗机构和社区医疗保健机构等的医疗质量。

其中，IQIP在综合性医院医疗质量评价方面的指标共21类267项，此类指标包括重症监护室医疗器械相关指标、手术部位相关指标、死亡率相关指标、挂号相关指标、非计划重返或入院相关指标等。

2. 美国医疗保健研究与质量局的医疗质量评价指标体系　美国医疗保健研究与质量局（Agency for Healthcare Research and Quality，AHRQ）的医疗质量评价指标体系，是由加利福尼亚大学旧金山分校和斯坦福大学循证实践中心在医疗卫生费用和应用计划评价体系基础上，利用现有常规的住院数据开发而成的。AHRQ的医疗质量评价指标体系共包含了4个质量指标子系统，分别是预防质量指标、住院患者质量指标、患者安全指标和儿童质量指标子系统。住院患者质量指标子系统关注重点病种和手术，从医疗服务数量、特定手术（操作）死亡率、特定临床状况死亡率和医疗服务效率这4个方面评估医院运行过程中可能存在的质量问题。

3. JCI国际认证标准　美国医疗机构评审联合委员会国际部（Joint Commission international，JCI）国际认证标准是国际医疗卫生机构认证联合委员会用于对美国以外的医疗机构进行认证的附属机构。JCI国际标准强调组织水平在关键功能性区域的表现，如患者权利、对患者的治疗水平、感染的控制；要求质量控制应达到以下目标：安全、实用性、及时性、高效率、平等、以患者为中心。2021年，第七版JCI国际标准出台，共涵盖368条标准（其中200个核心标准，168个非核心标准），标准主要分为两个部分，以患者为中心的医疗服务及医疗机构的管理，关注医疗、护理过程中最重要的环节，同时也关注公共设施及安全管理、员工资格与培训、质量改进以及信息管理等。标准在各国医院使用中的信息和经验将会不断被搜集，如果某一条标准不再能反映当代医疗实践、通用技术、质量管理实践，将会被及时修订或删除，标准暂定每两年修订一次。

4. 卫生保健质量指标　经合组织提出的卫生保健质量指标（Health Care Quality Indicator Project，HCQI）旨在开发和实施国家层面的医疗质量评价。HCQI的发起是建立在两项小型国际合作项目之上的，一项由纽约联邦基金资助，另一项由北欧理事会建立。HCQI主要关注初级保健、初级保健用药情况、急症治疗、患者安全、癌症治疗、精神健康治疗和患者体验等几个方面。其中，临床医疗质量主要涉及急症治疗、患者安全、精神健康治疗及癌症治疗。

（二）基于医院评审的医疗质量评价

1. 公立医院等级评审与医疗质量评价　1989年，卫生部颁布《卫生部关于医院评审工作的通知》，我国公立医院的等级评审制度开始启动，但存在评审流于形式，过于关注医疗硬件设施等问题。在医药卫生体制改革全面深化的大背景下，为了提高医院的管理水平和服务质量、持续改进医疗水平，2011年卫生部正式颁布《三级综合医院评审标准（2011年版）》《三级综合医院评审标准实施细则（2011版）》，这两大规范的出台标志着第二轮医院等级评审工作的启动。

2020年，国家卫生健康委员会组织修订《三级医院评审标准（2020年版）》（以下简称《标准》），评审标准由主观转向客观，增加医疗质量、安全等指标监测以及疾病诊断相关分组（diagnosis related groups，DRG）评价、单病种质控和重点医疗技术等日常监测数据的比重，引导医疗机构重视日常质量管理和绩效，并尽量减少主观偏倚，增强评审结果的客观性。《标准》中，医疗质量指标主要包括：年度国家医疗质量安全目标改进情况；患者住院总死亡率；新生儿患者住院死亡率；手术患者住院死亡率；住院患者出院后0~31天非预期再住院率；手术患者术后48小时/31天内非预期重返手术室再次手术率；低风险病种患者住院死亡率。

2. 公立医院绩效评价中的医疗质量评价　2019年，国务院办公厅发布《关于加强三级公立医院绩效考核工作的意见》，拉开公立医院绩效考核的序幕。三级公立医院的绩效考核指标体系共分为三个层级：一级指标包括医疗质量、运营效率、持续发展以及满意度评价四个维度，二级指标一共有14个方面，三级指标一共有55项。医疗质量是绩效考核指标体系中权重占比最大的部分。以三级公立医院为例，55个分项指标中，医疗质量相关指标达24项。以病案首页数据为例，医疗质量板块中7项指标均来源于病案首页146项内容，指标名称、数据元标识、属性定义及字段描述是否规范，数据存储能否共享联动等均会影响质量评价结果。同时，单病种质控指标、多个手术指标可围绕标准化临床术语库，从根源上保证数据客观准确；可应用基于人工智能的电子病历实时质控系统，强化病历时效性、完整性和病历内涵质量的审核；可依托合理用药监测、分析及决策管理体系，改进合理用药质量。

（三）基于单病种的医疗质量评价

单病种医疗质量控制是国际公认的有效提升医疗质量的工具之一。通过运用精细化管理理念，对单病种过程环节的质量控制，对于提高医疗服务监督管理水平，保障患者安全有重大意义。同时，单病种管理是提供公立医院改革、公立医院治理、公立医院医疗质量提升的重要抓手，也是公立医院考核的重要内容之一。

卫生部于2009年开始单病种质量管理控制工作，先后发布3批，共11个病种、111项质量控制指标，持续监测单病种质控指标，发布、反馈相关质控结果，对提升医疗机构管理水平，保障医疗质量和医疗安全发挥了重要作用。

2020年，国家卫生健康委员会印发《关于进一步加强单病种质量管理与控制工作的通知》，进一步强调和完善单病种质控工作，促进各级卫生健康行政部门和各级各类医疗机构使用单病种质量管理工具加强过程监管，充分发挥单病种质控对提升医疗质量的作用。单病种质控范围进一步扩大，单病种数量扩展至51个，覆盖了恶性肿瘤、心血管疾病、神经系统疾病、呼吸系统疾病及儿童白血病等严重危害人民群众健康的常见病、多发病，并在眼科、口腔等社会办医活跃的领域选取代表性的病种开展质量评价。

（四）基于风险调整的医疗质量评价

疾病风险调整的质量评价方法是由美国教学医院联盟（University Health System Consortium）耶佐尼（Iezzoni L）教授提出的。风险调整不仅在美国医院比较中获得广泛应用，而且也已经用于其他欧美国家在医院医疗质量管理的评价和排名。

风险调整（risk adjustment）是指依据患者个体属性差异的相关信息进行统计学分析，解释其可能的健康结果，并根据个体差异预测其医疗结局的发生概率与卫生医疗资源的消耗等。由于患者彼此间的健康素养、个人状况、药物敏感程度、合并症和并发症等因素都不尽相同，且收治医院服务能力提供也不一样。因此，患者在经过医疗机构治疗后会产生不同的医疗结局。患者层面的影响因素对结果造成的影响，并不完全属于医疗服务提供的责任，如果不对这些混杂因素进行合理的排除，则会对医疗质量评估结果造成不合理的偏差。因此，统计患者医疗不良结局的指标如果不经过风险调整，则会缺乏公正性，而风险调整后的标准化率（standardized rate，SR）是相对科学的评价方法。

通过风险调整建立一套更加科学公平的医院、科室、医生的医疗质量管理评价体系，不仅能对患者进行疾病风险预测，判断风险因素，强化预防措施，还能够通过数据驱动的精准分析，找出和解决管理中的瓶颈问题，有效促进医院的精细化管理。

第三节　医疗质量管理的工具

目前，许多的医疗质量管理工具是从传统的质量管理领域借鉴而来。常用医疗质量管理工具有十几种，传统的医疗质量管理工具有调查表法、质控图、分类法（分层法）、排列图法（主次因素分析法）、因果分析图法（鱼刺图）、直方图法、散点图（相关图），还包括追踪方法学、根本原因分析、PDCA循环等。

以下主要介绍现代医院及科室常用的医疗质量管理工具。

一、PDCA循环

PDCA循环是由美国质量管理专家休哈特博士提出，由戴明教授采纳、宣传而获得普及，又称戴明环。该理念针对品质工作按规划（plan）、执行（do）、检查（check/study）、处理（act）四个阶段来进行活动，以确保可靠度目标之达成，并进而促使品质持续改善，是全面质量管理的思想基础和方法依据。

PDCA除包括上述的四个阶段外，还包括了八个步骤，即分析现状、找出原因、找主要原因、制定措施、实施计划与措施、实施结果与目标对比、对实施结果总结分析、未解决的问题进入下一个循环（图8-1）。

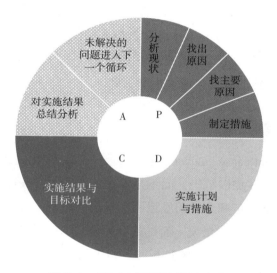

图8-1　PDCA循环阶段及步骤

PDCA循环就是按照以上顺序进行质量管理，并且循环不止地进行下去的科学程序，是全面质量管理所应遵循的科学程序。

二、品管圈

品管圈（quality control circle，QCC）是由同一现场工作人员或工作性质相近的人员，自下而上发起，利用团队成员主动自发的精神，并运用简单有效的品管方法与理念，对临床工作存在的问题进行质量持续改善的一种方法。其基本步骤是根据戴明环（PDCA）即计划、实施、检查与处置的程序进行，主要方法是按照品管圈活动方法与步骤自发组成品管圈，应用PDCA循环进行现况调查、要因分析、实施对策制订、效果检验等八大步骤，持续改善和螺旋式提升医疗质量，每一个阶段主要目标各有不同，相互之间有机衔接，逐步提升。在医院医疗质量持续改进过程中，推广和应用品管圈等管理工具，具有重要意义。1993 年开始我国大陆地区的医院开展品管圈活动，最早应用于护理质量的改进，并逐渐应用于药事管理、手术室以及医院质量相关管理。

三、精益管理

精益（lean）的核心是利用有效的资源减少浪费，使客户的价值最大化。精益管理要求各项活动都必须运用精益思维。精益思维的核心是以最小资源投入，包括人力、设备、资金、材料、时间和空间，创造出尽可能多的价值，为患者提供更好、更及时的服务。精益理念首先由约瑟夫·M.赫然（Joseph M.Juran）引入到医疗领域。早期"精益"在医疗领域的应用主要在减少库存，后来慢慢被应用于组织结构、患者流程、管理支持等方面。精益理念在医疗领域能够发展的一个关键就是"以患者为中心"，其核心是为患者提供有价值的服务并减少各种浪费。

四、根本原因分析

根本原因分析（root cause analysis，RCA）是一项结构化的问题处理方法，用以逐步找出问题的根本原因并加以解决，而不是仅仅关注问题的表征。RCA是一个系统化的问题处理过程，包括确定和分析问题原因，找出问题解决办法，并制订问题预防措施。RCA针对的不是某个人的错误，而是整个系统的缺陷。其最终目的也不是对某个人进行教育和改进，而是对整个系统进行改进和优化。组织进行根本原因分析的时候，各成员能够畅所欲言是根本原因分析成功的重要条件。所以组织和谐，安全文化的构建对根本原因分析至关重要。

RCA是通过跨部门、跨团队共同分析、讨论，最终找到事故或者错误发生的根本原因。因RCA是一种回顾性的管理工具，故可以帮助医院管理者和医疗服务提供者理解医疗错误或者事故发生的根本原因。

通常使用"鱼骨图"方法，但最终的分析结果可能并不是一个。

五、医疗失效模式与效应分析

医疗失效模式及效应分析（health failure mode and effect analysis，HFMEA）是一种前瞻性评估，通过识别和改善流程的步骤，确保安全和理想的临床结果，也是一种识别和防止过程问题发生的系统方法。

根据通用的HFMEA流程，结合医疗风险的特点，我们可以将HFMEA分为以下6个实施步骤。

1. 确定主题 所确定的主题必须明确功能、目的和需要完成的目标。

2. 成立项目团队 进行HFMEA需要团队协作，团队必须由跨专业和学科的成员组成，一般由5~9人组成。

3. 创建流程图 仔细观察、了解过程，根据实际执行顺序创建一个准确的流程图，包括功能框架图和过程流程图。

4. 进行危害分析 鉴别每个步骤的失效模式；确定每个失效模式潜在的后果；对各个失效模式的后果严重性、可能性及可检测性进行评估；计算风险优先数，按各失效模式对系统的影响程度进行综合排序及确定关键失效模式。

5. 根本原因分析 包括确定和分析问题原因，找出问题解决办法，并制订问题预防措施。

6. 提出并执行改进方案，进行效果评价 明确过程中失效的可能及其危害程度，找到根本原因，就可以进行特定的流程再造方案或采取措施以消除或减少关键失效模式的风险。

六、六西格玛

六西格玛（Six Sigma）在工业和商业中的应用最早起源于摩托罗拉。摩托罗拉的工程师比尔·史密斯（Bill Smith）被誉为六西格玛之父。六西格玛管理是通过过程的持续改进，降低成本，减少过程中的变异，消除缺陷，不断提高质量的一种质量改进方法。它的管理理念是：坚持以顾客为中心、坚持系统观点、依据数据决策、关注过程管理。

六西格玛目标的实现需要通过DMAIC流程，即定义（D）、测量（M）、分析（A）改进（I）、控制（C）五个阶段。

1. 定义阶段 需要制订项目计划表，计划表定义顾客的需求、项目的范畴、项目的目标、关键的质量标准、团队的成员，以及项目的结束时间。

2. 测量阶段 需要制订数据搜集的计划，按计划搜集数据并确定缺陷的类型，可使用控制图辅助进行。

3. 分析阶段 需要进行数据的深入分析，找到与目标值之间的差距，分析造成缺陷的根本原因。

4. 改进阶段 通过大量的分析后，利用试验设计找到根除和预防缺陷发生的创新解决方案。

5. 控制阶段 需要巩固胜利成果，控制改进成效，设计监督机制，将新的流程及相关的制度要求文件化，同时考虑下一个可能的项目计划。

七、临床路径

临床路径（clinical pathway）是针对某一疾病建立一套标准化治疗模式与治疗程序，以循证医学证据和指南为指导来促进治疗组织和疾病管理的方法，使患者从入院到出院依照该模式接受检查、手术、治疗、护理等医疗服务，最终起到规范医疗行为、减少变异、降低成本、提高医疗质量的作用。目前，临床路径已逐渐成为医疗质量管理中一种应用最广泛的质量效益型医疗管理模式。

临床路径的实施策略为科学制定、实施临床路径，并在实施过程中有效管控变异。首先，优先选择诊疗方案明确的常见病、多发病病种实施临床路径，合理设计诊疗流程，确定路径目标，临床路径表单需涵盖诊疗流程、诊疗项目与时间、进入和退出临床路径的标准等方面的内容。不断完善临床路径文本与评价指标，促进临床路径的规范化管理。根据临床路径合理制定标准化的医嘱并根据诊疗技术的发展动态调整临床路径与相应的诊疗方案。其次，在实施临床路径的过程中，通过优化医疗资源配置和诊疗流程，实现临床路径管理目标。基于临床循证依据，规范诊疗方案，确保实施临床路径的效果，同时合理规划诊疗时间，缩短患者住院时间、降低医疗费用。最后，重点管控个体差异导致的变异问题。科室临床路径实施小组须对变异原因进行动态分析，在对临床路径进行调整与优化的前提下，尽量消除可控的变异，以达到尽量减少变异、持续改进医疗质量的目标。

首先，临床路径的实施可以缩短平均住院日、合理使用医疗费用为特征，按病种设计最佳的医疗和护理方案，根据病情合理安排住院时间和费用，可以规范诊疗行为，减少不必要、不合理的诊疗项目，为按疾病诊断相关分组付费/按病种分值付费（diagnosis related groups/big data diagnosis-intervention packet，DRG/DIP）下医疗质量和效率的双提升提供保障。其次，临床路径管理需要多学科的专业人员协作，医院通过加强内部管理，理顺医疗服务流程，缩短诊疗项目的等候时间，进一步提高医疗服务效率。最后，通过实施临床路径，帮助患者及家属了解诊疗的详细过程和时间安排，使患者能积极配合和督促诊疗工作，促进医患之间的交流和配合。

本章小结

医疗质量是医院生存和发展的基石。了解医疗质量管理的概念、目标及发展历程，熟知医疗质量的构成要素、影响因素及测量方法，掌握医疗质量评价体系及管理工具对于医疗质量持续改进非常必要。本章通过系统阐述医院质量管理的相关理论及方法并通过管理实践应用分析为读者提供医疗质量管理的参考。

（陶红兵）

第九章　医院药事管理

学习目标

1. 掌握　医院药事管理的概念；医院药事管理的主要内容；医院药事会的组成及任务；合理用药工作的内容。
2. 熟悉　医院药品的管理；处方调剂管理；医院制剂管理；临床药学的主要任务。
3. 了解　医院药事管理的发展；医院药事管理工作面临的挑战。

第一节　医院药事管理概述

医院药事管理是指医院以患者为中心，以临床药学为基础，对临床用药全过程进行有效的组织实施与管理，促进临床科学、合理用药的药学技术服务和相关的药品管理工作。其内容从中华人民共和国成立之初的以供应、调剂等业务管理为主，已发展到当今的组织管理、业务管理、技术管理、物资设备管理、质量管理、经济管理和信息管理等方面，呈现出管理的系统化、全方位的特点。

一、医院药事管理的发展

1. **医院药事管理学科的发展**　1954年，国家教育部高教局将药事管理列为必修课程和实习内容。1982年，第二军医大学在全国率先设立药事管理专业研究生。1984年，第一部《药品管理法》发布实施，国内第一本高等医学院校教材——《医院药局学》出版，医学院校开始设立医院药事管理课程，医院药事管理进一步受到重视。1985年，药事管理成为药学专业学生的必修课程。1993年，《医院药事管理学》统编教材出版，相关高校陆续开设药事管理学课程。

2. **医院药事管理相关法律制度的发展**　1984年，《药品管理法》颁布实施并不断修订，明确规定加强医院药事管理工作，并从采购、储存、供应、使用、质量、安全等方面做出规定。1988年开始，医院特殊药品管理迈入规范化、法制化轨道，医疗用毒性药品、放射性药品和麻醉、精神类药品法相继发布并不断修订完善。1994年，《医疗机构管理条例》发布，明确规定了医疗机构加强药事管理的要求。1995年，《医疗机构评审办法》开始将药事管理纳入医院评审内容中。2002年，《医疗机构药事管理暂行规定》发布实施，并于2011年正式发布《医疗机构药事管理规定》，对医院药事管理工作做出了全面而系统的安排。随着《处方管理办法》《病历书写规范》和抗生素、抗肿瘤药物、辅助药物合理使用管理等一系列规章和规范性文件的先后发布实施，我国药事管理法律、法规、制度、规范体系已基本健全。

3. 药师队伍的发展　中华人民共和国成立之初，全国医疗机构药剂科室从业人员不足万人，药师（士）只有5000人左右；1978年，全国医疗机构药剂科室从业人员增加至约6万，药师（士）仅约1.67万人；2019年从业人员达到了近80万人，其中有48.3万人为药师（士）。

4. 医院药事管理与我国医药产业的发展　我国药事管理与医药产业发展一直相互促进，特别是改革开放以来，医院药事管理为医药产业的健康发展提供了有力支撑。

在药品临床试验管理规范（good clinical practice，GCP）方面，截至2019年3月，全国共有646家经过资格认定的GCP机构，排名前五的省份均有超过1/3的三级甲等医院具有开展GCP工作的资质，它们与国内外医药企业展开了临床科研合作，为我国医药产业的发展提供了有力的临床科研支撑。2012年，国家提出了开展仿制药一致性评价工作的计划，着力提高仿制药质量，使其与原研药达到相同的治疗效果。2016年口服固体制剂的一致性评价率先开启，2020年注射剂的一致性评价正式开始。截至2020年8月底，共有533个品种、2319个产品的仿制药一致性评价申请获得受理。这是一项惠民生、促发展的工作，医院药事管理为其落地实施起到了重要的推动作用。

5. 医院药事管理方法的创新发展　伴随着计算机技术和医院信息化的发展，医院药品管理智能化、药品调剂自动化和特殊药品管理的智能化监管等方面取得了较大的发展。药品在采购、入库、储存、出库、处方、调剂等环节的智能化管理水平不断提高，极大地改善了药品供应服务，提高了药品安全管理的精准性和可靠性。同时，医院药事管理的法治化、制度化水平也在不断提升；城市医疗集团、医联体药事一体化管理、同质化服务也在探索中不断发展。

二、医院药事管理的主要内容

1. 组织管理　主要是研究药学部门组织结构和人员管理以及医院药事管理与药

物治疗学委员会/组(简称药事会/组)监督功能的发挥。其管理内容十分广泛，包括药学部门的组成、组织机构、人才素质、知识结构、各类技术人员配置、人力资源整合、培养与继续教育、人文素质与提升以及领导艺术与方法的计划和管理工作。

2. **业务管理**　其内容包括药品调剂管理、药物制剂管理、药库管理、药物质控管理、临床药物使用管理、药物评价与促进合理用药管理、药学信息管理等。其任务是通过科学的组织、计划与控制，使药品在医疗机构流通过程中的诸因素——药学人员、药学技术、仪器设备、药政法规、规章制度、药学信息等得到合理的整合与有序的实施，以提高工作效率，保证药品质量，保证安全、有效、经济、适宜的临床用药。随着医院药事管理学科的发展和药学部门工作模式的转变，新的业务部门建立或改革，如开展门诊药房用药咨询、用药交待窗口的设立，促进了临床药师参与临床用药过程等，提高了医院药事管理服务的技术含量，促进了医院药事管理工作以药品为中心向以患者为中心转变。

3. **技术管理**　是指医院药事管理实践与临床药物使用中的技术活动以及提高与发展所进行的计划，组织、调控和开展的管理。其内容包括药品技术标准的管理、临床用药管理、药学部门相关操作规程的制定、执行、检查与改进等的管理，科研活动与成果的管理，业务技术培训与考核的管理，药学信息与技术档案管理等。

4. **物资设备管理**　是指医疗过程中需要的药品、医用材料以及药品调剂、药物制剂与质量监控等设备的选购、保管、使用所进行的一系列采购，供应、管理等工作。如本机构药品目录的遴选与确定、采购计划的审核、存量的控制、药品分类分级、特殊管理药品的管理以及仪器设备的选型、操作规程和维护办法的制订等管理。

5. **质量管理**　是运用药品标准、质量管理规范、技术操作规程、药品质量监控等管理措施，对医院药事管理部门所提供的药品质量和药学服务质量实施管理。

6. **经济管理**　了解药品在医疗市场中的规律性、特殊性及其发展趋势，在确保药品质量和患者临床用药的前提下，保障社会效益和经济效益同步增长。积极开展药物经济学研究，制订合理药物治疗方案。

7. **信息管理**　在医院药事管理部门的整个活动中始终贯穿着两种"流动"：一种是物流（主要是药品）；另一种是伴随物流产生又引导物流有序运动的信息流。信息流的任何阻塞都会使物流混乱，发生工作失误。信息管理的任务就是研究药学部门的信息特点、信息收集、处理、利用和反馈方法与持续改进等。

三、医院药事会/组的组成与任务

医院药事管理组织是由从事药学技术实践的实体部门（药学部门）和组织机构

（药事会）共同组成。医院药事会/组是监督和指导本医院科学管理药品和合理使用药品的咨询、参谋机构，属于学术性质的组织。医院成立药事会是负责医院药事管理和药物治疗管理的专业技术组织，在医院院长的领导下开展工作。

（一）药事会/组的人员组成

设主任委员1名，副主任委员若干名。医院医疗负责人任主任委员，药学部门和医务部门负责人任副主任委员。三级医院由具有高级技术职务任职资格的药学、临床医学、护理、医院感染管理和医疗行政管理等方面的专家组成。二级医院可以根据情况由具有中级以上职务任职资格的上述人员组成。其他医院的药事管理组，可以根据情况由具有初级以上技术职务任职资格的上述人员组成。

（二）药事会/组的职责

贯彻执行医疗卫生及药事管理等有关法律、法规及条例。审核制定本机构药事管理和药学工作规章制度并监督实施；制定本机构药品处方集和基本用药供应目录；推动药物治疗相关临床诊疗指南和药物临床应用指导原则的制定与实施，监测、评估本机构药物使用情况，提出干预和改进措施，指导临床合理用药；分析、评估用药风险和药品不良反应/药害事件，提供咨询与指导；建立药品遴选制度，审核本机构临床科室申请的新购入药品、调整药品品种或者供应企业和申报医院制剂等事宜；监督指导麻醉药品、精神药品、医疗用毒性药品及放射性药品的临床使用与规范化管理；对医务人员进行有关药事管理法律法规、规章制度和合理用药知识的教育培训；向公众宣传安全用药知识等。

第二节　医院药事管理实践工作

一、医院药品的管理

药品管理主要是指对医院医疗、科研所需药品的采购、仓储、和质量监督管理。从管理对象来分，可分为一般医疗用药、麻醉药品、毒性药品、科研用药品，特别是新药研究中受试药品和中药材（饮片）管理。其业务主要涉及药库管理、药物质控管理及药学信息管理等方面的内容。

知识链接

2009年，卫生部等9个部门根据《中共中央 国务院关于深化医药卫生体制改革的意见》精神，制定了《国家基本药物目录管理办法（暂行）》。基本药物是适应基本医疗卫生需求，剂型适宜，价格合理，能够保障供应，公众可公平获得的药品。政府举办的基层医疗卫生机构全部配备和使用基本药物，其他各类医疗机构也都必须按规定使用基本药物。国家将基本药物全部纳入基本医疗保障药品目录，报销比例明显高于非基本药物，降低个人自付比例，用经济手段引导广大群众首先使用基本药物。

（一）药品采购管理

1. **药品采购的原则**　药品采购应遵循药品质量第一原则、药品价格合理原则、药品供应商资质审核原则、基本药物选用原则等。

2. **药品采购计划**　是药品采购环节中最核心的要素，应坚持"质量第一、按需进货"的原则。

3. **药品库存的管理**　随着公立医院改革、基本药物制度的实施、药品零差价销售的实行、现代物流技术的广泛应用，药品库存的科学管理越来越受到重视。

（1）严格执行医院管理制度，同一通用名不同规格的药品不得超过2个，若临床确实需要，超过的品种规格必须通过药事会审批。

（2）针对医院药品库的结构设置分级库，一级库负责全院药品计划、入库保管等管理，二级库负责门诊、急诊、住院患者药品的使用。

（3）使用现代化物流，优化库存及缩短配送时间，减少物流成本，提高服务水平和资金使用效益，实现自动化、信息化和效益化。

（二）药品仓储管理

药品仓库是用来储存和保管药品及辅料等特殊物质的地方。根据中国目前各类型医院临床保障需要，各医院均设置中药、西药等库房用于储存和保管药品。

（三）药品质量监督管理

主要内容有：①《药品管理法》和各项药政法规的执行情况。②各类特殊药品的使用、管理情况。③处方及处方核对制度的执行情况。④制剂操作规程和质量检验的执行情况。⑤库存药品的质量情况，包括库房条件、库房的分类保管及验收入库制度的执行情况。⑥检查医院药品流通各环节的药品管理、交接和使用情况，发现问题并及时研究解决办法。⑦其他有关医院药品质量情况。

二、处方调剂管理

药品调配是医院药师日常主要工作之一，调剂部门主要负责医院调剂管理的相关工作。2007年5月1日起实施的《处方管理办法》要求，只有取得药学专业技术职务任职资格的人员方可以从事处方调剂工作。药师应当凭医师处方调剂处方药品。

（一）调剂工作规程

1. 处方调配工作程序

（1）审核处方：药师应当按照《处方管理办法》要求审核处方。发现严重不合理用药或者用药错误，应拒绝调剂，及时告知处方医生并记录，按照有关规定报告。

（2）调配药品：药师审核处方后，按照处方顺序逐一调配，调配好一张处方的所有药品后再调配下一张处方，以免发生差错。对于不规范处方或者不能判定其合法性的处方，不得调剂。

（3）发药：①核对患者姓名，确认患者身份。②逐一核对药品与处方相符性，检查规格、数量并签字。③发现配方错误时，应将药品退回同时做好差错登记。④向患者交付药品时，应进行必要的用药交代与指导。⑤发药时应注意患者隐私。⑥完成处方调剂后，药师应在处方上签名或加盖专用签章。

2. 麻醉药品和精神药品的调配　调配麻醉和精神药品，除一般原则外还需要注意以下几点。

（1）麻醉药品（和第一类精神药品）实行"五专"管理：专人负责、专柜加锁、专用处方、专用账册、专册登记。

（2）药师接收麻醉药品和第一类精神药品处方时，应注意核对患者信息，如姓名、身份证号、代办人身份证号及患者疾病状态等，是否与专用病历记载一致。

（3）麻醉药品处方审核时还应注意：开具处方的医师是否具有麻醉药品处方权，其处方签名与药房备样是否相符，是否使用专用麻醉处方，处方内容是否书写完整，内容与病历是否一致，用法用量和疗程是否符合相关规定等。

3. 高警示药品的调配　高警示药品是指若使用不当会对患者造成严重伤害或导致死亡的药品。

（1）调剂部门需设置专门药架存放高警示药品，不得与其他药品混合存放。应标识醒目，设置警示牌提醒药学人员注意。

（2）高警示药品实行专人管理。调剂室负责人指定药师以上专业技术人员负责高警示药品的养护、清点等工作，并严格按照说明书储存和养护。

（3）高警示药品的调剂实行双人复核制度，并做到"四查十对"，确保调剂准确无误。

（二）处方调剂流程

1. **门急诊调剂流程**　门诊具有患者流动性大、疾病谱较广、慢性病多和诊治时间短的特点。门诊调剂室以治疗慢性病、常见病的药物为主，剂型以口服、外用为多，注射用药相对较少。

门诊调剂室有关药品的主要工作为"领、分、发"3个方面。流程包括收方→审方→配药→复核→发药。门诊药学服务的内容主要包括处方审核、指导患者依照处方合理使用药品、提供常用药品信息、解答医患药学咨询等。

2. **住院调剂流程**　住院患者一般需要综合性治疗，疑难病症多、重症多、大手术多、综合化疗多，临床经常使用的药品有近千种，其中贵重药、抗感染药、麻醉药、抗肿瘤药、血液制品等药品消耗量大，需求复杂。因此，药品管理是住院调剂室工作的重点和难点。

目前我国各级医院住院调剂室主要的药品调配形式有以下4种。①摆药：打印医嘱用药清单，仔细核对药品信息，对每个患者按医嘱的用法用量进行单剂量摆放，核对后将药品送至相应病区。部分医院建立静脉用药集中调配中心（pharmacy intravenous admixture services，PIVAS），注射用药的长期医嘱由PIVAS完成调配，住院调剂室负责注射用药的临时医嘱和口服、外用类药品的调剂。②领药：打印医嘱用药清单，核对药品信息，对整张药单中的所有药品进行调剂，再次核对后以病区为单位发送药品。③基数药：护士凭请领单到住院调剂室领取病区常用药品，存放在病区中，由护士按医嘱摆药发放给患者，药师每月到各病区检查基数药有效期等。④病区智能药柜：类似于基数药，但药品所有权与管理权归药剂科负责。医生开具医嘱后，护士可凭指纹或密码等开启智能药柜，取用药品。

3. **PIVAS**　是指在符合国际标准、依据药物特性设计的操作环境下，由受过专门培训的药学技术人员严格按照标准操作程序对经过药师审核的处方进行全静脉营养、细胞毒性药物和抗生素等静脉药物的混合调配，为临床提供优质的产品和药学服务的机构。引入PIVAS的目的是加强对药品使用环节的质量控制，保证药品质量体系的连续性。

（1）建立PIVAS的意义：①保证输液质量，在洁净操作环境中，严格按照无菌操作规程进行药品的转移、混合调配，大大降低了微生物等污染的概率，最大限度地降低输液反应。②提升药学服务能力，通过PIVAS的处方审核环节，药师能更深入地开展药学服务，确保药物相容性和稳定性，推广合理用药。③减少药品浪费，降低医疗成本。PIVAS可以将药品集中管理，合理拼用药品、防止药品流失、变质失效和过期等，以显著降低医疗成本。④加强职业防护，降低环境污染。在PIVAS调配此类药物时，由于采用了生物安全柜及相对负压的洁净环境，调配人员穿着专门的隔离衣，佩戴手套、口罩和护目镜，加强了对调配人员的防护。

（2）PIVAS基本工作流程：临床医师开具静脉输液治疗处方或用药医嘱→用药医嘱信息传递→药师审核→打印标签→贴签摆药→核对→混合调配→输液成品核对→输液成品包装→分病区放置于密闭容器中、加锁或封条→由工人送至病区→病区医护人员开锁（或开封）核对签收→给患者用药前护理人员再次核对医嘱→给患者静脉输注用药。

4. 用药差错管理

（1）用药差错的涵义：①用错患者，将药物给予不应该使用此药的患者。②用错药物，给患者用了与治疗无关或对于患者不适宜的药物。③用错剂量，用药剂量过大造成中毒或剂量过小延误治疗时机。④用错给药途径，给药部位或方法错误。⑤用错时间，给药时间、间隔和疗程错误。

（2）调剂相关的用药差错：主要包括审方疏漏、处方调剂错误、处方(医嘱)信息缺失、辨识错误，以及药品使用错误（包括处方错误、护士执行错误、患者用药错误等）。

（3）用药差错的呈报：要减少用药差错、加强用药安全，必须建立一个良好的差错报告制度。只有依靠医护人员对用药错误的报告，分析和评价用药错误，制定相关制度并采取有效措施，才能减少或预防用药差错的发生。用药差错报告倡导以患者为中心，鼓励医务人员报告用药差错事件；报告应该是自愿的、非惩罚性的和独立的。

三、医院制剂管理

（一）医院制剂的定义与特征

医院制剂，是指医院根据本单位临床需要经批准而配制、自用的固定处方制剂，应当是市场上没有供应的品种。其业务主要涉及医院制剂管理与药物质控管理等方面的内容。

1. 医院制剂的具体范畴

（1）用于预防、治疗、诊断疾病，并规定有适应证、用法和用量的药物制剂，包括中药制剂、西药制剂等。

（2）用于皮肤、医疗器械和医疗环境消毒处理的药剂，包括皮肤消毒剂、手术器械浸泡液和空气消毒液等。

（3）用于诊断仪器的辅助药剂，如导电胶、耦合剂等。

（4）用于保存脏器和组织的辅助药剂，如离体脏器保存液、心脏停搏液等。

2. 医院制剂室不允许配制的品种

（1）市场上已有供应的品种。

（2）含有未经国家食品药品监督管理局批准的活性成分的品种。

（3）除变应原外的生物制品。

（4）中药注射剂。

（5）由中药、化学药组成的复方制剂。

（6）麻醉药品、精神药品、医用毒性药品、放射性药品。

（7）其他不符合国家有关规定的制剂。

（二）医院制剂的质量管理

药学部门应设立制剂室、药检室和质量管理组织，配备相应数量的专业技术人员，明确机构和岗位人员职责。质量管理组织应由药学部门主任、配制机构负责人、检验机构负责人组成。配制和检验机构负责人应具有医药或相关专业大专以上学历，并有5年以上制剂生产或药品检验经验的人员承担。

四、临床药学与合理用药

随着我国医疗体制改革的深入开展，药学服务逐渐从"以药品为中心"转变为"以患者为中心"，从"以保障药品供应为中心"转变为"在保障药品供应的基础上，以重点加强药学专业技术服务、参与临床用药为中心"，临床药学在医院药事管理中的地位越来越重要，其实质是临床药师作为医院药事管理成员和医疗团队的一员参与药物临床合理应用的管理，其业务主要涉及临床药物应用管理、药物评价与促进合理用药管理及药学信息管理等方面的内容。临床药物应用管理是对医院临床诊断、预防和治疗疾病用药全过程实施监督管理，遵循安全、有效、经济的合理用药原则，尊重患者对药品使用的知情权和隐私权。

> **案例讨论**
>
> **【案例】**《医疗机构药事管理规定》提出，三级医院所配备的临床药师不少于5名，二级医院不少于3名。那么，临床药师究竟是怎样在临床合理用药中发挥作用的呢？
>
> 让我们来看一看一位ICU临床药师的ICU抗菌药物年度使用监测表，上面显

示："监护ICU病例7196人次；肾功能不全者869人次，肝功能不全者315人次，其中有1046人接受抗生素治疗，向医师建议调整抗生素用法者321人次；其中276条建议被临床医师采纳，建议接受率为85.9%。"某药剂科主任提到，他们医院有十几位审方药师，每天有5个岗位专门审查处方，审方药师会对每日5000多门诊人次和1200多名住院患者所产生的每一条医嘱（处方）进行审核。

另外，针对喹诺酮静脉注射引起静脉炎比例较高的问题，某院临床药师分析后发现，只要减慢该药的滴速，就可防止静脉炎的发生。临床药师及时将这一情况告知各病区护士长。在对喹诺酮的输注速度进行调整后，基本消除了静脉炎的发生。

【讨论】作为一名医院管理者，你是否认可临床药师在合理用药中发挥了不可替代的作用？为什么？

（一）临床药学的兴起与发展

临床药学是20世纪50年代后期首先由美国提出并创建的。随着美国新药大量开发生产，临床不合理用药情况日趋加重，药物不良反应不断发生，在此背景下，卫生行政部门和医药卫生界纷纷要求药学专业技术人员（临床药师）加强处方审核，参与临床促进合理用药，提高药物治疗质量。此后，临床药学服务很快被西方发达国家所接受，并且临床药师直接参与临床药物治疗促进了合理用药、维护了患者的用药安全、提升了药物治疗水平。

我国临床药学始于20世纪70年代，上海医药学界的前辈在1978年中国药学会上海市分会年会上发表题为"临床药学前瞻"的专题报告，建议我国建立临床药学。但之后我国临床药学的发展走了一条脱离临床、过度强调实验研究的道路。直到1995年1月，卫生部医院管理研究所建立了药事管理研究部，并从1997年底起制定、公布了相关政策法规和技术规范，其中，于2002年1月公布、2011年修订的《医疗机构药事管理规定》提出"逐步建立临床药师制""三级医院所配备的临床药师不少于5名，二级医院不少于3名"等要求，奠定了临床药学在医院药事管理及医疗工作中的重要地位。至2020年，国家卫生健康委员会发布《三级医院评审标准》规定"每百张床位配备临床药师数""实施临床药师制，积极参与临床药物治疗，促进合理用药，拓展药学服务范围。加强临床药师队伍建设和培训，提高临床药学服务能力和水平"。

为支持医院药事服务转型，推进临床药学的发展，教育部于2006年6月决定在高等学校药学院系设置"临床药学专业"，为医院培养临床药师，学制为5年。为匹配临床药学快速发展所致的临床药学人才的大量需求，卫生部于2007年12月开始临床药师制试点工作，中国医院协会临床药学专业委员会于2009年10月起开展全国临床药师培训工作，共计审批了10批245家临床药师学员培训基地，覆盖了全国31个省(区、市)，截至2018年，共计培训毕业11 404名临床药师。中华医学会临床药学分会自2017年起也陆续在全国开展临床药师师资及学员培训。

（二）临床药学的主要任务

1. **临床药师参与临床药物治疗团队与合理用药**　临床药师与临床医、技、护人员一起组成多学科治疗团队（multi-disciplinary treatment，MDT），正确地选择和使用药物。临床药师可以运用其药学专业知识、最新药品信息资料和个体化用药检测手段，为提高疗效、减少不良反应的发生，在选药和用法选择上提出建议，供临床医师制定药物治疗方案时参考。

知识拓展

多学科会诊（multi-disciplinary treatment，MDT）是由多学科资深专家以共同讨论的方式，为患者制定个性化诊疗方案的过程，尤其适用于肿瘤、肾衰竭、心力衰竭等复杂疾病的诊疗。在MDT模式中，患者在治疗前可得到由内外科、影像科及相关学科专家等组成的专家团队的综合评估，以共同制定科学、合理、规范的治疗方案。MDT最大的意义就是以患者为中心，让患者在诊断和治疗中获得最大的利益，同时确保治疗的科学性、一致性、协调性和效价比，避免过度治疗、随意治疗，减少误诊误治，充分按照循证医学证据，合理、科学、有计划地实施个体化治疗，提高团队的整体医疗水平，促进各专业人员间的交流。

根据已有的经验，经过MDT治疗的患者，极少发生医疗纠纷。MDT是实现个体化治疗的有效形式，已经成为临床治疗的模式和发展方向。

2. **治疗药物监测**　医院开展治疗药物监测（therapeutic drug monitoring，TDM）工作有助于实施个体化用药、降低不良反应发生率并提高患者的依从性。

3. **药物基因组学检测**　检测药物基因组学的兴起为临床精准用药提供了重要的理论基础，药物基因组检测手段和方法的成熟则为临床精准药物治疗的实现提供了可用的技术。

4. **药物不良反应监测**　通过实施药物不良反应监测报告制度，可以把分散的不良反应病例资料汇集起来，并进行因果关系的分析和评价，以提供临床安全用药信息，减少不良反应的发生，提高用药安全性、有效性。

5. **药物信息的收集与咨询服务**　临床药物治疗的合理性必然建立在及时掌握大量和最新药物信息的基础上，因此临床药师应通过开展药物咨询、提供信息促进合理用药，同时通过药物知识的科普宣传工作增强全民的合理用药意识。

6. **临床药物相互作用和配伍问题的观察与处理**　临床药物相互作用及配伍问题，目前已从体外理化性质的研究进入体内的研究，而且日渐深入。其结果对指导临床合理用药具有重要意义。

7. **对药代动力学与生物利用度信息的掌握和应用**　药代动力学及生物利用度信息在药物的合理选择、给药方案的设计、治疗疗程的确定及治疗过程中治疗结果与理论不相符合的解读，以及用药方案的调整中发挥重要作用。

8. **对临床新药及新制剂、新剂型的掌握和应用**　随着医药工业的高速发展，临床药师的重要工作是掌握和了解新药、新制剂、新剂型的特点，并促进其在临床药物治疗中正确选用。

9. **药物的临床评价**　包括上市新药在临床应用中的有效性及安全性评价，其中Ⅲ、Ⅳ期临床试验评价为主要内容，同时也包括在用老药的再评价，特别是近年来的真实世界的评价方法应该成为临床药师的常规工作任务和内容。

（三）合理用药

合理用药是指在当代系统的医学、药学知识基础上，在国家基本药物制度、抗菌药物临床应用指导原则、中成药临床应用指导原则等一系列合理用药制度的指导下，使药物治疗达到有效、安全、经济、适当的基本要求。合理用药工作是临床药学的主要任务，充足的临床药师配备是医院合理用药水平提高的保障。合理用药主要包括以下内容。

1. **选择适宜的药品**　在诊断正确的基础上，依据疾病诊疗规范、用药指南、临床路径和药品说明书标明的适应证开具处方，结合患者的生理病理特点、医保支付类别、经济承受能力，选择适宜的治疗或预防药品，优先选用国家基本药物、国家组织集中采购和使用药品及国家医保目录药品。超适应证、超功能主治的用药，其疗效与安全性通常需要有权威循证医学证据的支持。

2. **适宜的剂型与用药途径**　同一药物的不同给药途径有可能引起不同的效应，注射剂通常比口服给药吸收快、吸收率高，表现出起效迅速、药理作用强的特点。但合理用药应遵循能口服不肌内注射，能肌内注射不输液的原则，根据患者的生理及病理状态的差异选择恰当的剂型。

3. **适当的剂量** 在一定剂量范围内，药物剂量越大，组织与器官中的药物浓度越高，药理作用也越强。药品说明书及《中华人民共和国药典临床用药须知》所规定的常用剂量是能对大多数成人产生明显的治疗作用而又不致产生严重不良反应的剂量。极量是最大治疗剂量，医生用药应避免超过极量以保证用药安全。

4. **合理的每日给药次数** 每日用药次数通常参考药物的半衰期而定，但用药时须注意，药物半衰期也可随个人病理生理情况不同而不同。

5. **合适的用药时机** 有些口服药物，服药时间是决定药物能否发生应有作用的重要因素，如促胃肠动力药适宜在饭前服用，镇静安眠药适宜在晚间临睡前服用。

6. **合理的疗程** 大部分疾病的对症治疗通常没有固定的疗程，但部分疾病的对因治疗需要一定疗程才能取得预期的疗效。如针对幽门螺杆菌感染，四联方案、14天疗程时治愈率超过90%，而疗程不足时治愈率可能明显下降。

7. **特殊人群的合理用药** 如孕期及哺乳期妇女要注意用药禁忌；儿童、老人和有肝、肾等方面疾病的患者，用药应谨慎；从事驾驶、高空作业等特殊职业者要注意药物对工作的影响。

第三节 医院药事管理工作面临的挑战

进入新时代，尤其是"十四五"期间，我国经济社会发展的主题是"高质量发展"。在此新形势下，医院药事管理必须与医院的高质量发展相适应，面临着许多挑战。

1. **基本医保制度与基本药物制度影响医院药事管理工作** 医院要应对的药品目录繁多，如城镇职工基本医疗保险制度药品目录、基本药物制度药品目录、国家谈判药品目录等，对医院药品的采购和使用等都具有重大影响。同时，国家医保"双通道"政策的强化，对医院药事管理也是个考验。

2. **药品耗材"零差率"影响医院药事管理工作** 为了破除"以药补医"机制，进一步维护公立医疗机构的公益性，我国于2015年开始全面取消公立医院药品加成，于2020年全面取消公立医院耗材加成。这一重大改革使得公立医院补偿机制发生了重大变化，也给医院药事管理和药学部门带来了新的挑战。行业内的普遍认识是，实施药品"零差率"后，医院药事管理部门从"利润中心"转变为"成本中心"，药事管理工作"不创收"了。这种错误认识的直接后果就是不少医院对医院药事管理部门建设和医院药事管理工作的重视程度减弱，加大了医院药事管理工作的难度。

3. **招标采购供应模式不断变化影响医院药事管理工作**　1993年以前，医疗机构独立采供药品，之后各地陆续开始探索集中招标采购。1999年，国家提出集中采购概念，2001年开始尝试以市为单位进行招标采购。2004年9月，国家又提出以省为单位进行招标采购，之后陆续在各地展开。2018年，国家医疗保障局成立，组织开展"4+7"招标采购试点。2019年，国家组织药品集中采购和使用试点，至2021年6月已经招标集中采购5个批次，这不仅全面改变了药品生产、流通、使用和支付生态，也改变了公立医院药品采购的格局。以国家集中招标采购作为引导，省招标采购为主，将成为"常态化"。医院如何适应这种"常态化"，将国家的政策落实到位，保障药品采购供应，满足人民群众合理用药需求，成为医院药事管理工作的一大考验。

4. **医疗集团与医联体药品供应新模式影响医院药事管理工作**　建立城市紧密型医疗集团和医联体，要求对药品（包括耗材）实行一体化采购供应、同质化安全管理、延续性供应保障、多样化需求保证、及时性供应保障、促进急慢分治，进而促进分级诊疗制度建设，这对医疗集团、医联体牵头医院的药事管理工作也提出了更高的要求。

5. **医药创新发展影响医院药事管理工作**　随着国际形势变化，医药自主创新势在必行。国家科技创新"四个面向"要求明确，医院在其中的重要性日益凸显。而我国医院研究相对基础薄弱，如何提升医院科学研究能力以在医药创新链条中发挥应有作用，如何加快临床科研成果转化是高水平公立医院面临的一大紧迫问题。医院药事管理在医院医药创新工作中承担着重要的职责。

6. **智慧医院和互联网医院快速发展影响医院药事管理工作**　智慧医院是当前医院信息化建设的发展方向，对医院药事管理工作提出了新的挑战，通过信息化、智能化、智慧化等手段改进医院药事管理服务。同时，国务院于2015年提出"互联网+"行动指导意见，互联网医院快速发展，这对医院药事管理服务的时间、空间边界，合理用药及网上供应的药品质量等都提出了新的要求，医院药事管理工作需要与之相适应。

7. **健康产业高速发展需要医院药事管理工作**　2020年全球医疗健康融资创历史新高，同比增长41%。我国健康产业供给不足，使人民群众日益增长的卫生健康需求难以满足，但同时也表明我国健康产业的发展空间是巨大的。在健康产业发展中，医院承担着问题提出者、研究者、转化者、应用者等多重角色，而医院药事管理工作在其中发挥着无可替代的重要作用。

8. **医院药事管理队伍和药师队伍的建设困难重重**　当前形势下，医院药事管理队伍和药师队伍建设中存在的问题，包括一些医院党政领导对医院药事管理工作、药学部门建设重视程度不高，在人员、设备保障及相关政策的支持上力度不够，医院医务等相关部门与药学部门的配合度不够，医院药事会组成不符合规定要求、不能正常开展工作，药学专业技术人员配备不能达到规定要求，临床药师的临床参与度不高等。

本章小结

　　医院药事管理是医药卫生服务和管理的重要环节，是医药卫生体制改革的重要内容，事关医疗卫生质量安全、人民群众身心健康、社会和谐稳定和发展进步。本章主要介绍了医院药事管理的基本概念与发展、医院药事管理的内容，系统介绍了医院药品管理、处方调剂、医院制剂的管理，临床药学的任务和医院合理用药的内容，以及医院药事管理当前面临的新挑战。

（刘皋林　高君伟）

第十章　医疗安全管理

学习目标

1. **掌握**　医疗安全管理的相关概念；医疗安全的主要内容；医疗风险预警预控管理系统；医疗风险警度分档标准值。
2. **熟悉**　医疗风险影响因素；医疗安全管理的主要方法；医疗风险日常监控内容。
3. **了解**　医疗安全管理组织系统；医疗安全管理的发展重点。

随着人们对医疗卫生需求的不断提升，医药卫生体制改革的持续深化，医院面临的医疗安全问题呈现数量多、矛盾大、处理难的特点。医疗安全管理工作是医院各项诊疗活动顺利进行、维护好医院正常工作秩序的基础和保障。医疗安全管理因为涉及因素多、管理难度大、管理范围广，是医院管理的重点和难点。本章将主要介绍医疗安全管理的相关概念、医疗安全管理内容与方法，以及医疗风险预警预控。

第一节　医疗安全管理概述

一、医疗安全的相关概念

（一）安全

安全（security）是指在人类生产过程中，将系统的运行状态对人类的生命、财产、环境可能造成的损害控制在人类所能接受水平以下的状态。简而言之，安全是指不受威胁，没有危险、危害和损失，是免除了不可接受的损害风险的状态。从安全管理的范畴理解，安全可分为国家安全、民族安全、政治安全、经济安全、文化安全、国际安全、区域安全及行业安全等。

（二）医疗安全

医疗安全（medical safety）是指患者在医院医疗过程中不发生就诊范围以外的心理、机体结构或功能上的障碍、缺陷或死亡。一是保证患者的人身安全不因医疗失误或过失而受到伤害，或导致患者死亡、残疾及身体组织、生理功能和心理健康受损；二是避免由于医疗事故和纠纷造成医院及当事人承担经济、法律责任和人身安全。

（三）医疗安全管理

医疗安全管理（medical safety management）是指患者在医院的诊疗过程中，没有发生因医疗机构及其医务人员责任心不强、技术过失、医疗设备问题、管理不善等单一或众多原因引起的医疗缺陷，没有造成患者病情、身体、心理和精神不利影响或损害等后果。

（四）医疗风险

医疗风险（medical risk）有狭义和广义之分。①狭义的医疗风险：从患方的单一角度考虑，指这种"遭受损害的可能性"造成的对患者方面的损害，即"在医疗服务的过程当中，发生医疗失误或过失导致患者死亡、伤残以及躯体组织、生理功能和心理健康受损等不安全事件的风险"。②广义的医疗风险：即存在于整个诊疗过程中的，可能导致损失和伤残事件的不确定性或可能发生的一切不安全事件。包括对患者的伤害、医院和整个医疗服务卫生体系为此遭受的损害（如索赔的、医院丢失的市场份额）。如医疗事故、医疗纠纷、医疗意外、并发症等。

（五）医疗风险管理

医疗风险管理（medical risk management）是一个做出并执行决策，从而使医疗事故性损失最小化的过程。同时也是经由识别、解决或缓解医疗活动中现有和潜在的各种风险问题，来提供高品质健康服务的过程。

（六）医疗风险预警

医疗风险预警（medical risk of early warning）主要是对医疗服务的全过程实施动态监测，并对医疗服务中现有或潜在的风险进行识别和分析，为医院预防风险、解决风险提供一定的科学依据。通过医疗风险预警，可以及时发现医疗服务中潜在或已有的风险，为医疗风险的预控提供依据，从而保证医院各项工作的正常运行。

二、医疗安全的影响因素

医疗安全主要受医疗风险的影响，由于医疗风险的成因复杂、性质不同，影响医疗安全的主要因素大致可以分为医方因素、患方因素和社会因素。

（一）医方因素

1. **医疗技术**　由于人体和疾病的复杂性，致病因素在不同的环境中发生改变，疾病的发病率和病种的多样性呈逐年上升趋势，而医学是为了对抗疾病发展而存在的，所以医疗技术的发展往往滞后于疾病的发展。到目前为止，医学科学尚有许多领域未取得真正的理论突破，导致医疗活动中存在许多风险性及不确定因素，从而影响医疗安全。同时，随着医疗科学技术的发展和高新科学技术在医学领域中的应用，医学检查和治疗的方法日益增多，虽然提高了诊疗水平，但是医疗风险也在增加。

2. **医务人员**　医务人员的医疗技术水平是影响医疗安全的最直接、最主要的因素，提高医务人员专业知识水平是减少医疗风险事件的重要措施。同时，医务人员的职业道德和法律意识也是影响医疗安全的重要因素。近年来，医务人员因违背诊疗护理规范和常规，从而导致医疗安全不良事件时有发生。除此之外，医患沟通问题也是影响医疗安全的因素，有效沟通（指及时、准确、完整、毫不含糊、易于被对方明白）能够促进患者对自己病情的了解，进而减少医疗安全不良事件的发生。

3. **医疗管理**　医疗管理水平的高低，在很大程度上影响医疗安全不良事件发生的数量和频率。医疗管理水平体现在诊疗规章制度、医疗设施的安全性等方面。诊疗规章制度是医务人员工作行为的科学规范，对医务人员工作行为起到科学的规范和约束作用，可以保证并提高医疗工作质量，从而规避医疗风险；医疗设施是实施医疗行为的重要工具和重要保障，医疗设备应由专人负责、定期检查和维护并做好记录，使其始终处于正常运行的状态。

（二）患方因素

患方因素是指在医疗安全不良事件发生过程中，主要是由患者自身问题引起的医疗安全事件发生。由于医学的专业性强，存在未知性、特异性等特点，再加上医疗信息的不对称，患者对医疗知识缺乏了解，不能正确理解疾病的发生和发展。同时，由于患者对治疗结果的期望值过高，当达不到预期治疗结果时，患方就会产生心理落差和不满情绪，从而引发医疗安全不良事件。

（三）社会因素

我国医院是具有一定福利性质的社会公益事业，医疗作为特殊的服务型行业，以维护和增进人民健康为目的，服务于社会和全体人民，所以社会因素是影响医疗安全的重要因素。首先，"看病难"的问题没有彻底解决，患者需要排长队挂号、预约检查、等床住院等，这些问题形成原因复杂，不能全部归因于医方效率低下；其次，现阶段的医学教育学制、培养标准以及认证制度不统一，医务人员技术水平良莠不齐，这也成为医疗安全不良事件发生的重要因素；最后，社会舆论和媒体的不当报道也在社会上产生了负面影响，增加了医疗安全不良事件的发生。

三、医疗安全的重要性

（一）医疗安全直接影响医疗效果

医院诊疗活动可能产生正反两方面截然不同的结果，它可能使疾病向好转的方向发展，亦可能朝着恶化的方向转归。两种结果均是多种因素共同作用于医疗活动的效果。而医疗不安全因素可使治疗效果向反方向发展，也可终止正方向发展的进程。医疗安全和医疗效果并存于医疗活动中，没有完善的医疗安全措施，要取得良好的医疗效果是不可能的。

（二）医疗安全直接影响医院效益

由于医疗不安全会带来延长病程和治疗方法复杂化等后果，不仅增加医疗成本和经济负担，有时还会引发医疗事故导致医疗纠纷，影响医院的社会信誉和形象。

（三）医疗安全直接影响医务人员健康

医疗安全除了保障患者的人身安全外，还包括医院从事医疗护理及医学工程技术等人员的健康与安全。医疗场所的各种污染、放射性危害、物理化学有毒制剂等也会对院内工作人员和社会群体构成危害。只有健全完善的医疗安全管理，才能保证工作人员健康，更有效发挥医院的功能。

四、医疗安全管理组织系统

根据医院管理能级，可将医疗安全管理组织系统分为4个层次。

1. **决策层** 由医院院长和副院长组成。其主要职责是：从医院整体的角度出发，批准医疗安全管理目标，明确各个医疗安全管理人员的角色和职责，认真审核由管理层或安全管理部门提出的重要医疗安全议题和计划决策，并定期审核、批准医疗安全管理措施，根据医院自身情况制定相关的医疗安全管理制度等。

2. **管理层** 是指由医院各直属部门的最高领导组成的医疗安全管理委员会，其中可由一名熟悉风险管理业务的副院长担任该委员会主席和由有关专业管理人员组成的医疗安全管理部门。医疗安全管理委员会的职能是根据医疗安全管理部门提供的信息，作出经营或战略方面的计划和决策。

3. **执行层** 由医院各部门下属的各科室的领导，如正副科主任组成。同时可根据各科室的特点、条件和需要，建立医疗安全管理小组，其主要职责是：了解本科室各方面医疗安全情况，收集本科室的各种医疗安全信息，总结归纳并上交管理层，同时认真执行上级管理部门下达的指示命令和措施等。

4. **操作层** 指各科室医务人员。操作层的主要职责为：根据医疗安全的总体目标和分解的具体任务计划，认真做好本职工作，不触发危险因素，减少医疗风险原因的出现；配合上级搞好医疗安全调查和研究，保证医疗安全信息的真实；认真贯彻医院领导下达的指示命令，相互协作，并将医疗风险损失控制到最低等。

在医疗安全管理组织层次设计时需要合理处理各组织层次之间的关系：一方面要合理处理组织层次间的集权与分权关系，增强医疗安全管理组织系统的内在机能；另一方面要合理处理组织层次间的管理幅度的关系，保证医疗安全管理组织系统的有效运行。

第二节 医疗安全管理的内容与方法

一、医疗安全管理的主要内容

医疗安全管理内容涉及人、事、物、信息等，医院通过实施不同医疗安全管理内容与方法来规范医疗技术和服务行为，有效提高医疗安全管理水平。

（一）18项医疗安全管理核心制度

18项医疗安全管理核心制度包括：首诊负责制度、三级医师查房制度、会诊制度、分级护理制度、值班和交接班制度、疑难病例讨论制度、急危重患者抢救制度、术前讨论制度、死亡病例讨论制度、医疗查对制度、手术安全核查制度、手术分级管理制度、新技术和新项目准入制度、危急值报告制度、病例管理制度、临床用血审核制度、抗菌药物分级管理制度、信息安全管理制度。

（二）正确识别患者

在诊断和治疗过程中，可能会发生患者身份识别错误。患者可能处于镇静状态、意识不清，也可能是在住院过程中调换了床位、房间或转到其他科室；患者可能有感觉能力方面的障碍，或可能有导致被错误识别的其他情况。因此，正确识别患者具有双重含义：第一，确认患者是准备接受服务或治疗的对象；第二，为该患者提供相符的服务或治疗。

医院必须制订相关制度,采取相应措施,以保证在给患者用药、采集血液及其他标本、输血或使用血制品、发放特殊饮食,以及为患者提供其他各项诊疗制度时,都能够对患者正确识别。具体措施有:制订并严格执行患者身份确认制度等相关规章制度和操作程序;医院应对门诊患者施行ID号管理,对住院患者施行住院号标识管理;各临床科室、药房(含中、西药房)、输血科、检验科、病理科、医学影像科(含CT、MRI、放射治疗、超声、核医学等部门)、理疗科及针灸室、供应室、特殊检查室(心电图、脑电图、内镜等部门)等都必须严格执行查对制度。

(三)有效交流沟通

有效交流沟通是指医务人员与患者、医务人员与医务人员之间及时、准确、完整、清晰、易于被对方明白的沟通。沟通的形式可以是电子的、口头的或书面的。最常见的沟通错误常发生在工作中口头传达失误或不到位。

为了减少沟通过程中发生错误,维护患者的安全,医院必须制订制度和规程来规范口头传达及电话沟通要求,并且规定在进行口头及电话沟通过程中要有一个确认的过程。具体措施有:准确下达医嘱;进行有效的电话沟通;建立临床危急值报告制度。

(四)用药安全

药物治疗是患者诊疗计划的组成部分,对药品的准确使用和妥善管理是确保患者安全的关键。经常发生的安全用药问题是误用浓缩电解质,如磷酸钾、氯化钠(浓度高于0.9%)、氯化钾(2mol/ml或更高浓度)和硫酸镁(50%或更高浓度)。这些错误发生的原因多为医护人员不熟悉病区药物放置定位或遇有紧急情况的忙乱所致。

医院应制订用药安全规章制度或程序,防止在治疗区域将浓缩电解质溶液存放在可能发生误用的位置;要确定临床备用浓缩电解质溶液如何明确标识,以防止因疏忽而误用。具体措施有:严格执行麻醉药品、精神药品、放射性药品、医疗用毒性药品等特殊管理药品的使用与管理;所有处方或用药医嘱在转抄和执行时都应有严格的核对程序并有转抄和执行者的签名;药师应审核处方或用药医嘱,加强临床用药管理;制订静脉用药调配与使用操作规范及输液反应应急预案;普通病区存放高浓度电解质的药柜要采取醒目的标识单独存放;建立药品安全性监测制度;临床药师为医护人员、患者提供用药的知识。

(五)手术安全

手术部位错误、手术术式错误、患者身份错误是影响手术安全最为突出的问题,其后果十分严重。发生问题的主要原因是未对手术部位、手术术式和手术患者身份进行核对，患者病历资料不完整、内容不准确，手术团队成员间沟通不充分等。

认真贯彻落实国家颁布的《手术安全核查制度》及相关规章制度，全面推广和严格执行手术安全核查工作。医院必须据此制订相关规定和流程来规范手术部位的标识、术前核对的过程，保证手术部位正确、手术术式正确、手术患者正确，以确保手术安全。具体措施有：择期手术患者在术前完成各项准备工作；医院制订手术部位识别标示相关制度，医护人员据此标识患者手术部位；制订手术物品核对清点流程，并据此清点手术物品等。

（六）感染防控

医院感染是医院长期预防控制的重要工作和内容，如何最大限度减少医院感染是医院面临的重要挑战。引起医院内感染的途径很多，其中手部卫生是非常重要的环节。因此，阻断感染的关键是树立洗手概念和正确的洗手卫生。

要对重症医学科（ICU、CCU、RICU、SICU）、急诊科、眼科、口腔科、各内镜室、妇产科、门诊处置室与注射室、新生儿科室等重点部门进行监控和管理。具体措施有：贯彻落实好医护人员手部卫生管理制度和手部卫生实施规范、医院在病房、治疗室、诊室等处安装洗手设施并由专人负责；医院在病房走廊或病房门口、治疗室、治疗车、查房用病历车上配置洗手消毒液；医院建立常规培训体系等。

（七）预防跌倒和意外伤害

患者在医院内跌倒、坠床导致伤害是医院中的主要安全风险之一。

根据医院服务的人群、提供的服务和设施条件，对患者跌倒、坠床的风险进行评估，评估依据包括跌倒史、坠床史、用药情况、是否喝酒、步态和平衡能力检查结果、是否用助步器等。医院根据相应的制度或程序，制订并实施降低跌倒、坠床风险的措施。具体措施有：患者入院时按《患者跌倒风险评估表》评估跌倒、坠床的风险，并根据病情、用药变化再次进行评估；对患者，特别是儿童、老年人、孕妇、行动不便和残疾患者，要主动告知跌倒、坠床危险；建立跌倒、坠床等意外事件报告制度并制订处理流程或预案。

（八）患者参与医疗安全

在提供医疗服务的过程中，医务人员必须与患者直接接触，即患者必须作为参与者出现在医疗服务过程中。在患者参与医疗服务过程中；如果患者不遵循医嘱或不配合医生的诊疗将会增加医疗风险，导致临床失误；如果患者能在诊治过程中积极配合将会降低医疗风险、有利于提高诊治的效果。如患者能否清楚、准确地述说疾病的发生发展过程，在很大程度上影响医生的诊断，患者主动配合治疗将有利于治疗效果。值得注意的是，患者和家属还可以帮助医务人员发现或避免临床失误，如患者根据药物的颜色和形状提醒护士是否给药正确，患者家属发现患者病情加重或有异样表现要求医护人员查看病情。如果医务人员忽视、误解、低估和拒绝患者的要求，可能会发生医疗事故。因此，医务人员应当重视患者及家属提出的与疾病有关的每个陈述和建议。

二、医疗安全管理的主要工具

医疗安全管理需要重视管理方法、管理工具的应用，借助现代管理科学成果，选择适宜的改进方式，重视数据的合理采集和分析。医院应用有效的安全管理的方法和工具是实施安全管理的前提，常用的医疗安全管理持续改进的工具见表10-1。

表10-1　医疗安全管理主要工具

序号	质量工具	作用	使用注意事项
1	直方图	寻找质量波动规律，预测工序质量、估算工序不合格率	1. 选择合适的组数、组距 2. 数据的分层影响分析结果
2	排列图	找出现象和原因的主要影响因素	1. 注重数据的收集 2. 注意数据分类的合理性
3	因果图	通过因果分析，寻找影响过程及结果的因素	1. 集思广益 2. 因果分析尽量数据化，以便验证
4	检查表	检查工序质量、缺陷原因、收集数据及现状调查	1. 注意已固化的过程结果的采用 2. 数据收集及处理过程需要关注人员、环境条件、分层条件等变化因素
5	分层法	通过分层对整体进行剖析，以获取有效信息	1. 分层应合理，分层不当可能得出错误的结论 2. 人、机、料、法、环、测是常需考虑的分层因素
6	散布图	分析研究两个相应变量间的相关关系	1. 数据来源是实验或观测结果 2. 分层因素可能影响结果分析 3. 可结合因果分析结果，深入分析
7	控制图	消除技术、服务和管理质量形成过程中的异常波动	1. 在分析结果显示过程中有异常波动时，须找出原因，采取措施 2. 干预后要进行后效评估
8	DOE	通过有限次数的试验，选择适宜的因子和水平，以经济地实现预期指标要求	1. 试验结果要有较好的准确度和精确度 2. 试验条件要有代表性 3. 试验要具有重复性 4. 适当确定试验指标，选用适宜的数据分析方法
9	FMEA	依托故障模式和影响程度分析，采取预防、纠正措施，提高过程质量	1. 团队人员应由知识丰富的人员构成 2. 故障模式分析是前提，确定影响程度更关键 3. 实施预防、纠正措施，要跟踪措施落实效果

续　表

序号	质量工具	作用	使用注意事项
10	QFD	通过技术、服务和管理需求分析，指导其稳健设计和质量保证	1. 技术、服务和管理的需求调查应充分 2. 经转化的技术、服务和管理质量特性应明晰 3. 确定的工作流程措施应量化 4. 关键措施、瓶颈技术是关键
11	稳健设计	通过稳健设计，保证技术、服务和管理的可靠性，实现低成本、高稳定性	1. 系统设计是基础，参数设计是关键，容差设计是优化 2. 容差设计力求质量与成本的平衡 3. 验证试验为验证最佳方案的实施情况

注：试验设计（design of experiment，DOE），失效模式与影响分析（failure mode and effects analysis，FMEA），质量功能展开（quality function deploy-ment，QFD）。

三、医疗安全管理的重点

（一）树立安全意识

对医院人员实施安全思想教育、工作质量和安全操作流程的培养。教育培训的内容要有高度，教育培训的对象要有广度，教育方法要有深度。把新员工岗前培训作为重点，把技术服务规范流程作为培训管理的重点，把各级的责任人作为安全管理的重点。保证安全管理工作各个环节的协调和各项规章制度的落实。

（二）狠抓责任落实

责任是抓安全的核心，作为医院开展安全管理工作必须贯彻"安全第一，预防为主"的管理方针，健全各级安全管理组织，明确医院、科室目标责任人，医院法人代表是安全工作的第一责任人，对医疗安全总负责。建立健全规章制度，规范安全管理工作的主要内容，规范各级安全管理责任，把医疗安全管理纳入医院全面建设目标考核内容，奖惩分明。

（三）强化依法管理

在医疗安全管理中，依法管理，用法律手段规范医疗安全管理工作。大力开展法制宣传教育，强化法律意识，增强医院全体员工的法制观念，把医疗安全管理工作与法制管理相结合。加强法律、法规和安全条例的学习，加强安全知识教育，完善安全教育体系，健全员工培训制度，实施规范化的医院安全法制管理。

（四）抓好内涵建设

医院是一个知识密集型的体系，实行科学化的管理是医院的重要任务。随着科学技术的进步和社会经济的发展，必须不断开拓创新、强化安全管理，依靠科学，尊重科学，运用现代科学技术和新型管理方法提高医疗安全管理水平，实现规范化、制度化、科学化的医疗安全管理，积极开展多学科诊疗，加强医务人员之间的沟通，增进各科室之间的业务交流。

案例讨论

【案例】55岁男性患者，发现排便不规律一年，便中带血半年，到医院就诊。患者首先就诊于消化内科，医生给予肠镜检查，提示中低位直肠病变，局部取病理确诊为直肠腺癌，建议外科进一步就诊。遂患者就诊于我院普通外科，出诊医生给予治疗意见后，患者对治疗意见不认可，又就诊于肿瘤科；肿瘤科出诊医师又给出另一种治疗意见。后患者因多次辗转医院门诊，却未得到一致的治疗意见而提出投诉。

【讨论】面对同一种疾病，不同科室、医生提出了不同的治疗意见，医务人员之间因为缺乏沟通的方式和渠道，没有团队合作能力，从而造成同病不同治，患者无所适从，引发投诉。这种情况应该如何避免？

为此，医院开展多学科会诊，以固定时间、固定地点、固定人员的方式，加强了医务人员之间的沟通及团队合作能力，依托多个学科的团队，制订规范化、个体化、连续性的综合治疗方案，为患者设计最佳的诊疗方案的同时，更增强了医务人员之间的有效沟通。

第三节　医疗风险预警预控

国际公认"医疗风险无处不在"，它贯穿在门诊、住院、出院等环节和诊断、治疗、康复等诊疗行为的全过程中。

目前，降低医疗风险、提高医疗质量是当前政府重视、社会关注的热点问题，也是医院管理需要解决的重点和难点问题。

2005年，卫生部医政司和中国医师协会合作在北京召开"2005年国际医疗风险管理与病人安全研讨会"，正式委托中国医师协会牵头，开展我国医疗风险和预警预控机制研究。

2010年，卫生部委托医院管理研究所开始构建我国医疗安全与风险管理及预警监测系统化的政策研究，体现了我国卫生行政管理正在走向"科学决策、依法行政"的轨道，代表国家对医疗风险预警管理的总体发展方向。

一、医疗风险的特征

医疗风险是风险的一种，兼具风险的一般特征，如客观性、不确定性、危害性，和有别于其他行业的特征，如积累性、复杂性和可防控性（表10-2）。

表10-2 医疗风险特征及其描述

医疗风险特征		特征描述
一般特征	客观性	风险的存在是客观的，不随人的意志为转移，医疗风险亦如此。并且医疗风险只会随着科学技术的发展和人们的价值观念来规避或减小其所带来的损害，但医疗风险不会因此而消失
	不确定性	不确定性是风险相对于确定事件的最本质特征，加之医疗服务供给和需求的不确定性，共同增大了医疗风险的不确定性进而很难在风险发生前对其做出准确的预测
	危害性	医疗行为的客体是人，人的生命和健康至高无上，因此医疗风险发生后造成的损害远大于其他行业风险带来的危害。处理不得当的医疗风险会致使患者伤残甚至死亡，并且也会给医疗行业甚至于社会卫生领域带来各种负面影响。由此可见，医疗风险造成的危害很难或几乎不可能弥补
有别于其他行业的特征	积累性	医疗风险事件的发生绝大部分不是由一时的事件引起的，很多是由之前社会对医疗机构、医务人员的看法积累而引起的。如医务人员一句不恰当的言语可能在当时不会引起医疗风险事件的发生，但必然会使人们对医务人员产生不良印象，在这种事件发生了很多次后，必然会造成医疗风险事件的发生
	复杂性	一方面，由于医疗风险的积累性，导致医疗事件的发生并不能简单地归结为单一的原因；另一方面，医疗服务除了具有劳动、人才密集型的特点外，还具有情感密集型的特点，这说明医疗风险的发生不只与医务人员的知识水平、技能有关，同样也与他们的情感表达有关。以上二者共同增加了医疗风险发生的复杂性
	可防控性	医疗风险事件的发生虽然具有客观性，但依然是可控的，研究表明，35%~60%的医疗风险可以通过系统干预的方式加以避免，一方面，要提高医务人员对医疗风险控制的意识，帮助患者履行其知情同意权；另一方面，也要发展医疗风险预警预控技术，从根本上减少医疗风险事件的发生

二、医疗风险预警预控管理系统

医疗风险预警管理系统包括预警分析和预控对策两部分，这两部分有明确的时间顺序关系和逻辑顺序关系。预警分析，是医疗风险预警管理系统完成其职能的基础，是识错、辨错，是对各种医疗风险如医疗事故、医疗差错、医疗纠纷、并发症的征兆进行监测、识别、分析、诊断、评价，由此做出警示，并对早期征兆进行即时矫正与控制的管理活动；预控对策，是根据预警分析的结果，对医疗风险征兆的不良趋势进行矫正、预防与控制的管理活动，是其职能活动的目标，是纠错、治错。两者相辅相成，缺一不可（图10-1、图10-4）。

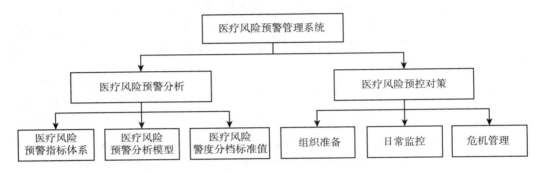

图 10-1　医疗风险预警预控管理系统

（一）医疗风险预警分析

1. 医疗风险预警指标体系　医疗风险预警指标体系是预警体系的重要组成部分，指标的选择要遵循以下原则。

（1）代表性：风险预警指标要有同类指标的基本特征，能反映和代表医疗风险的发生及发展的程度。

（2）灵敏性：要灵敏地反映医疗活动中蕴含的风险。

（3）稳定性：选定的指标有相对的稳定性，其变化幅度在其划定的状态区间内能保持相对稳定。

（4）关联性：指标间、各子系统间具有很好的关联性，并不是孤立地反映风险程度。

（5）前瞻性：指标要能反映系统的动态变化。

（6）可比性：指标要能够连续计算，可连续地观察医疗机构的运行情况。

2. 医疗风险预警分析模型　模型构建的目的是揭示演化规律，找到干预靶点。下文以结构方程模型为例。

结构方程模型（structural equation model，SEM）是综合路径分析、验证性因子分析的一种建立、估计和检验变量之间因果关系的方法，它既可以处理可观测的显变量，又可处理无法直接观测的潜变量，在允许变量有测量误差的前提下，分析潜变量与显变量、潜变量与潜变量之间的关系，计算出影响因素的直接效应和间接效应，通过路径图显示变量之间的关系，为制定医疗风险管理策略提供依据参考。

医疗风险涉及医院内外部诸多因素的交互作用，各种诱因构成了一个复杂的因果关系网络。为此，基于主成分分析、因子分析、极大似然估计（maximum likelihood estimate，MLE）和偏最小二乘通径分析等方法，对结构方程模型（图10-2）进行参数估计（载荷系数λ_{ij}、μ_j和通径系数γ_j为待估参数）和模式（因果关系）检验。

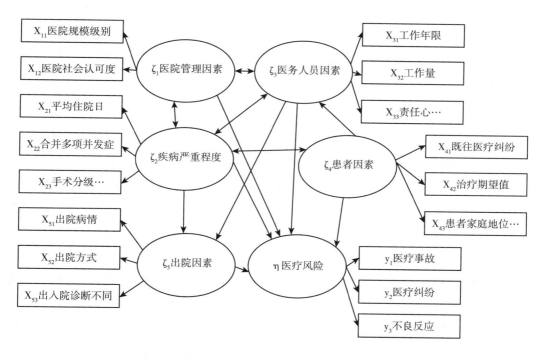

图10-2　结构方程模型示例

结构方程模型旨在：①由医疗风险原因推导出可能出现的医疗风险结果。②从已知医疗风险结果中追溯风险点及风险发生的概率。③揭示各指标间的因果关系、关系程度、传导路径和机制。④识别不同类型医疗风险的主要影响因素、内在规律、诱发因素、驱动因素、早期征兆，揭示医疗风险影响因素之间的因果关系和传导路径，进行医疗风险预警系统的可靠性和敏感性检测等。⑤基于结构方程模型，结合成本效果优化分析，就可以对可控变量X进行有选择地干预，达到对医疗风险状态进行调整和预控的目的。

3. 医疗风险警度分档标准值

（1）医疗风险警度分档标准值：构建步骤：①医疗风险严重程度分级标准，拟分为5级，即轻度、低度、中度、高度、严重。②医疗风险发生频率分级标准，拟分为5级，即极少、较少、可能、很可能、基本确定。③医疗风险矩阵法，把医疗风险发生频率高低以及风险发生后严重程度，作为两个维度绘制在同一个平面上，最后用二者的乘积／组合落实到4级响应标准（即低风险、中风险、高风险、极高风险）。

（2）医疗风险警度阈值设定：具体还需深入调研后，会同相关专家，根据有关理论、医院管理实际和以往的经验确定。确定时可参照部分预警指标的标准值、行业平均水平和医院近3年预警指标实际值，有些可取曾经发生过医疗风险医院的统计值来确定；也可用相关调查资料，根据医疗风险发生的频率、危害性等确定不同类别的医疗风险警度。在具体决策中，不仅要考虑综合评价值所对应的危险程度，还必须考虑预警指标体系内各个评价预警指标的危险度值，这样才能反映整个系统的危险程度，作出正确决策。

（二）医疗风险预控对策

1. 组织准备 构建医疗风险预警预控信息系统，即整合医院信息系统（hospital information sytem，HIS）、实验室信息系统（laboratory information system，LIS）、电子病历系统、护理系统、影像采集与传输系统（picture archiving and communication system，PACS）、手术申请系统、手术麻醉系统、用血申请系统等多个系统，确保监测指标数据来源的准确性与动态性。如非计划再次手术发生率的提取需整合手术申请系统、电子病历结构化模块（术前小结与讨论是否考虑分期手术）、病史首页系统（统计手术总例数）进行后台计算，对确定的医疗风险预警指标进行实时监测，可通过多种方式进行预警，如网站首页通告、微信预警等（图10-3）。

2. 日常监控 指对医疗风险预警指标进行特别监视与控制的管理活动，由预警活动所确立的风险现象，往往对医疗安全全局有重大影响，因而要进行及时对策和跟踪监测。同时，由于医疗风险是发展变化的，所以在日常监控过程中还要预测风险未来发展的严重程度及可能出现的危机结果，以防患于未然。因此，日常监控活动有两个主要任务，一是日常对策，二是危机模拟。①日常对策：是对医疗风险管理中不良趋势进行防范和化解活动，根据预警分析的结果确定管理的主要对象和环节，预先控制医疗风险征兆的不良趋势，使之向良性趋势扩展。②危机模拟：即对可能出现的重大医疗风险进行模拟活动并提出"可适性"预控对策方案，为未来一旦进入危机状态做好对策准备。医疗风险预控对策的选择既要考虑效率又要兼顾成本，使资源最优化使用。

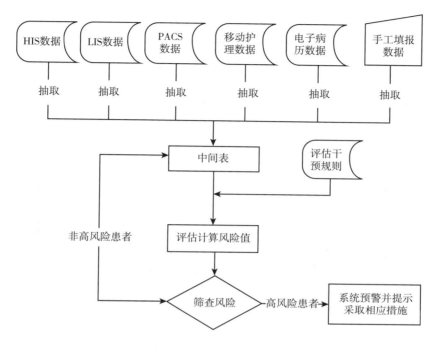

图10-3　医疗风险预警预控信息系统

3. 危机管理　指当日常监控已无法扭转风险征兆向劣性趋势发展而陷入危机时，采取的一种"例外"性质管理。管理内容包括：如何利用危机模拟所做的准备，使危机萌芽时或发生之初就能迅速控制；医疗风险征兆的不良趋势如何转化为医疗风险危机，如何表现及其程度；如何将特别领导小组紧急救援体系、应急措施社会救助方案介入到危机管理过程中；紧急救援的体制、机构、程序、保障和监控；一旦危机爆发，如何迅速挖掘出危机发生的症结，切入要害，果断地予以处理。

值得注意的是：有些危机是突然来袭，无法在事先预知先觉，也不能利用数量模型加以预测，所以要研究如何聘请有经验的危机管理专家来协助建立安全危机处理系统，进行各种可能状况的模拟演练，以培养危机意识，坚定应付危机的信心，研究危机的善后处理。一旦危机恢复到正常可控状态，危机管理的任务便告完成，由日常监控环节继续履行预控对策的任务。

在医疗风险预控方法中，组织准备和日常监控是执行预控对策任务的主体，而危机管理是特殊情况下对日常监控活动的扩展。日常监控和危机管理工作都以"组织准备"活动为前提。而组织准备活动不但连接预警分析与预控对策活动的环节，也为医疗风险预警管理系统提供组织运行规范（图10-4）。

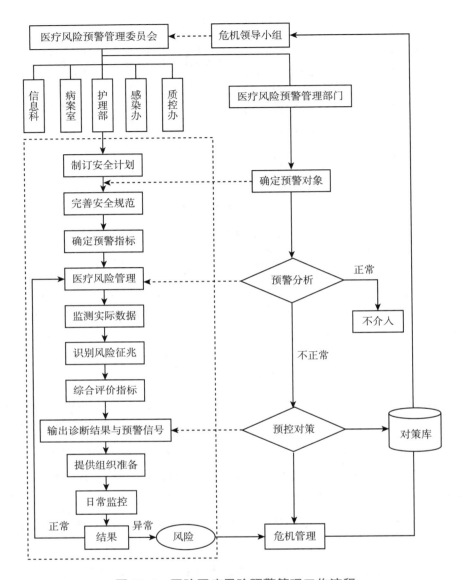

图 10-4　医院医疗风险预警管理工作流程

（三）医疗风险预警预控效果分析

医疗风险预控执行之后，医院必须通过效果分析来了解所采取的措施是否产生了效果，实施中还存在哪些问题，未来进一步应该采取什么措施来弥补等。其程序一是先预测效果并设定标准，包括行动标准和结果标准；二是定期进行循环检查，认真研究新的变化；三是及时将结果反馈。风险的监控主要采用前后对照的办法，对各个科室在采取医疗风险控制措施前后潜在风险的减少情况、医疗风险事件的发生情况、员工和患者的满意度等进行评价，来关注医疗风险预警预控是否有效。

本章小结

医疗安全管理是医院管理永恒的主题，医院通过实施不同医疗安全管理内容，采用不同的管理工具，规范医疗技术、医疗流程和医疗行为；通过医疗风险预警预控，及时发现医疗服务中潜在或已有的风险，为医疗风险的预控提供依据，从而保证医院各项诊疗工作的正常运行。

（许　苹）

第十一章　医院绩效管理

学习目标

1. **掌握**　医院绩效管理的概念；医院绩效管理的4个环节和5个基本要素。
2. **熟悉**　绩效和医院绩效的概念；医院绩效管理的特点。
3. **了解**　医院绩效管理历史沿革与发展趋势。

第一节　医院绩效管理概述

一、绩效的概念

绩效（performance），最初来源于经济学关于利润计算的表达，是一个较为宽泛的概念。从字面上看，"绩，功也，又，业也，又，事也，又，成也"（《尔雅》），表示通过一定活动所获得的成果，即业绩；"效"本义指"效力"，后引申出"功效、效果、结果、效率"，两者强调了活动造成的影响和完成工作的过程。美国学者贝茨（Bates）和霍尔顿（Holton）认为"绩效是一个多维架构，观察和测量的角度不同，其结果也会不同"。不仅如此，不同时期、学者对绩效的定义也不同。目前对于绩效的理解主要有以下四种。

1. **绩效即结果**　比较典型的是伯纳丁（Bernardin）等人的定义（1984年），他们认为"绩效是在特定时间内，在特定工作职能或活动上生产出的结果记录"，绩效体现在工作结果与组织的战略目标、顾客满意度及投入资金的关系中，体现了不同工作业绩的区别。"3E"结构绩效评估体系基于此理解形成，包含：经济（economy）、效率（efficiency）和效果（effectiveness）。

2. **绩效即行为**　墨菲（Murphy，1990年）认为绩效是与一个人所在的组织目标有关的一组行为，这组行为是可以被观察到且有助于组织目标实现的，即把绩效看作一个实现目标，采取行动的过程；坎贝尔（Campbell，1993年）认为，若过度关注结果可能会使人忽视过程和人际因素，也会导致短期行为等不利后果。

3. **绩效即能力**　此种理解强调员工潜能和绩效的关系，关注员工素质和发展，认为绩效具有明显的胜任特征或胜任力。世界经济合作及发展组织在2000年定义绩效是资源获取与使用上的能力，绩效目标的实现体现在组织和政府能经济地获取并高效益、高效率地利用资源。

4. **绩效即行为和结果**　Brumbrach（1988年）定义绩效为："绩效指行为和结果"，行为是结果的工具，由从事某项工作的人表现出来，将工作任务付诸实施，最终完成绩效目标，也是完成某项工作付出脑力和体力的过程，能与结果分开判断。概括起来，绩效是指有效的行为及其结果，但不等于行为和结果的简单相加，不同组织、不同岗位其行为要求和结果的表现形式都是不同的，应明确各岗位绩效内容及各组织绩效因素。

二、医院绩效的概念

医院绩效是一个复合概念，其结果包含了医院医疗服务的效果、效率、效能、经济性、技术水平、服务质量等的总和，其中效果（患者健康水平的提高、生命质量的改善等）相对而言最为重要。医院绩效既包含以较少的资源投入提供优质医疗服务的经济效益，又包括医疗质量、医疗服务公平性、可及性和患者反应性等社会效益，是医院组织和合理使用各类资源治疗疾病、改善患者健康水平的过程和结果。

三、医院绩效管理概念

管理是指在特定的环境下，对组织所拥有的资源进行有效的计划、组织、领导和控制，以便达成既定的组织目标的过程。医院绩效管理（hospital performance management，HPM）是指医院管理者利用绩效管理手段提高员工工作绩效，以实现医院绩效目标及战略目标的一系列活动，包括绩效规划、绩效评价、绩效反馈与结果应用等过程。

全面的医院绩效管理应包含出资人对医院的组织绩效管理和医院对科室、员工的内部绩效管理，因此医院绩效管理可分为医院组织绩效管理、科室绩效管理和员工绩效管理三个层次。医院的组织绩效目标根据组织结构和业务关系被层层分解到各个科室、岗位，最终分解为各个成员的绩效目标，由此医院组织绩效、科室绩效和员工绩效三者有机联系起来，并且员工绩效和科室绩效是医院组织绩效的基础。

四、医院绩效管理的作用

系统有效的医院绩效管理可以将医院员工的活动与医院的战略目标联系在一起，以实现战略为目的；可以为医院对员工做出的管理决策提供有效的信息，以实现管理目的；可以为员工提供准确及时的绩效反馈促进员工和医院发展，以实现发展目的。根据不同对象，医院绩效管理有以下作用。

（一）对医院组织

1. 诊断与监测　及时、准确的绩效信息能帮助医院管理者发现组织中存在的共性问题，实现对医院管理问题的诊断；医院运行复杂、监测管理难度大，绩效管理不仅可以及时反映医院硬件、软件各个环节的运营情况，还能为管理者提供全面的医疗质量管理技能和工具，以加强医疗质量管理，促进技术力量的提升。

2. 导向与激励　绩效管理为员工工作提供了一个客观有效的标准和行为规范，可以通过薪酬奖金、职称晋升等手段激励、引导员工朝着共同目标努力，并促进医院团队精神的凝聚和医院文化的巩固。

（二）对员工个人

1. 激励与发展　正向和负向的绩效激励均可以对员工行为和态度有所引导和激励，并通过员工目标与组织目标相联系，激发员工成就感和使命感；基于绩效反馈制订合理、有针对性的培训计划，可提升员工职业素质，促进员工个人发展。

2. 沟通与反馈　沟通是医院绩效管理系统的串联工具，其成败影响着绩效管理的成败。在绩效管理平台上，医院上下级拥有良好的沟通机会，同时管理者可以获得包含员工工作强度、工作频率、工作进度、协作关系等的绩效信息，以实施管理控制。

五、绩效管理与绩效考核的差异

绩效考核又称绩效评价，是依据既定的标准，通过系统的方法、原理来评定和测量员工对职务所规定职责的履行程度，即工作行为和工作效果，以评价组织、部门及个人绩效目标完成情况的一种管理方法；绩效管理是在绩效评价的基础上产生的，是绩效评价的拓展；绩效评价是绩效管理的关键环节，并不等同于绩效管理。

绩效管理着眼于组织绩效和长远发展，它从战略的角度对绩效实施一个完整的管理过程，重视事先沟通、评价过程和事后改进，具有战略性和前瞻性，并且在管理活动中持续伴随存在；绩效考核着眼于过去形成的绩效并对其进行评价，是管理过程中的局部环节和手段，侧重于事后判断和评估以形成评价结果，存在滞后性。

知识拓展

随着经济全球化和科技不断发展，行业竞争加剧，各种组织为提高生产力和绩效做出了不懈探索，如组织结构调整、裁员、并购与重组等组织变革措施。但人们逐渐发现，组织变革对于绩效的改善没有发挥出预期的作用，而员工行为的改变、员工积极性的提高、组织文化和合作气氛的形成才能提高组织绩效。在这一背景下，研究者在总结绩效评价不足的基础上，于20世纪70年代后期提出了绩效管理的概念。到了80年代后半期和90年代早期，人们逐渐重视管理理念和实践研究，绩效管理作为其中一个分支被广泛认可。

第二节　医院绩效管理的理论与方法

一、医院绩效管理的内容

医院绩效管理的内容是综合的，应兼顾医院医疗质量和运行效率，同时满足政府、患者和员工三方的期望和需求，并以提高医院竞争力、可持续发展为目标。

（一）绩效计划

绩效计划又称绩效规划，是由医院管理者与科室、部门及员工共同设计制订的行动计划，并拥有具体的评价指标。绩效计划是绩效管理的开始，用以设定服务于医院和部门战略规划的绩效目标。此环节注重管理者和下属的沟通和全员参与，不仅包括各层次绩效目标，还应确定双方应做出的努力和采取的方式以达到预期绩效结果。医院规章制度、诊疗常规、奖惩制度、工作条例等均属于绩效计划。

（二）绩效评价

绩效评价是依据既定的标准，通过系统的方法、原理来评定和测量员工对职务所规定职责的履行程度，即工作行为和工作效果，以评价组织、部门及个人绩效目标完成情况的一种管理方法。评价依据是上一环节制订的绩效计划及评价指标。绩效评价是绩效管理的核心环节，也是技术性最强的环节，可根据实际情况和实际需要进行月度、季度、半年度和年度考核评估，还可采用短期评价与长期评价结合、常规评价与随机评价相结合的形式。目前绩效评价常用的方法有：关键绩效指标法

（key performance indicator，KPI）、目 标 管 理 法（management by objective，MBO）、平 衡 积 分 卡（balanced score card，BSC）、时 间 空 间 二 维 判 断 法、360°绩 效 评 价 法等。

通过绩效评价，管理者可以监督、检查绩效目标实现的程度，发现、总结问题并制订相应对策，促进医院绩效管理的提高与发展；绩效评价是员工业绩和医院管理水平的量化标尺，为员工晋升、薪酬支付、培训发展等提供重要依据；绩效评价的指标筛选和权重设定体现了管理者的目标导向，员工通过自身绩效的纵向对比、自身绩效与其他被评对象绩效的横向比较，可以充分理解绩效目标并及时调整工作重点，发现自身薄弱点与潜力所在。

（三）绩效反馈

绩效反馈指将评估结果及解决方案通过面谈的形式反馈给绩效管理对象（医院、科室或员工），由此肯定成绩，找出不足，共同分析绩效不佳的原因并制订绩效改进计划。绩效反馈贯穿于整个绩效管理过程中，是一个正式的绩效沟通过程，这一环节的关键是要让员工充分了解自己的绩效水平和管理者对他的评价和期望，并通过管理者针对性的激励和指导不断提高绩效水平。同时，在应用绩效评价指标体系的过程中，要注意根据实施情况和反馈信息对指标体系内容和评价方法进行改进和完善。

（四）结果应用

绩效评价结果是实施员工培训、薪酬调整、员工晋升、淘汰或岗位调整，业务流程优化、医院物资管理和成本控制的重要依据，这对于医院营造不断改进、持续提高的良好氛围有重要意义。对绩效评价结果的应用是绩效管理循环的最后一个环节，包含绩效改进和绩效激励两部分。绩效改进是指根据绩效反馈的内容，医院针对存在的问题进行规章制度、规范流程、员工行为等方面的有效改进，从而进入新一轮绩效管理过程；绩效激励是指通过绩效评价激励医疗服务各相关人员的绩效提升。

二、医院绩效管理的特点与要素

医院社会性、公益性角色的特殊性及医院绩效的特殊性决定了医院绩效管理和企业绩效管理的不同。企业绩效管理一般需服从股东利润最大化和长期利润最大化，而医院绩效管理还具有以下特点和要求。

（一）医院绩效管理的特点

1. 绩效目标多元　医院绩效评价主体的多元化决定了医院绩效目标的多元化。政府、患者和医院从不同的角度和利益对医院绩效目标和绩效评价内容提出了不同的要求，因此医院绩效应满足政府、人民和医院三方的期待。

政府承诺提供全民基本医疗服务，实现人人享有卫生健康保障，要求医院提供让人民满意的医疗服务，并且能正常而有效率地运作，实现收支平衡、略有节余，保持可持续发展；患者希望医院能提供充足、优质且可负担的医疗服务，特别注重医疗服务过程的体验，如服务环境和服务水平等；医院追求在保证医疗质量、服从国家价格政策前提下的自我补偿，以确保其在医疗行业中取得一定的竞争优势，实现自身存在和持续发展的基本目的。

2. **突出社会效益、兼顾经济效率**　同医院绩效一致，医院绩效管理应体现社会效益，将维护人民健康权益放在首位，同时对医疗资源进行公平地配置，使患者能平等享用医疗服务，这些也都是医院绩效评价的主要内容。但若过度注重社会效益，对于部分医院而言，很难实现收支平衡和正常运转，由此可能降低医疗服务人员积极性，使医疗服务水平下降。因此，对于医院而言，找到医院经济效益和社会效益的平衡点，以最低成本获得最大社会效益是绩效计划制订的关键，同时成本核算、运营效率、资产运营等医院发展和运营绩效指标也是医院绩效评价不可或缺的内容。

3. **激励与约束相结合**　医院绩效管理应体现激励和约束的共同作用。一方面，医院绩效规划根据战略目标为医院设定了更加优化的愿景，再结合对绩效结果的应用，医院绩效管理可在体现公益、提高效率、便民惠民等方面给予医院更多的激励；另一方面，绩效目标和绩效评价对医院的运营行为也有着明显的约束，通过运营效率、成本核算、费用控制等方面的评价，医院公益性得到了保证。

（二）医院绩效管理的要素

医院绩效管理包含目的、内容、指标、标准、方法五个基本要素。

1. **目的**　医院绩效管理的目的服务于医院战略计划。通过建立富有动态性、前瞻性的绩效管理目标体系，将人员、战略、运营流程和谐地统筹起来，并结合长期绩效和短期绩效，平衡医院公益价值和经营战略。

2. **内容**　医院绩效内容是医院绩效的核心，包含医院执业活动、医疗质量、服务态度、管理能力、技术水平、工作效率、医德医风等。医院绩效管理包含战略规划与领导、目标管理与过程管理、质量管理与经营管理、人力资源管理等。

3. **指标**　指标是衡量绩效目标实现程度的标尺，是实现医院绩效管理的抓手。单个指标只能反映绩效的某个方面，只有从绩效管理目标的不同维度着手进行指标设计和组合，才能得到综合评价结果，真实反应医院业绩和水平并提升医务人员积极性，如患者满意率与员工满意率、治愈率与院内感染率、平均住院日与床位使用率的组合应用，综合体现了院内外主观评价、医疗质量和运营效率水平。

4. 标准　确定绩效指标后应立即明确绩效评价的标准，即参考值或基准值。指标提示了如何对绩效和目标的实现程度进行追踪，参考值则规定了指标的期望实现程度，指明了需投入的资源规模和应有的努力程度，体现了激励作用。需要注意的是，参考值的设定应考虑不同地区、不同医院的差异，兼顾挑战性和可达成性，并随着管理水平和医疗技术水平的提高而作出灵活调整。

5. 方法　医院绩效评价方法指信息采集、分析方法，是得到公正、客观、可靠、准确绩效评价结果的关键。得益于医院信息化的建设与完善，目前以实时信息为基础的医院绩效评价已成为主要方法。

三、医院内部绩效评价

医院内部绩效评价应体现医院公益性，发挥调动员工积极性和促进医院持续发展的作用。

（一）医院内部绩效评价的原则与理论

1. 原则　医院内部绩效评价一般遵循分层评价的原则。根据绩效的三个层次建立医院、科室与员工三级绩效评价体系，不仅能使医院绩效目标层层落实到个人，也是医院绩效评价工作顺利进行的保证。

2. 理论

（1）目标期望关联理论：强调医院内部绩效考核应以医院目标的科学分解为基础，员工的个人目标应是医院战略目标和个人期望的有机结合。因此绩效管理中应重视上下级沟通和岗位分析，使员工对责任、劳动强度、承担的风险有清晰的认识，并将其纳入考核内容中。

（2）薪酬业绩关联理论：认为医院内部绩效考核结果直接反应在薪酬分配中，与绩效相关的薪酬可持续激励医院绩效的提升，强调业绩是薪酬的依据，薪酬是对业绩的认可。

（3）周边绩效理论：认为员工周边绩效虽然对组织的核心没有直接贡献，但可以营造良好的组织氛围，有利于员工任务绩效的完成以及组织绩效的提高。因此在医院内部绩效考核中，不能单纯考虑任务绩效，还要考核周边绩效。例如，临床科室之间、临床科室与医技科室之间、一线科室与职能科室之间的配合情况。

（二）医院内部绩效评价常用方法

医院科室绩效评价的方法较多，如目标管理法、关键指标评价、平衡积分卡等，目前我国多采用目标管理法，具体形式包含科室综合目标责任制、托管目标责任制、院科两级评价责任制、科室核算、重点工作项目的评价等。医院对科室的绩效评价较大地促进了各科室之间的竞争与发展，提高了各科室的积极性，但在医院绩效评价中要特别注意评价的导向作用，注重经济效益和社会效益的平衡。

在我国医院内部绩效管理实践中，对员工个人的总体绩效评价开展的较少，尤其是缺少对医务人员医疗服务核心能力的评价，往往在职称晋升、评优评奖中以"发表论文"等作为主要考核指标，这也是目前政府大力提倡"破五唯"的主要出发点。

案例讨论

【案例】 某市三级甲等综合性公立医院始建于20世纪80年代，集医疗、教学、科研、预防、保健等功能为一体，专业设置齐全、设施设备先进。

该医院坚持全心全意为人民服务的宗旨，希望通过不断加强内涵建设以提升医院知名度和核心竞争力，在实现医院社会效益和经济效益的同时符合新医改的要求。

该医院自建院以来经历了实行国家事业单位基本工资制度阶段和以经济指标为主要甚至唯一考核标准的绩效考核阶段。2002年以前，该医院参照国家事业考核制度进行绩效考核，每月不管贡献大小，一律如实发放；2002年以后，随着政府对医院直接投入的减少，该医院面临前所未有的生存压力，为了适应医疗保险制度的要求、调动员工积极性、促进医院业务发展，该医院开始实施绩效管理，并采取以经济指标考核为主的绩效工资制度。

该医院的绩效管理基本由年初计划以及年终考核构成，一年考评一次。每年年初由各科室主任把年度计划报到医院办公室，由院领导组织会议商议本年度工作计划，然后分解到下面每个部门，但年终时无人去考核各部门计划完成情况。院内工资分为岗位工资和绩效工资：岗位工资占员工实际工资的35%~40%，不同岗位和职称拥有不同等级的岗位工资；绩效工资实行院科两级分配方式，与科室效益紧密相连，主要根据工作质量和数量、完成工作任务和科室经济效益情况按月考核后发放。

【讨论】

1. 你认为该医院绩效管理存在哪些问题？

2. 如果你是医院院长，将从哪些方面改善医院绩效？

第三节　医院绩效管理历史沿革与发展趋势

有效的绩效管理可以帮助医院管理者了解医院面临的机遇和挑战，可以引导员工改进行为、发挥主观能动性、提高个人效率的同时提升医院工作效率，从而增强医院综合竞争力。科学合理的绩效评价是医院绩效管理的依据，而实施绩效评价需要在绩效管理制度和系统的协调下才能完成。绩效评价和绩效管理是密不可分的整体。近年来，国内外在医院绩效评价领域做了很多探索，积累了宝贵经验，对国内外医院绩效评价历史沿革的梳理和对未来趋势的展望有助于制订适应我国国情、有效促进医院健康发展的绩效管理制度。

一、国外医院评审与绩效评价

（一）美国

美国是世界上最早开展医疗机构评审（即医院绩效评价）的国家。随着医院评审标准的不断完善发展以及医疗卫生市场的多样化要求，诞生了多个医院绩效评价体系，如美国最佳医院排名（America's best hospital）、美国百强医院评价体系（Truven 100 top hospitals）和美国医疗机构评审联合委员会（Joint Commission on Accreditation of Healthcare Organization，JCAHO）医院评审标准。美国最佳医院排名从患者利益出发，在12个成人专科中结合4个主要维度：结构、过程、结果和患者体验（2019年纳入）进行评价排名，眼科、精神科、康复医学科和风湿科这4个专科则基于业内声誉调查来排名；美国百佳医院基于平衡记分卡（balanced score card，BSC）思想，建立起了同级医院之间的对比，包含6个领域（住院结果、延伸结果、运营效率、护理过程、财务状况、患者体验）共11个指标；JCAHO是一个独立的非政府非营利性机构，承担了全美90%左右的评审及认证工作，其附属机构美国医疗机构评审国际部（Joint Commission International，JCI）提供对美国以外的医疗机构的认证服务，JCI认证标准涵盖200个核心标准和168个非核心标准，涵盖临床绩效、患者感受（满意度）、健康状况、行政与财务状况等方面。

美国多样化的医院绩效评价体系为消费者、医院管理者、政府等各利益相关方提供了很大的参考价值，并且多由第三方组织评估，有的体系还提供了详细的评估方法和内容，充分利用公开数据库，为评价体系的客观性、透明性提供了一定的保障。

（二）英国

英国于1948年实行国家卫生服务，公立医院占全国医院总数的95%以上。20世纪90年代，以医院实际医疗费用及医疗活动的不断增多为背景，英国政府1999年发布借鉴平衡记分卡理念的英国国家医疗服务体系（National health system，NHS）绩效评价框架，应用于所有NHS医疗机构；同年医疗保健审计和检查委员会（Commission for Healthcare Audit and Inspections，CHAI）成立，以年检制度对英国急性护理医院、专科医院等医疗机构的绩效做评级和监督，即星级医院评审。

1. **NHS绩效框架评价** 包含组织财务维度和服务质量维度，后者包括综合绩效测量、患者体验和英国医疗质量委员会注册状态3个方面，每月应用一次。医院被分为三类：完成（performing），待定（performance under review）与不佳表现（underperforming）。

2. **英国星级医院评审** 侧重于医疗质量与服务效率，含有6个关键指标：等候时间少于12小时的患者比例、全科医生诊断为癌症患者到专科医院等候时间少于2周的比例、财务稳定性、环境清洁情况、员工工作寿命、门诊预约率等，根据评价结果，英国国内的NHS信托机构被评为三星、二星、一星和零星4个等级，此评价结果决定医院是否有自由奖励员工和开展新技术服务的资格，并且不同星级医院存在不同的价格梯度。

英国NHS绩效框架评价与星级医院评审都十分重视评价结果的利用，对于绩效不佳的医疗机构，相关机构有权进行干预，干预措施包括警告、限制服务、发出定额的罚款通知、暂停或取消英国医疗质量委员会（Care Quality Commission，CQC）注册或起诉。

知识链接 / **英国的医疗质量监管体系**

英国的医疗质量监管体系已经相对比较成熟，在监管体系内部，各机构职责明确，机构之间完全独立，工作方向各有侧重但合作紧密。目前与医疗质量监管相关的机构主要包括：①英国医疗质量委员会（Care Quality Commission，CQC），对医院质量和安全进行监管。②监管局（Monitor）现为NHS Improvement的一部分，负责对医院经济的监管。③英格兰健康观察组织（Healthwatch England，HWE）。④医院发展局（Trust Development Authority，TDA）。⑤国家健康与临床卓越研究院（National Institute for Health and Care Excellence，NICE），负责技术评估及质量标准和规范指南的制定。⑥社会健康信息照顾中心（Health Social Care Information Centre，HSCIC）（现更名为 NHS Digital）。前四种机构为 NHS 英格兰的监督管理机构，后两种机构主要提供数据或证据支持。

（三）澳大利亚

澳大利亚的医疗卫生服务体系中既有公立也有私立医疗机构，并且其筹资和监管体系呈多元化。澳大利亚卫生服务标准委员会（The Australian Council on Healthcare Standard，ACHS）是一个独立非营利性组织，建立于1974年，是澳大利亚政府授权的认证机构。它从机构服务质量和临床技术质量两方面开展工作，并对应开发了两个评价指标体系：其一是机构评价使用的认证标准（Evaluation and Quality Improvement Program，EQuIP），基于国家卫生系统绩效框架（Australia's Health Performance Framework，AHPF）开发；其二是临床指标计划。EQuIP评审期为4年，适用于医院范围的临床指标，包括：用药失误、再入院、再次手术、压疮、患者跌倒、患者死亡、输血、手术入院日和血栓预防，EQuIP6版本共有47条标准，评价维度为可及性、质量、生产率和效率；AHPF中的卫生系统绩效评价层次包括6个维度：可及性、治疗连续性、有效性、效率、持续性以及安全性，特别地考虑到了多类人群的差异，高度重视卫生公平；2019年版ACHS临床指标包含20个指标集共324个临床指标，有学者根据其指标意义将其重新分为8类：重返类指标、死亡类指标、住院日类指标、再入院类指标、输血类指标、感染类指标和负性事件类指标。

（四）荷兰

荷兰的医疗卫生系统是由私人医疗保健机构和非营利性医疗保健机构组成的复杂混合体，并且受到政府的严格监管。为了提高对医疗服务质量监管的效力与效率、增加卫生系统的透明度、激励医院对医疗质量持续改进，荷兰卫生保健监察局在2003年初制定了一套涵盖患者安全和临床有效性的医院绩效指标，包括3个子指标集：①全院指标。②急诊病房、手术中心和重症监护病房的指标。③条件或具体干预指标。该指标体系评价的数据来自医院统计资料，强调医院的自我改进，并不追求医院排名，因此没有公开的星级或发放绩效报告，医院可自行报告评价结果；该指标体系的另一个特点是以可行性优先而非有效性，选择对指标的构建、维护、处理以及解释和报告层面都切实可行的方案；一般而言，政府、社会组织和支付者使用外部指标评估护理质量，并对医院进行横向对比，医院管理者使用内部指标进行内部监测和改进其护理过程，而荷兰医院绩效指标体系打破了外部指标与内部指标的界限，既公开了既定的指标体系又允许医院自行解释考核分数，将焦点从"评价机构如何证明指标的可比性"转到"医院如何解释指标的不可比性"，避免了大量的复杂工作。

（五）世界卫生组织欧洲办事处

世界卫生组织欧洲办事处在2003年发起了"用于质量改进的医院绩效评价工具"（Performance Assessment Tool for Quality Improvement in Hospitals，PATH）用于发展和推广医院绩效评价方法，此方法以医院自愿参加为主，通过基准网（Datum net）建立起国际国内的动态比较，将横向维度和纵向维度相结合，多角度、多形式使得其评价体系机构更加完整。横向维度有安全性和患者为中心；纵向维度有：临床效果、效率、以员工为导向、响应治理，还选定了17个核心指标和24个附加指标，允许医院根据自身情况选择。它的框架全面、灵活，可以适用于不同的国家背景，自建立以来，已在欧洲的10个国家以及南非和加拿大的66家医院实施应用，是一个标准化的医院绩效评价工具。PATH评价体系中以员工为导向维度是其他评估体系所没有的，它将员工作为医院发展的永续资源，从职业安全与满意度测量了员工对医院绩效的评价。PATH绩效评价结果仅供内部使用，不对外公开。

各国在医院绩效管理的设计实践过程中时刻面临着挑战，通过数十年的发展和改善，它们在提高数据来源的可靠性、指标设置的科学性和评价结果的合理利用等方面取得了一定的成绩，可以为我们提供借鉴。①注重医疗数据利用，评价方式多元化。②关注获取数据质量，来源数据标准化。③考虑应用的差异性，指标灵活科学化。④体现评价的目的性，指标设置导向化。⑤统一指标评价标准，促进横向比较。⑥体现以患者为中心，强调质量安全。⑦重视结果的利用，持续提高医院绩效。⑧建立有效激励机制，实现更优绩效目标。

二、我国医院评审与绩效评价

（一）我国医院评审历史沿革

我国卫生行政部门进行的中国医院评审是国内认可度最高的医院评价体系。改革开放后，我国开始探索医院评价体系和绩效管理工作。

1. 第一周期的医院评审工作（1989—1998年）　1989年11月，国家卫生部印发了《综合医院分级管理标准（试行草案）》和《医院分级管理办法（试行草案）》，标志着我国医院评价体系的建立。两份草案将综合医院按任务和功能分为三个级别，每个级别根据医疗水平及设施条件等分为甲、乙、丙三个等级，三级医院增设特等，共三级十等。随着评审工作的不断深入，我国于1995年发布了《医疗机构评审办法》（卫医发〔1995〕第30号），初步规范了我国医院评审工作实施行为。

第一周期的医院评审工作在一定程度上促进了区域医疗卫生资源的合理配置，初步构建起我国三级医疗服务体系，在医疗机构监管方面积累了一定的经验，使我国的医疗机构监管工作逐步走向规范化、系统化、标准化。但是，部分地区和医院在第一周期医院评审工作中也出现了一些问题：对于政策未能贯彻始终、落实到位，医院工作质量的持续改进并没有建立长期的监管机制。1998年，国家卫生部要求暂停医院评审工作，历时十年的第一周期医院评审工作宣告结束。

2. 新一轮医院评审工作（2011年至今） 2005年3月，国家卫生部以"医院管理年"活动为契机，颁布了《医院管理评价指南（试行）》，并在2011年9月发布了《医院评审暂行办法》（卫医管发〔2011〕75号），此后陆续向全国颁布了10个医院评审标准和8个医院评审实施细则，由此启动了我国新一轮医院评审工作。

《医院评审暂行办法》明确以医疗品质和医疗服务成效作为评审的重点，将医改任务完成情况作为重要指标，围绕"质量、安全、服务、管理、绩效"，体现"以患者为中心"。新一轮医院评审工作扩大了评审的组织实施主体范围，将医院自我评价和卫生行政部门授权的第三方机构或组织的评审活动也纳入医院评审范围。在此之前，国内一些省市（如海南省和上海市）在委托第三方组织实施评审方面已进行了有益探索和实践。

2010年，复旦大学医院管理研究所作为国内第三方机构出炉第一份"中国最佳医院排行榜"榜单，随后，香港艾力彼医院管理公司、中国科学院（医学）信息研究所和北京大学国家医疗数据中心相继开展了医院评价工作并进行排名，分别推出了"中国医院竞争力医院排名""中国医院科技影响力评价"和"中国最佳临床医学评估"3个医院评价体系。

随着医药卫生体制改革的深入，《医院评审暂行办法》及《三级综合医院评审标准（2011年版）》已不能满足医疗服务管理需要，2020年12月，国家卫生健康委发布了《三级医院评审标准（2020年版）》，围绕"医疗质量安全"，推动医院评审由以现场检查、主观定性、集中检查为主的评审形式转向以日常监测、客观指标、现场检查、定量与定性评价相结合。

（二）我国医院绩效评价历史沿革

2005年《医院管理评价指南（试行）》明确了医院绩效考核主要包括社会效益、工作效率、经济运行3个维度，并分别列举了各维度的考核内容或指标。此后各地政府和办医主体制订了适合当地具体情况的医院绩效考核体系，如上海市于2005年成立上海申康医院发展中心，作为上海市市级公立医院国有资产和运营管理的责任主体，对公立医院院长实行聘任制，建立了以管理业绩为核心的公立医院院长考核评价体系。北京市于2011年设立的医院管理局（后更名为北京市医院管理中心），以国有资产出资人的身份负责北京市市属三级医院的办医职能，于2012年发布了《市属医院年度绩效考核办法》；海南省于2008年成立海南医院评鉴暨医疗质量监管中心，该中心获得了海南省卫生行政部门的委托、授权，以PDCA质量循环理论为基础，融合多重质量管理工具对医院进行评估与监管。

在综合各地医院绩效评价经验的基础上，2015年四部门联合印发了《国家卫生计生委、人力资源社会保障部、财政部、国家中医药管理局关于加强公立医疗卫生机构绩效评价的指导意见》（国卫人发〔2015〕94号），以社会效益、服务提供、综合管理、可持续发展为一级指标，分别下设二级指标和三级参考指标，建立以公益性为导向的考核评价机制，定期组织公立医院绩效考核，考核结果与财政补助、医保支付、绩效工资总量以及院长薪酬、任免、奖惩等挂钩。

此后伴随着公立医院改革的进一步深化，2019年1月国务院办公厅印发了《关于加强三级公立医院绩效考核工作的意见》（国办发〔2019〕4号）。同年11月，国家卫生健康委联合国家中医药管理局，制定了《关于加强二级公立医院绩效考核工作的通知》（国卫办医发〔2019〕23号）。三级公立医院绩效考核指标体系由医疗质量、运营效率、持续发展、满意度评价4个方面的指标构成，共55个指标，其中26个指标为国家监测指标；二级公立医院绩效考核指标体系由医疗质量、运营效率、持续发展、满意度评价4个方面共28个指标构成，且均为定量指标，其中21个指标为国家监测指标。三级公立医院绩效考核工作和二级公立医院绩效考核工作的相继启动，标志着我国医院评价和绩效管理工作进入新阶段。

本章小结

　　医院绩效管理是指在强调医院社会效益的前提下，医院管理者利用绩效管理手段提高员工工作绩效，以实现医院绩效目标乃至战略目标的一系列管理活动。医院绩效管理包括绩效计划、绩效评价、绩效反馈及结果应用四个环节，按照绩效评价对象可分为医院组织绩效管理、科室绩效管理和员工绩效管理。医院绩效管理的目标有着多元的特点，在实践过程中需平衡医院社会效益和经济效益，科学的医院绩效管理对医院及其员工有着激励与约束的作用，并促进医院健康发展。本章主要介绍了医院绩效管理的概念、环节与特点，对国内外医院绩效管理的历史沿革进行了回顾。

（李国红）

第十二章　医院经济管理

学习目标

1. 掌握　医院经济管理的概念和主要内容；医院经济管理的原则。
2. 熟悉　医院经济运行的特点；医院经济管理的常用方法。
3. 了解　我国医院经济管理体制；医院经济管理的发展趋势。

第一节　医院经济管理概述

一、医院经济管理的相关概念

（一）医院经济管理

医院经济管理是指医院按照医学科学和经济规律的要求，运用货币价值形式和经济手段，对医疗服务的全过程进行计划、组织、协调、监督和控制的活动。医院经济管理的目的是合理筹集和使用各项医疗资源，提高医疗服务的效率和质量，力求以尽可能少的成本获得最大价值的医疗服务，更好地完成医疗、教学、科研、预防等各项工作任务，取得医院经济效益和社会效益的最大化。

医院经济管理贯穿于医疗服务的整个过程，是从投入到产出的连续、系统、全局性工作，其本质是确保医院经济活动合法、有效、健康、持续地运行和发展。医院经济管理涵盖了经济事项决策，经济计划的制定、组织和实施，经济效益评价，以及经济活动的监督和控制，主要内容包括医院经济预测与决策、财务管理、绩效与薪酬管理、内部控制管理和经济分析。

（二）医院财务管理

医院财务管理是对医院资金的筹集、分配、使用和结算等进行的计划、组织、控制、监督等工作的总称。医院财务管理的对象既包括医院的资金活动又包括其所体现的各种财务关系，是医院经济管理的重要组成部分，主要目的是：科学合理编制预算，真实反映财务状况；依法管理各项收入，妥善安排各项资金的使用；实行成本核算，强化成本控制；合理配置和有效利用资产，防止资产流失；健全财务管理制度，完善内部控制机制，加强经济活动的财务控制和监督，防范财务风险。

医院财务管理是经济管理的核心内容，财务管理是利用货币形式对资金运动过程进行管理，而经济管理则是以财务管理为基础，制定经济活动目标，对医院全部经济活动进行组织、协调和控制。

（三）医院财务会计

医院财务会计是依据相关法规，以货币为计量单位，对医疗服务生产过程中运用的经济资源及其成果系统地进行记录、计算、分析、检查，以全面反映医院财务状况和经营成果的一项管理活动。医院财务会计要素包括资产、负债、净资产、收入和费用，其基本职能是以合法真实的凭证为依据，对医院经济活动进行核算，并对经济活动的合理性、合法性、真实性、正确性进行全面监督，同时为医院的管理决策提供财务信息。

医院财务会计是通过连续系统的记录、核算和分析，产出能够真实反映医院财务状况和经营成果的相关信息，并依据相关法律法规对医院的各项收支进行监督，防范财务风险。

医院经济管理与医院财务管理、医院财务会计密不可分：医院财务会计是医院财务管理的基础，医院财务会计是如何"管财"，其本质要求是真实、准确、合规；医院财务管理则是如何"理财"，其本质要求是实现保值和增值；医院经济管理则是针对医院经济活动的全过程，其本质要求是通过经济手段使医院更好地实现组织目标，健康持续地发展。

二、医院经济管理的主要内容

（一）医院经济预测与决策

医院根据既往经济运行情况，结合发展趋势和政策环境，对未来经济活动进行预测，合理制定医院经济活动的长期和短期目标，在充分权衡医院内部条件和外部环境的基础上，科学制定经济活动的计划和实施方案。在公立医院，医院经济决策的主体是党委，凡运营管理工作中涉及"三重一大"（重大事项决策、重要干部任免、重大项目投资决策、大额资金使用）事项的，需经医院党委会研究决定。医院长期经济决策和计划是医院战略管理的组成部分，由医院党委围绕医院的职能任务和战略目标制定，短期的经济决策和计划通常围绕年度预算管理开展相关工作。

（二）医院财务管理

医院财务管理围绕医院资金的筹集、分配、使用和核算等整个资金运动过程展开，主要内容包括：预算管理、收入和支出管理、资产与负债管理、成本管理、财务报告与分析等内容。医院预算管理是根据医院的建设和发展目标，以预算的编制和执行为核心，对医院运行过程进行管理和监督。医院收入和支出管理是依照国家的各项价格政策和收费制度，积极组织收入，严格按照医院预算规范各项支出的范围和标准。医院资产与负债管理的主要任务是优化医院资金在不同类别资产的配置结构，在财务风险和经济效益之间寻求动态平衡，提高经营发展的质量与稳健性。成本管理是通过成本核算和分析，提出成本控制措施，降低医疗成本的活动。医院财务报告是指反映医院一定时期的财务状况和业务开展成果的总括性书面文件，包括资产负债表、收入支出总表、业务收入支出明细表、现金流量表、净资产变动表等。财务分析以财务报告为基础，利用一定的技术方法，对医院财务活动、财务状况及其发展趋势进行研究和评价，为未来财务预测、决策提供信息。

（三）绩效与薪酬管理

科学的薪酬制度对调动医务人员积极性、提高医疗服务质量和水平具有重要意义。医院应当将政府、举办主体对医院的绩效考核落实到科室和医务人员，对不同岗位、不同职级医务人员实行分类考核，建立健全与岗位职责、工作业绩、实际贡献紧密联系的绩效考核制度，建立主要体现岗位职责的薪酬体系，体现多劳多得、优绩优酬，坚持劳动、知识、技术、管理等要素按贡献参与分配，着力体现医务人员技术劳务价值，有效激励医务人员。

（四）医院内部控制管理

医院内部控制是为了实现合法合规、风险可控、高质高效和可持续发展的运营目标，在医院内部建立的一种相互制约、相互监督的业务组织形式和职责分工制度，是通过制定制度、实施措施和执行程序，对经济活动及业务活动的运营风险进行有效防范和管控的一系列方法和手段的总称。内部控制的主要目标包括：保证医院经济活动合法合规、资产安全和使用有效、财务信息真实完整，有效防范舞弊和预防腐败，提高资源配置和使用效益。医院应加强内部审计监督管理、风险管理及内部控制建设，建立健全风险研判、评估和防控机制，细化落实各类业务活动中经济行为的内部控制制度和监管措施，避免出现违法违纪违规行为。

（五）医院经济分析

医院经济分析是对一定时期内医院经济运行情况进行全面分析，采取专门的方法和指标，对医院财务状况、运营成果、管理绩效、发展前景等进行综合分析和判断，评价经济计划的完成情况，反映经济运行过程中的利弊得失，研究并督促医院有关部门依法依规地增收节支、提高效益、防范风险，并为医院的下一步经济决策提供信息。

第二节　医院经济管理的理论基础与常用方法

一、医院经济管理的理论基础

（一）医院经济运行分析

1. 医院的经济性质　医院以救死扶伤、防病治病、为人民健康服务为宗旨，具有社会公益性。同时，医院还是运用医学科学技术提供医疗服务产品的生产性单位，具有生产性和经营性，这就必然要求医院加强经济管理，提高生产效率和经济效益。依据医疗机构的经营目的和服务任务将医疗机构划分为非营利性和营利性两类。

（1）非营利性医疗机构：是指为社会公众利益服务而设立和运营的医疗机构，不以营利为目的，其收入用于弥补医疗服务成本，实际运营中的收支结余只能用于自身的发展。非营利性医疗机构主要提供基本医疗服务，政府举办的非营利性医疗机构享受同级政府给予的财政补助，其他非营利性医疗机构不享受政府财政补助。非营利性医疗机构执行政府规定的医疗服务指导价格，享受相应的税收优惠政策，执行财政部、卫生部颁布的《医院财务制度》和《医院会计制度》等有关法规政策。

（2）营利性医疗机构：是指医疗服务所得收益可用于投资者经济回报的医疗机构。营利性医疗机构根据市场需求自主确定医疗服务项目。营利性医疗机构的医疗服务价格由市场决定，依法自主经营，照章纳税，参照执行企业的财务、会计制度和有关政策。

2. 医院的经济活动和经济关系　医院从主办方获取初始投资，同时可通过银行等金融机构进行融资并形成医院债务，筹集到的资金用于购买提供医疗服务所需的生产资料和劳动力。医院在要素市场中购入医疗设施设备、器械、药品等物质资料，向医务人员支付薪酬获得专业技术和劳动。医院根据需求在内部合理配置各项资源，为患者提供医疗服务，以此获得来自患者个人、医疗保险基金的经济补偿，其中公立医院还承担政府的公益性任务，获得政府财政补助。医院的经济活动具有一般经济活动的基本特点，包括筹资、采购和供应、生产、消费等阶段。随着医疗服务过程周而复始地进行，持续不断的资金运动贯穿于经济活动的全过程，保证产品的质量、提高生产效率和控制成本是医院经济持续、健康运行的关键（图12-1）。

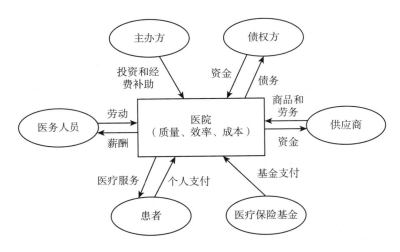

图12-1　医院经济活动和经济关系示意

3. 医院经济运行的特点

（1）运行目标的特殊性：公立医院是我国医疗服务体系的主体，其经济性质为非营利性，经济运行的目标不是获取收益和利润，而是提供安全、有效、方便、价廉的医疗服务，满足广大人民群众的医疗服务需求。同时，医院的生产性又要求医院的经济运行应体现成本效率原则，提高效率、节约费用，减轻患者就医负担。因此，医院经济运行应以公益性为前提，以满足人民群众健康需求为出发点和落脚点，同时要努力控制成本费用，实现社会效益与经济效益的有机统一。

（2）产品的特殊性：医疗服务与一般商品相比具有明显的特殊性。一是医疗服务需求具有不确定性，二是医疗服务的生产和消费是同时进行的，三是医疗服务的差异性大。尽管存在医疗技术常规或指南，但医疗服务无法做到批量化、标准化生产。医疗服务产品的特殊性决定了医院经济运行更加复杂，对产品质量和成本的控制难度更大。

（3）运行环境的特殊性：医院经济运行在市场机制与政府调控共同作用的市场环境下。医院在要素市场购买生产医疗服务所需的生产资料，这些由市场定价，更多受到市场机制的调控，价格对供需变化反应灵敏。医院提供的基本医疗服务需要执行政府的价格政策，更多是政府定价或政府指导价，价格受供需影响较小。通常政府定价滞后于医疗服务生产资料的价格变动，因此，医疗服务价格往往不能及时反映医疗服务的成本和价值。

（4）经济关系的特殊性：对于一般的商品，供需双方的交易是一种买卖行为，购买方既是服务的需求者又是最终的支付者，双方的交易信息是平等对称的。但在医疗服务支付体系中，除了供方和需方，还有作为第三方的医疗保险机构，医疗保险基金是最大的支付方。在这种支付体系下，患者希望得到更多、更好的服务，医疗保险机构希望医院用较低廉的费用为参保患者提供有效的服务，医院则希望能够得到充分的经济补偿以维持医院的正常运行和发展，三者之间是一种既矛盾又统一的关系。

（二）医院经济管理的原则

1. 社会效益与经济效益的统一　我国卫生事业的公益性质决定了公立医院必须坚持社会效益优先的原则，把为人民群众提供安全有效、公平可及的医疗服务作为首要任务。同时，医院作为一个具有生产性和经营性的实体，需要体现经济效益。医院管理中应正确处理社会效益和经济效益的关系，做到两者的有机统一，既要基于公益性的功能目标开展经济管理，又要防止因片面追求经济效益而弱化社会公益性。

2. 质量与成本的统一　医疗质量直接关系到患者的生命安全和健康权益，持续改进医疗质量是医院不懈追求的目标。医疗质量改进需要加强学科人才建设，开展临床技术研究，提升医疗技术水平。这虽然会带来更多的成本消耗，但医疗质量的提升不仅可以提高疾病的救治效果，节省医疗费用，还可以提高医院的竞争力，吸引更多的患者，给医院带来更多的经济收入。医院应该牢固树立质量意识，在加强医疗质量建设过程中加强成本核算、过程控制、细节管理和量化分析，不断优化投入产出比，争取以合理的成本费用提供高质量的医疗服务。

3. 业务管理与经济管理的统一　医院经济运行贯穿于各项业务活动中，经济管理与业务管理充分融合才能取得最大效能。医院应以提升质量、提高效益为主线，避免重业务轻管理的现象，提高全员的经济意识，不断提高经济管理工作整体水平。大力推动经济管理与医疗、教学、科研、预防等核心业务活动充分融合，将经济管理各项要求融入医院核心业务流程和质量控制各环节，重点围绕成本管理、运营管理、内部控制、绩效管理等环节，健全成本核算体系、运营管理制度、内部控制流程、绩效管理体系等，实现经济管理价值创造，提高业务活动和经济活动的质量效益。

4. 外部政策与内部管理的统一　我国公立医院正在进行以建立健全现代医院管理制度为目标的改革，在管理体制、运行机制、服务价格调整、医保支付、人事管理、收入分配等方面都将发生较大变化。医院发展方式将从规模扩张向提质增效转变，运行模式从粗放管理向精细化管理转变，资源配置从注重物质要素向更加注重人才技术要素转变。医院应主动适应国家公立医院改革政策，聚焦当前医院经济管理工作中存在的主要问题，健全管理制度，重点强化各类业务活动内涵经济行为的内部控制和监管措施，努力提升经济运行效益和精细化管理水平。

5. **集中领导与分级管理的统一**　医院经济管理工作既需要坚强有力的组织领导，又需要全体人员的广泛参与。医院应建立集中领导、分级负责的经济管理体系，主要负责人全面负责医院经济管理工作，总会计师协助做好具体工作，各分管院领导对具体工作分工负责，完善内设机构职能，形成经济管理工作合力。强化决策机制，健全分工机制，加强重大经济事项的科学决策和风险控制能力。细化落实机制，逐级分解细化经济运营管理目标和任务，层层落实主体责任，确保各项任务有效落实，定期开展经济运行监控、执行检查和分析评价，动态掌握和评价经济管理工作进展及实施效果。

（三）医院经济管理体制

1. 医院产权和治理结构

（1）医院产权：是指由不同主体投资所形成并拥有的全部卫生资源所有权，包括占有权、所有权、支配权以及受益权等一组权力体系。我国医院按登记注册类型分为公立医院和民营医院，公立医院指经济类型为国有和集体办的医院，民营医院指公立医院以外的其他医院。按照主办单位，即出资人分类，医院分为政府办、社会办和私人办。

（2）医院治理结构：是指一组联结并规范医院所有者、经营者、员工以及其他利益相关者彼此间权、责、利关系的制度安排。《国务院办公厅关于建立现代医院管理制度的指导意见》（国办发〔2017〕67号）指出：坚持政事分开、管办分开。加快转变政府职能，深化"放管服"改革，合理界定政府作为公立医院出资人的举办监督职责和公立医院作为事业单位的自主运营管理权限，实行所有权与经营权分离。政府行使公立医院举办权、发展权、重大事项决策权、资产收益权等，审议公立医院章程、发展规划、重大项目实施、收支预算等。全面落实对符合区域卫生规划的公立医院投入政策。按照中央组织部公立医院领导人员管理有关规定，选拔任用公立医院领导人员。建立以公益性为导向的考核评价机制，定期组织公立医院绩效考核以及院长年度和任期目标责任考核，考核结果与财政补助、医保支付、绩效工资总量以及院长薪酬、任免、奖惩等挂钩。政府对医院履行监管职能，建立综合监管制度，形成全行业、多元化的长效监管机制。强化卫生计生行政部门医疗服务监管职能，完善机构、人员、技术、装备准入和退出机制。公立医院依法依规进行经营管理和提供医疗服务，行使内部人事管理、机构设置、中层干部聘任、人员招聘和人才引进、内部绩效考核与薪酬分配、年度预算执行等经营管理自主权。

2. 医院经济运行机制　构建维护公益性、调动积极性、保障可持续的新运行机制

是公立医院改革的目标之一，其核心是建立科学的公立医院补偿机制。为此，国家以"破除以药补医机制"为关键环节，将公立医院补偿由服务收费、药品加成收入和政府补助三个渠道改为服务收费和政府补助两个渠道，采取综合措施切断医院和医务人员与药品间的利益链，完善医药费用管控制度，严格控制医药费用不合理增长。改革药品价格监管方式，规范高值医用耗材的价格行为，减少药品和医用耗材流通环节，规范流通经营和企业自主定价行为，全面落实药品和高值医用耗材的集中采购。通过调整医疗服务价格、加大政府投入、改革支付方式、降低医院运行成本等，建立科学合理的补偿机制。按照总量控制、结构调整的办法，改变公立医院收入结构，提高业务收入中技术劳务性收入的比重，降低药品和卫生材料收入的比重，建立以按病种付费为主，按人头付费、按服务单元付费等复合型付费方式，逐步减少按项目付费，充分发挥各类医疗保险对医疗服务行为和费用的调控引导与监督制约作用，有效控制医疗成本，确保公立医院良性运行和发展。

3. **医院内部经济管理体制** 医院内部实行"统一领导、集中管理"的经济管理体制。《医院财务制度》规定三级医院须设置总会计师。总会计师是医院领导成员，协助院长管理医院经济和运营工作，对院长负责并承担相应的领导和管理责任，依据国家法律法规组织领导医院的经济管理和会计核算工作，参与医院重大财务、经济事项的决策并对执行情况进行监督。医院内部应当建立科学决策、分工负责、协同落实、分析评价、沟通反馈的经济管理机制，在院长和总会计师的领导下，组织医院财务、价格、审计、基建、医保、物资、信息等各职能部门具体落实，建立健全医院内部有关预算、成本、采购、资产、内控、运营、绩效等制度体系，依法依规规范经济活动，提高经济管理水平，发挥经济管理工作的服务、保障和管控作用。

二、医院经济管理的常用方法

（一）投资决策分析方法

投资是一项重要的经济活动，是医院维持生产和扩大再生产的必要手段，对重大投资方案必须进行可行性论证，做好投资项目的技术经济论证。

1. **静态分析** 不考虑资金的时间价值，直接按项目的投资金额和形成的现金流量进行计算分析。其优点是直观、计算简便；缺点是没有考虑项目的投资周期以及货币的时间价值。常用计算指标是投资回收期和年投资报酬率。①投资回收期：是指投资引起的现金流入累计到与投资额相等所需要的时间，回收年限越短，方案越有利。②年投资报酬率：是指在投资有效期间内，年现金净流量与初始投资额的比率，比率越大，投资所取得的效益越好。

2. **动态分析** 考虑资金的时间价值，将不同时间发生的成本和效益分别按一定的贴现率折算到同一"时点"上进行分析，同时还考虑项目的整个寿命周期内的成本和效益。分析结果比静态分析法更准确、合理。常用指标有净现值、效益成本比率、内部收益率等。①净现值：是指特定方案未来现金流入的现值与未来现金流出的现值之间的差额。②效益成本比率：是指项目的收益现值总额与成本现值总额之比。该方法适用于不同投资额和不同投资期限的方案之间的比较。③内部收益率：是指能够使未来现金流入量现值等于未来现金流出量现值的贴现率，内部收益率越大，方案的经济效益越好。

3. **收支平衡分析** 是医院经济管理中常用的技术方法，其目的是寻找医院的收支平衡点，从而了解医院经营状况，预测其发展趋势和规模。在医疗服务价格一定的情况下，影响收支平衡的因素有医疗服务成本、医疗服务量和利润。收支平衡分析就是研究这3个变量之间的关系，因此又称为"成本－业务量－利润"分析（cost-volume-profit analysis，CVP）法，简称"本－量－利"分析法。收支平衡分析的关键是确定盈亏临界点。盈亏临界点是指总成本和总收入相等，达到不盈不亏时的服务量或保本收入。

（二）成本管理方法

1. **作业成本法** 以"作业消耗资源、产出消耗作业"为原则，按照资源动因将资源费用追溯或分配至各项作业，计算出作业成本（activity based costing），然后再根据作业动因，将作业成本追溯或分配至各成本对象，最终完成成本计算的成本管理方法。①资源费用：是指医院在一定时期内开展经济活动所发生的各项资源耗费。②作业：是指医院基于特定目的重复执行的任务或活动，是连接资源和成本对象的桥梁。一项作业既可以是一项非常具体的任务或活动，也可以泛指一类任务或活动。③成本动因：是指诱导成本发生的原因，是成本对象与其直接关联的作业和最终关联的资源之间的中介，按其在资源流动中所处的位置和作用，成本动因可分为资源动因和作业动因。

应用作业成本法，一般按照资源识别及资源费用的确认与计量、成本对象选择、作业认定、作业中心设计、资源动因选择与计量、作业成本汇集、作业动因选择与计量、作业成本分配、作业成本信息报告等程序进行。作业成本法的主要优点：一是能够提供更加准确的各维度成本信息；二是改善和强化成本控制，促进绩效管理的改进和完善；三是推进作业基础预算，提高作业、流程、作业链（或价值链）管理的能力。主要缺点是：部分作业的识别、划分、合并与认定，成本动因的选择以及成本动因计量方法的选择等均存在较大的主观性，操作较为复杂，开发和维护费用较高。

2. 标准成本法 指医院以预先制定的标准成本为基础，通过比较标准成本与实际成本，计算和分析成本差异、揭示成本差异动因，进而实施成本控制、评价运营绩效的一种成本管理方法。标准成本，是指在正常的医疗技术水平和有效的经营管理条件下，医院经过努力应达到的产品成本水平。

应用标准成本法，一般按照确定应用对象、制定标准成本、实施过程控制、成本差异计算与动因分析，以及修订与改进标准成本等程序进行。标准成本法的主要优点：一是能及时反馈各成本项目的差异，有利于考核相关部门及人员的业绩；二是标准成本的制定及其差异和动因的信息可以为医院经营决策提供更充分的依据。主要缺点：一是要求产品的成本标准比较准确、稳定，在使用条件上存在一定的局限性；二是标准成本需要根据医疗服务投入的市场价格波动频繁更新，导致成本差异可能缺乏可靠性，影响成本控制效果。

（三）经济运行分析方法

1. 比较分析法 将不同时期或不同单位的同一个指标的数值进行对比，测算相互间的差异，并寻找产生差异原因的一种分析方法。在使用过程中可以根据分析目的的不同选择不同的比较对象，如实际指标与计划指标比较，当期指标与前期指标相比较，本单位指标与同类单位指标比较等。采用比较分析法时应注意指标的统一性和可比性。

2. 趋势分析法 通过比较医院连续若干年度的财务指标，来分析指标的变化情况，并预测未来发展趋势的一种分析方法。按照比较标准的不同，可分为定基比分析法和环比分析法。在运用趋势分析法时，应注意如下几个问题：一是选择合适的基期作为标准，基期指标必须具有代表性、正常性和可比性；二是进行趋势分析时应有一定的期数；三是分析过程中要注意指标可比性，计算口径要一致。

3. 比率分析法 通过某些关联的财务指标进行对比，计算出各种财务比率，揭示各相关指标之间的逻辑关系的一种分析方法。比率分析把相关指标结合起来分析，能够把某些条件下不可比的指标变成可以比较的指标，适用于单位内部和单位之间的评价与比较。比率分析按照计算率的指标之间关系的不同分为结构比率、效率比率和相关比率。

4. 因素分析法 依据分析指标与其影响因素之间的关系，从数量上确定各因素对分析指标的影响方向和影响程度的一种方法。因素分析法既可以全面分析各因素对某一经济指标的影响，又可以单独分析某个因素对经济指标的影响，在财务分析中应用颇为广泛。

第三节　医院经济管理的进展与发展趋势

一、医院经济管理的进展

（一）国外医院经济管理的进展

由于社会经济制度和医疗卫生体制的差异，不同国家的医院管理模式不尽相同，但普遍都重视医院的经济管理，且经济管理的专业化和职业化程度较高。例如，美国医院在管理上采用企业的组织形式，大多数实行董事会领导下的院长负责制，首席财务官（chief financial officer，CFO）是医院运营和经济管理方面的专家，是医院董事会的成员，直接向医院的首席执行官（chief executive officer，CEO）汇报。英国公立医院的院长大多是经济、管理、法律专业出身，医师改任院长的，必须接受半年至3年不等的正规医院管理专业训练。德国公立医院按照公司的组织结构进行组建，设行政院长、医疗院长和护理院长，不设职能科室，其中行政院长是医院的最高决策者，负责整个医院经营管理，任职资格要求是经济类、管理类、商业、法学专业高校毕业后经2年医院管理培训取得硕士学位者。

医疗费用快速上涨是各国面临的普遍问题，政府通过发挥医疗保险付费方的作用，利用医疗费用支付方式的改革来控制医疗费用，使得医院不得不加强内部经济管理，控制医疗服务的成本。例如，英国公立医院的原始固定资产归医院托拉斯所有。医院托拉斯承担财政部相当于医院原始固定资产总额的债务，每年向财政部偿还本金和利息，政府再利用这些资金为居民购买医疗服务。医院托拉斯采取成本加成法自行确定医疗服务价格，在经过严格成本核算的基础上，按6%的资产收益率确定其服务价格。美国于1983年开始对住院服务实施诊断相关分组的预付费（diagnosis related groups-prospective payment system，DRGs-PPS）制度，医院面临较大的成本控制压力。20世纪90年代末，美国将作业成本法用于医院成本核算，比传统的核算方法能够提供更真实的信息，从而帮助医院优化流程和控制成本。近年来，安德森癌症中心、克里夫兰医学中心、梅奥医学中心等美国顶尖医疗机构开始尝试使用时间驱动作业成本法（time-driven activity based costing）用于成本核算，该方法以时间作为分配成本的依据，相比传统的作业成本法能够更清楚地反映资源的有效利用率。

全面预算管理作为一种综合性的经济管理工具在国外医院管理中得到广泛应用。例如，美国医院的管理者十分重视全面预算管理，认为编制预算的过程是医院规划事业发展的过程，是调整资源配置的过程，对预算的执行也十分严格，各项开支必须严格按预算项目和金额执行，每月对预算的执行情况进行分析，对预算差异做出详细分析，以保证全年预算的完成。预算有若干种类，包括业务量预算、收入预算、业务开支预算等。预算编制详细到每一个成本中心，每个具体项目都有明确的预算，具有较强的可操作性。每个中心都有独立的成本数据收集和预算系统，各医院的预算通常由各成本中心提出年度、季度或是月度预算，然后提交院级委员会进行讨论审批，经医院董事会批准才能执行。

（二）我国医院经济管理的进展

改革开放之前，我国卫生事业的定位是社会福利事业，国家对公立医院实施"统收统支"的财政体制，实行收支两条线管理，支出全部由财政预算安排，收支结余不能留用，必须全部上缴财政。这一时期，医院的经营自主权非常有限，收支结余不能留用，医院缺少开展经济管理的动力，医务人员缺乏激励机制，服务效率低下。

改革开放后，国家开始运用经济手段管理卫生事业和公立医院。1979年，卫生部等三部委联合发出了《关于加强医院经济管理试点工作的通知》，1981年卫生部出台了《医院经济管理暂行办法》，对医院的经费补助实行"全额管理、定额补助、结余留用"制度。1992年，卫生部下发《关于深化卫生改革的几点意见》，要求拓宽卫生筹资渠道，完善补偿机制；扩大医院自主权。"放权让利"改革调动了公立医院创收的积极性，减轻了政府的财政负担，但也造成医院规模和设备盲目扩张，存在逐利倾向，影响了公立医院的公益性。这一时期，医院自主经营权逐步扩大，医院内部开始重视经济管理工作，全面开展成本核算，规范财务管理制度，提高医院的经济效益。

2009年，国务院常务会议通过《关于深化医药卫生体制改革的意见》，要求遵循公益性质和社会效益原则，建立规范的公立医院运行机制，进一步完善财务、会计管理制度，严格预算管理，加强财务监管和运行监督。2011年，财政部下发新的《医院财务制度》和《医院会计制度》，要求医院实行"统一领导、集中管理"的财务管理体制，三级医院必须设立"总会计师"。2015年，《财政部 国家卫生计生委 国家中医药局关于加强公立医院财务和预算管理的指导意见》指出，财务和预算管理是公立医院经济工作的核心，要以加强财务和预算管理为抓手，深化公立医院机制体制改革。2017年，国务院办公厅《关于建立现代医院管理制度的指导意见》要求建立健全全面预算管理、成本管理、财务报告、第三方审计和信息公开机制，确保经济活动合法合规，提高资金资产使用效益。2020年，《国务院办公厅关于推动公立医院高质量发展的意见》要求公立医院发展方式从规模扩张转向提质增效，运行模式从粗放管理转向精细化管理，资源配置从注重物质要素转向更加注重人才技术要素，整合医疗、教学、科研等业务系统和人、财、物等资源系统，建立医院运营管理决策支持系统，推动医院运营管理的科学化、规范化和精细化。

二、医院经济管理的发展趋势

（一）管理理念更加突出质量效益

公立医院高质量发展要求由过去单纯追求扩大规模、提高收入向注重提质增效转变，资源配置从注重物质要素向更加注重人才技术要素转变，运行方式从粗放管理向精细化管理转变。医院经济管理应紧紧围绕高质量发展的内涵要求，树立"优质、低耗、高效"的管理理念，合理控制医院规模，提高资源利用效率，节约成本支出，为社会提供更加优质的医疗服务，更加有效地履行公益性职责。

（二）管理职能进一步拓展提升

医院经济管理的职能已由最初的会计核算和账务处理，拓展为医院发展战略的高度，从医院整体运营目标和可持续发展的角度合理配置和利用各项资源，提高医疗服务的投入产出效益，建立健全内部控制管理和风险监控制度措施，实现社会效益和经济效益最大化。医院经济管理应与医疗、教学、科研等核心业务深度融合，将经济管理各项要求融入医院核心业务流程和质量控制各环节，强化医疗服务行为转化为经济行为的流程管控和内部监管。

（三）管理机构趋于集中化

政策要求三级公立医院必须设置总会计师岗位，其他有条件的医院也应设置总会计师岗位。总会计师协助院长管理医院经济和运营工作，对院长负责并承担相应的领导和管理责任，依据国家法律法规组织领导医院的经济管理和会计核算工作，参与医院重大财务和经济事项的决策并对执行情况进行监督。医院应建立以总会计师为核心的高素质、专业化经济管理队伍，统管医院财务、价格、审计、基建、医保、物资、绩效等各项经济管理工作。

（四）管理手段趋于信息化

随着云计算、大数据、物联网、区块链、5G移动通讯等新一代信息技术与医疗服务深度融合，医院经济管理向信息化和智能化方向发展。以医院资源计划（hospital resources planning，HRP）为代表的管理工具，整合了医疗、教学、科研等业务系统和人、才、物等资源系统，打破了原来业务和财务分离的管理路径，促进了业财融合，建立了医院运营管理的决策支持平台，有力推动了医院经济管理的科学化、规范化和精细化。

案例讨论

【案例】为推动公立医疗机构加快补齐内部管理短板和弱项，推进高质量发展，促进发展模式由规模扩张型向提质增效型转变、管理模式从粗放式向精细化转变，国家卫生健康委和国家中医药管理局发布《关于开展"公立医疗机构经济管理年"活动的通知》（国卫财务函〔2020〕262号），要求在全国范围内开展以"规范管理、提质增效、强化监管"为主题的"公立医疗机构经济管理年"活动。2021年5月，国务院办公厅又发布《国务院办公厅关于推动公立医院高质量发展的意见》（国办发〔2021〕18号），其中提到要提升公立医院高质量发展新效能，健全运营管理体系，加强全面预算管理，完善内部控制制度，健全绩效评价机制，促进公立医院高质量发展。

【讨论】请结合相关政策文件，思考医院经济管理在公立医院高质量发展中能发挥哪些作用？重点开展哪些方面的工作？

本章小结

医院经济管理是医院管理的一项重要内容，是运用货币价值形式和经济手段，对医疗服务的全过程进行计划、组织、协调、监督和控制的活动。主要内容包括：医院经济预测与决策、财务管理、绩效与薪酬管理、内部控制管理和经济分析。医院经济管理应贯彻社会效益与经济效益、质量与成本、业务管理与经济管理、外部政策与内部管理、集中领导与分级管理相统一的原则。未来，经济管理理念更加突出质量效益，管理职能进一步拓展，管理机构更趋于集中化，管理手段更趋于信息化。

（段光锋）

第十三章 医院信息管理

学习目标

1. 掌握 医院信息管理的概念；医院信息管理的内容与特征；信息管理的现状和发展趋势。
2. 熟悉 医院信息管理所涉及的具体内容及构成。
3. 了解 当前医院信息管理的发展方向。

第一节 医院信息管理概述

一、医院信息管理的概念

美国思想家阿尔文·托夫勒指出，当今社会的主要潮流是信息化。到目前为止，信息技术经历了三次浪潮，当前社会便处于第三次浪潮当中。第三次浪潮意味着以数据驱动的智能应用阶段，其特征为凭借信息数据创造和开发知识。医学及其相关知识同样被信息化浪潮裹挟着，在社会发展与技术进步的潮流中前进。承载医学及其相关知识的社会单位——医院无疑要面对信息的膨胀，以及信息带来的社会关系的拓展、科学技术的更新迭代。因此，医院需要科学有效地对有关信息进行管理。

信息技术（information technology，IT）指的是数据与信息的采集、传输、存储、处理、展现、管理和安全等技术的总称。信息化指的是应用信息技术培养、发展以信息技术应用为代表的新生产力，并利用它服务于社会进步的过程。在当今的发展趋势中，现代科学管理和信息化密切相关，医院管理者的信息技术应用水平影响着决策和计划，乃至医院运营状况。如何利用新的信息技术对医院进行科学管理，是医院在信息化时代面临的最重要的问题之一。

医院信息管理（hospital information management，HIM）指的是医院利用计算机软

硬件技术、网络通信技术等现代化手段，对医院及其所属各部门的人力、物资、财产进行综合管理，对在医疗活动各阶段产生的数据进行采集、储存、处理、提取、传输、汇总、加工生成各种信息，从而为医院的整体运行提供全面的、自动化的管理及各种服务的管理服务。

医院信息管理的关键在于，将传统的管理活动信息化，通过信息收集、处理、传输、利用，实现管理效率的最大化，使得医院的运营科学、有序、高效。要实现医院管理的信息化，需要遵循医院信息的特征，科学地处理信息，充分开发信息资源，融合多平台、多系统，形成全覆盖、全方位的信息体系，从而保障医院整体运营质量，保障医院实现自身效益的最大化。

二、医院信息管理的特征

由于医院管理的信息产生于医疗卫生活动当中，因此医院信息有其自身的独特性。医院信息管理的开展需要在信息化技术管理的普遍性中尊重医学规律和医学实践的具体经验，体现医院信息的特殊性。

（一）医院信息与一般信息的共性

1. **时空性**　信息无时无地不在产生，信息的产生、传播、接受、存储都带有具体的时空特征，对信息的管理需要及时、恰当。

2. **交流性**　信息并非是孤立的文本，作为信息，始终需要至少双方的传递、接收，这是一个社会性的交流活动。

3. **传播性**　信息不但存在于社会交流活动当中，它还可以摆脱原生载体独立传播，产生一系列的信息效应。

4. **共享性**　信息不是某种孤立的物质，它始终承载着一定的内容。这些内容产生于共同的社会生活当中，可以供人们理解、使用和分享。

5. **存储性**　信息可以借助一定的媒介储存起来，以便人们使用。

（二）医院信息的特性

1. **专业性**　医院信息产生于医疗卫生活动过程中，因而涉及医学专业知识。即便医院管理中包括人力资源、财务、设备、后勤等社会环节，其内容仍然围绕医学信息展开。一切信息的管理都服务于医院的医疗卫生活动。

2. **关联性**　如患者病历、医学检验、健康检查等提供的信息，它们互相关联，形成一个信息整体，可以被各个部门、科室所应用，用以了解患者信息及医疗活动开展情况。

3. 既分散又统一 医院信息来自于各个部门，涉及多种技术人员和管理人员，还有物资设备。从某一部门单位看，这些信息是具体性、部分性的，但是所有信息都可以互相流动。医院通过全程整合、处理这些具体信息，使所有运营环节形成有机互动，实现全流程、全方面、全覆盖的管理。

第二节　医院信息管理内容

医院信息管理主要由两大类信息管理构成，分别为医院事务信息管理，以及元信息管理。医院事务信息管理，指的是管理部门根据医院在具体运营各环节过程中的具体事务进行系统管理的活动，其特征为专业性和专门性，需要根据不同环节的管理内容开展管理事务；元信息管理，针对的是医院活动中产生的信息本身，它所管理的对象是信息及保障信息生成的物理基础，其特征为信息根源的现实性、物质性，以及信息产生、流通的通约性。

一、医院事务信息管理

医院事务信息管理主要分为人力资源信息管理、财务信息管理、设备和物资信息管理等方面。

1. 人力资源信息管理 人力资源管理指的是企业、单位、机构的一系列人力资源管理政策以及相应的管理活动，促进社会、经济目标的达成。医院作为重要的社会单位，良好的人力资源管理是医院管理的重要一环。由于医疗技术是一种较为稀缺的社会资源与专业性较强的劳动能力，因此掌握医疗技术的医护人员具有高度专业性和科学性。因此，医院的人力资源管理较之一般的社会单位、企业具有更高的要求。

医院规划是一所医院进行人力资源管理的纲领性文件，人力资源管理工作需要本着纲领精神进行。因此医院规划必须在制定的过程中考虑到一切环节的发展变化，信息化技术会充分地统合一切管理信息，考虑到计划的各个环节，并给出每一阶段的最优解，从而综合而全面地形成总体方案。如医院人员配置的标准需要根据医院、科室、组等单位具体情况分析确定，在这一过程中，信息化系统的功用在于整合人力资源配置方法，保留其配置方法的科学性，去除传统方法中的粗陋与主观性，进而用更为精密的计算方式合理地整合人力资源。

在人力资源管理系统的工作内容中，社会招聘也是重要一环。信息化系统可以帮助管理人员方便、快捷地在网站以及社交媒体等多平台发布招聘信息，并及时予以更新，确保招聘范围尽可能地覆盖到全平台。在招聘信息上线的同时，线上报名、考核系统也逐渐开放，确保人力资源管理拥有合适的人才选拔、培养机制。

绩效管理是实现医院发展战略的重要手段，是保障医院规划目标实现的重要工具。通过信息化系统建立的完善数据库，管理者还可以进一步认识到其对人力资源信息的分析与利用的意义，为人力资源制定科学的方针计划。此外，绩效管理与医院其他系统之间具有相互依存、互为支撑的关系（图13-1）。

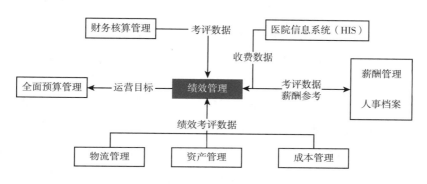

图13-1 绩效管理与其他系统的关系

对于员工而言，绩效最直接的意义在于薪酬的给予。因此，绩效必须进行有效的数据管理（数据收集、数据分析、数据报告和基于数据采取的改进措施），确保薪酬分配的科学性、合理性，做到按劳分配、合理配置。流程设计上通常以人力资源管理为基础，选择适合医院的绩效制度和考评方法，制定绩效评价指标体系，将医院员工绩效考评结果反馈人力资源管理部门，实现各数据库基础数据的互通和共享，最终通过绩效管理系统，使考评结果与薪酬分配进行有效对接，帮助管理人员实现自动化管理。

2. 财务信息管理 医院是一个社会公共卫生单位，日常的运转同样包含经营与管理等活动。在开展业务工作的过程，医院的资金流动来源较多、数量较大。随着医院业务通过信息化技术得到拓展，相应地，财务管理的信息化程度也必须随之提高。

医院财务管理主要涉及预算管理、成本价格管理等方面。因此，医院财务管理的信息化特征为通过信息管理进行全面信息统筹、科学分析、成本控制，实现财务信息的有效管理。

（1）信息化预算管理：首要体现在医院通过网络建设一个涵盖医院各个层级、各项业务的庞大体系。由于这一体系的体量极为庞大，所以它也产生了海量的信息内容。信息化的预算管理可以保证医院、部门到科室层层落实，充分调用科室、人员信息，并且开展有效的统计、反馈、调增工作。

在预算管理过程中，信息化系统的首要目标是进行科学的预测和分析，全面地考虑医院目前和未来的处境对医院发展建设的影响，科学、合理地进行预算流程编制活动。信息化系统通过执行与控制预算，可以帮助管理者掌控预算和财务状况之间的关系。信息化管理的即时性，还可以锁定信息来源，监管每一环节、每一个体，帮助管理者将流程制度化、正规化。医院可以通过这一系统随时形成预算执行情况分析机制，纠正预算编制和执行中的偏差。

（2）成本价格信息化管理：对于医院来说，财务管理的重要组成部分之一就是成本与价格的信息化管理。信息化系统将集成医院经营状况、科室经营以及诸多项目信息进行成本分析，帮助医院形成成本分析方案、成本控制方案与成本控制目标等内容。

信息化的医疗卫生服务带来了信息采集与医疗流程的便利。在医院经营过程中，流动资产与固定资产的管理信息同样纳入信息化管理。智能管理系统有助于实现流动资产高效、安全地周转，避免运营过程中的浪费和损耗，提高固定资产的使用效率与潜力挖掘，帮助及时维护、保养固定资产，控制成本消耗。

3. 设备和物资信息管理　随着医疗技术的发展，医疗卫生需求的设备与物资数量与种类在不断增加，设备与物资管理的复杂程度也大大增加，管理方式的转变要求管理方法越来越精细化。在当前"万物互联"时代，对物资的管理和使用则进一步要求各环节的可追溯管理，全程监管物资使用过程。

医疗设备和物资管理主要涉及医院运营所需物资的采购、仓管、领用、维护、消耗及报废，具体包括：计划、采购、验收入库、仓管、发放、盘点、报销、统计核算等工作。这一管理活动的特征为，通过信息整合形成全覆盖、可追溯，科学管理与存储、取用的完整链条。设备和物资管理主要涉及固定资产、药品和卫生材料以及仓储管理。

（1）固定资产的信息化管理：主要功能在于实现对固定资产的数量、金额以及管理固定资产在科室的使用成本、固定资产变动情况的管理。医院所应用的固定资产管理系统涉及库房、资产管理部门和资产使用部门三部分。各部分执行功能不同，其管理方式也不一样。

资产管理部门所涉及的功能为计划管理、采购管理以及财务管理等。这些功能模块被集成到信息化系统当中，管理效率得到大幅度提升。资产使用部门的信息化管理则通过建立资产卡片的方式，精确到所有设备的每一次增减变动，以及在医院内使用、流通的情况。资产卡片同样方便库房管理，能够以条码管理的方法记录固定资产，方便查询资产在院内的管理状况。掌握了资产的增减变动以及使用状况，就可以通过系统进行分析和统计。

（2）药品的信息化管理：药品是医院储存、使用的重要物资，合理使用、科学管理对医疗卫生活动的质量至关重要。信息化的药品管理系统可以管理药品进出、流动的每一环节，实现药品信息、使用与处方信息的一体化管理。

首先，在药物信息智能管理方面，信息化系统需要广泛采集药品市场信息。既保证计划采购临床用药所必须了解的信息，又保证药品的质量，防止假劣药购入。其次，通过药品管理软件配合智能存储设备对药品进行管理，系统记录特殊药品的入库、使用等信息，生成报表，供管理人员随时调取、查阅。利用合理用药知识库，实现医嘱自动审查、实时提醒、在线查询以及规范用药等功能。从而，从源头上减少不合理用药问题，保障患者用药安全。

（3）卫生材料的信息化管理：卫生材料主要指医疗卫生活动中涉及的物资，又称医用耗材。这些材料主要包括医用消耗品（低耗值材、高耗值材）和办公管理用品两大类。卫生材料管理主要包括卫生材料采购管理、出入库管理、发票管理、库房及财务统计报表等管理内容。信息化录入过程，保证了材料入库和出库的严格、有序、精确，方便管理人员随时盘点，保证账物平衡。

新冠肺炎疫情期间，一些医院出现了医疗物资短缺的状况，给予卫生材料管理者极大的警示。中心供应室是医院医疗器材进行消毒灭菌和物品处理的供应中心，经由中心供应室提供的消毒物资的管理，决定了控制感染、传染工作的质量。要实现这一目标，需要通过信息化技术建立一个消毒物资管理系统，记录消毒、灭菌的各个环节，实时、准确地同步到数据库，以控制流程，并提供全程追溯功能。这一系统可以采集各个消毒、灭菌工作环节的业务数据与质量统计，根据需要进行分配发放。同时，它与固定设备管理系统对接，记录用于消毒加工的固定设备使用状况，满足管理者所需的查询与数据管理功能。

卫生物资使用完毕后，还要面对处理医疗废弃物的问题。医院管理者可以通过系统平台，运用射频识别（radio frequency identification，RFID）技术，监督医疗废弃物从临床科室到院内医疗废弃物集中收集点的过程管理。实现对医疗废弃物收集、统计、运输、处理结果的实时管理，可以快速追踪医疗废弃物的去向，防止医疗废弃物所造成的环境污染与社会公共卫生问题。

（4）仓储信息化管理：由于医院所使用的药品、卫生材料以及设备众多，其中不乏一些易碎品、温度敏感用品以及其他有特殊运输要求的物品。因此，还需要构建一个安全、稳定的供应系统，全面地对这类物品进行运输、存储、使用环节的全程管理。系统的主要功能是，监测设备所需环境、定位设备物品，进而提供统计、采集、存储以及报警等功能。

二、元信息管理

元信息（meta-information）管理主要分为质量信息管理和信息管理。它的特征是作为信息管理的源头，确保信息流通的通约性与有效性，同时覆盖监督、保障环节，形成对具体的信息管理活动的支撑。

1. **质量信息管理** 医疗质量管理信息化，主要在于解决传统医疗质量管理中的滞后性、被动性、未知性及不可控等问题。通过越来越发达的信息技术，医院的质量管理可以借助信息系统的实时化、科层化、主动化、全闭环特征，以实现更高水平的医疗质量管理。

医疗质量的提高，在于全面地管理各个医疗过程以及全面实现质量监管。这一过程，既包括医疗、住院、手术、护理、检查等各个医疗环节的医疗质量，又包括对医疗设备、药品和物资的质量管理。

医疗质量管理信息系统（medical quality management information system，MQMIS）的建设，要以电子病历建设为基础，联通医院信息系统的各个环节，实现互联互通和数据共享。信息化的医疗质量管理，主要体现在全面质量管理和质量闭环管理两个方面，既将医院的各部门各环节都纳入统一、完备的质量管理系统，同时又有严格的、一环扣一环的计划、执行、审查、行动的运转体系。

医院应依靠MQMIS建立一个全员参与由医院管理部门、科室、医护人员组成的三级医疗质控网络。系统将根据各环节的特征，制订质控目标，为不同环节的人员、单位制订相应的工作标准，并随时进行监督检查，有效地进行自控和互控，实施医疗质量全面监控。同时，由于全面监控体系的信息传递效率，每一环节的医疗质量动态，如各项规章制度、操作规程的贯彻执行、医疗文书书写质量等，都可以形成互相监督、协力发展的良好态势。

（1）病历质量管理：病历质量是医疗质量的重要组成部分，电子病历也是MQMIS的重要一环。质量管理系统在采集患者信息的基础上，形成电子病历。根据病历内容，系统制订病案质量的管理目标以及相关计划等文件。计划制订完毕后，组织相关人员实施，并针对计划所需能力予以评估。同时，随时监察相关人员的职业技术水平、质量水平以及计划完成情况。通过查阅病历，管理医疗卫生活动质量，管理部门可以充分发挥自身作用，开展包括数据质量统计、护理质量检查、院内感染监控、考评标准和质量控制方案制订等工作。

（2）药品质量管理：MQMIS的作用在于保证药品质量以及管理情况的适当。在药品采购之初，系统自动收集各类药品信息，提供给药品质量管理人员，保证计划采购的临床用药的质量。药品入库后，系统将关联药师工作站和仓储系统，了解药品存储、使用状况、保质期，发现、解决、预防存在或潜在的药品问题。

（3）物资、设备质量管理：MQMIS主要关注物资的利用情况、设备的日常维护、损耗折旧情况等方面。在监测这一类物资管理方面，它可以与RFID装置、读写器结合，实时、自动地对设备的质量进行评估、定位、追踪、监控。这些管理技术与质量管理系统相结合，可以记录大量的设备信息及每次维护、检查的情况，避免出现与医疗物资质量相关的医疗责任事故。

2. 信息管理　在当前飞速发展的社会生活中，医院的主要业务——医疗卫生活动过程中，它所要处理的不只是医院范围内的信息，还包括大量的社会信息。区域卫生信息化、居民电子健康档案、电子病历和远程医疗逐渐成为未来医疗卫生建设的趋势，而这些非传统形式的医疗信息呈数量级膨胀，并且提供给更广大的区域使用、共享。由于应用的扩大，医疗信息管理便显得越发重要。

（1）信息标准化：在处理医疗事务过程当中，需要采集大量信息。医疗信息标准化应该对所有信息项目进行总体分析，确定尽可能合理、全面的分类、整理与信息筛选。它的精神是：以应用为基础，服务于管理。围绕着医疗卫生活动应用展开信息标准化，才能充分顾及工作的实际情况以及使用者的知识水平和操作习惯。

由于医疗信息标准化涉及范围广泛、内容繁杂，社会性强。因此，一种广泛有效的信息标准很难由医疗机构本身完成。医疗信息标准化需要建立广泛的院际联系，以及医院内部的密切联系，构建信息化管理的基础。区域卫生信息化和电子健康档案是医疗机构内部信息交换的重要环节，它需要广泛协作以统一标准，从而实现信息基本流动的便利。

医院信息化管理的内容主要由标准化的信息组成。我国通行的标准规范有《医院信息系统基本功能规范》《病历书写基本规范》《卫生系统电子认证服务规范》《临床检验结果共享系统互操作性规范》等。但具体标准的形成，需要在国家卫生管理部门的统一领导下，由业务管理部门明确业务要求、业务流程、信息交换场景，再加上信息化技术部门采用信息技术进行归纳、总结、选择形成标准化文档，才能付诸实施。在这一过程中，需要医院在宏观指导文件精神的指引下，发挥业务管理人员和技术人员的专业知识，结合医院管理情况，形成便利于医院信息交换、信息管理的统一标准。

（2）医院信息系统集成：医院每天的运营会产生大量数据，经过标准化整理后，成为了通约性的标准化信息。要处理这些信息，就需要建立起医院整体的数字化模型。一个整体性的医院数字化管理模型包括医院管理信息系统、临床信息系统、健康管理信息系统、检验信息系统、办公管理系统、财务管理系统以及后勤管理系统等。

经过系统集成，医疗机构的业务流程可以得到优化，建立健全各部门之间的沟通机制，帮助医疗机构及时调整业务关系。信息在各系统之间流通，减少了医院运营受限于特定系统功能边界的状况。新的集成系统可以形成范式，为医院和应用厂商合作，开发全面、整体系统提供帮助。信息在集成系统中生成、传输、记录，避免了医疗信息的遗漏、缺失、谬误，使得每一环节都无法封闭为"信息孤岛"，从而帮助医疗活动形成良性循环，实现个体与整体的互动。

在具体运营层面，医院信息系统集成要以电子病历作为信息系统的基础，联通各业务系统，形成一体化服务，使得信息交换和共享成为以集成平台为中心的互联活动。在医疗卫生活动之前，管理系统收集、存储大量信息，支持管理者对医院日常的活动进行宏观规划管理，实现决策的信息化。管理者通过系统的科学分析，掌握临床医疗记录、护理记录并对相关活动进行监督，帮助提升诊疗、护理质量。从宏观层面的医院整体运营，以及微观层面的具体医疗活动，都被信息系统集成到一个完整的管理体系当中，形成一种智能、高效、全面、先进、面向未来的医疗管理方案。

（3）医院信息安全：近年来，《中华人民共和国网络安全法》等一系列信息安全相关法律法规的颁布实施，对医院信息安全提出了更高的要求。同时，随着医教研需求的不断增加、数据共享的范围和数据量持续扩大、内外网数据交互日益频繁等现象为医院信息安全建设带来了更大的挑战。

首先，要保障医院信息系统的硬件安全。医院的计算机机房应该安置到合适的位置，保障主机、服务器等措置到合适的场地当中，保障场所的环境适合硬件的保存。场地需要配备严格的监控系统，对机房的环境进行实时监控，同时需要采取严格的防盗、防火、防水等措施。机房还要配备多路供电系统，防止由于电路故障导致的信息安全问题。

其次，要建立严密的信息技术安全体系。医院需要按照业务系统服务的重要程度分配带宽，合理规划路由，对互联网资源按照重要性进行划分。同时，建立防火墙体系，严格约束访问控制，实现内外网络或内部网络不同部分之间的访问控制和区隔。部署网络入侵监测系统，防止针对网络的攻击行为。在信息网络运行的同时，监控、记录网络中的每一次操作，及时发现潜在的威胁。

再次，主机的信息安全是信息安全的重中之重。对于涉及主机的一切操作，都需要进行严格管理。主机管理者登录必须严格核实身份，而且，不同管理者在不同时间、地点进行操作需要进行严格限制，避免通过管理员身份登录操作所产生的针对主机的威胁行为。同时，为主机配备安全管理系统，制订防病毒策略，定期进行安全性检测，弥补系统漏洞并具体记录每一次操作动作。

最后，要保障数据存储和使用的安全性。医疗数据是医院信息安全所保护的核心内容。医疗数据应该采用"周期备份"进行保障，针对内容进行特定的封装和加密。而且，备份的数据需要多种存储方式相结合，如云储存、移动存储和固态硬盘存储等，确保重要数据不丢失、不遗漏。甚至，在有充足条件的情况下，建立异地存储中心等措施，综合保障信息安全。除了完善的数据备份系统之外，还需要管理系统配合数据恢复演练与测试，对敏感数据进行定期备份。数据备份既是防止业务中断的辅助手段，也可在一些极端情况下进行数据的恢复。

知识拓展　医疗信息的价值到底有多大？

安永（Ernst & Young Global Limited）在2020年发布的 *Realising the value of health care data* 报告中，估算了世界上最大综合医疗保健提供商之一的英国国家医疗服务体系（National Health System，NHS）病历数据，包括5500万人口的电子病历和初级护理记录，2300万人口的专科护理记录以及10万人左右的基因组数据（主要针对癌症、罕见病和传染病）。其结论为，NHS医疗数据每年产生的总价值约为96亿英镑，其中约50亿英镑来自于NHS运营费用节省以及给英国带来的溢出的社会经济价值等，有46亿是直接给患者带来的利益。

案例讨论

【案例】某市三甲医院是一所开设2139张床位，诊量约15 000人次/日的综合性医院。该院建立了信息系统统一登录平台，连接医疗业务平台、医疗设备平台、医疗服务平台及医疗运营平台，共计58个信息系统，493个模块，年数据积累增量60TB。

在临床医疗信息化应用方面，涵盖了临床医疗、临床护理、平台学科的应用。①临床医疗应用：包括医嘱录入系统（computerized physician order entry，CPOE）、结构化电子病历、CA电子签名、结构化电子病历智能书写助手、基于AI的医疗质量提示、单病种智能过程质量管理、多学科会诊（multi-disciplinary team，MDT）系统、急诊智能分诊。②临床护理应用：包括床旁移动护理、一体化护理电子病历、护理质控。③平台学科应用：包括药事安全监控、临床检验及检查危机值警示、医学影像移动访问、医学影像的AI辅助诊断、5G下远程超声检查与诊断、血制品质控管理、院内感染管理、血透管理、麻醉管理。

【讨论】该院所实现的临床医疗信息系统，你认为还可以有哪些应用场景？

第三节　我国医院信息管理历史、现状和发展趋势

一、医院信息管理的历史沿革

我国医院信息管理发展较早，早在1978年，国内便诞生了医院信息化系统的雏形。当时，南京军区总医院率先引进国产DJS-130小型机，并将其运用到药品管理等方面，这是国内计算机在医院管理信息化方面的最早尝试。1980—1990年，国内部分医院探索建设小型局域网络，并自主开发出基于部门管理的小型网络管理系统。

1990年开始，医院信息管理迎来蓬勃发展的时期，此时的医院信息系统（hospital information system，HIS）逐渐成形。其中，1995年，卫生部根据国家关于国民经济信息化的统一部署开始实施"金卫工程"，也就是国家卫生信息化建设工程，其总体目标是"以科学管理为基础，以计算机网络等信息技术为手段，建立起一套包括卫生服务、医疗保障、卫生执法监督等强大功能的现代化国家卫生信息系统"。同年，总后卫生部和惠普公司合作，委托中国人民解放军总医院开发"军字一号"项目，这一项目成为后来众多HIS系统的蓝本，是中国HIS发展史上的里程碑。1997—2000年，"中国医院信息系统CHIS"在北大人民医院上线，"军字一号"系统在中国人民解放军总医院等机构上线，卫生部也发布了《医院信息系统软件基本功能规范》，初步奠定了中国HIS建设的基础。

此后，在2000—2010年间，医院信息管理日趋完善，信息化程度不断提高。最初，医院信息管理建设的重点仅仅在于门诊管理、住院管理、药房管理这些基础内容。到2010年，全国医院开始全面建设HIS。当前，HIS系统覆盖率已经到达了一个新的高度：三级医院基本达到HIS全覆盖，二级及以下医院也基本达到80%覆盖。其中，门急诊划价收费系统的渗透率已高达80.4%，住院药房管理系统、药库管理系统、门急诊病房管理系统、门急诊挂号系统、病案管理系统的渗透率已超过70%。

目前，HIS系统已经处于升级换代的新周期。近些年来，国家出台了一系列规划性、标准性的政策文件，通过宏观指导，促进HIS技术的更新换代。其中，2018年1月，国家卫生计生委和国家中医药管理局发布的《关于印发进一步改善医疗服务行动计划（2018—2020年）的通知》中指出，以"互联网+"为手段，建设智慧医院。同年9月，《互联网诊疗管理办法（试行）》《互联网医院管理办法（试行）》《远程医疗服务管理规范（试行）》三个文件陆续出台。2020年12月，多个司局联合制定了《全国公共卫生

信息化建设标准与规范》(试行),进一步明确和强化了全国公共卫生信息化建设的基本内容和建设要求。

二、医院信息管理现状

目前,我国医院的 HIS 系统已经普遍覆盖到各级医院当中。HIS 系统成为医院日常管理的重要组成部分,在医院管理业务的开展中必不可少。同时,基于 HIS 系统的智能信息平台,也在拓展 HIS 的功能。随着科技水平的发展,医院信息管理的标准正在从数量向质量转变,HIS 系统正在向着智能化迈进。

虽然近年来我国信息管理系统普及率上升,信息管理水平随之提高。但是,HIS 的使用与开发对于医院管理的助力程度不尽相同。其原因在于,即便我国整体的信息技术正在不断提高,但各地区的发展水平、经济能力仍存在较大差异。医院所处的地区越发达,其信息管理水平越高,信息技术对医院的支撑力度就越大。

在医院信息管理技术中,各种技术的发展和应用也不平衡。如信息化程度较高的管理环节是收费管理和医嘱建议管理等模块,其他模块的功能尚未得到充分发挥。此外,我国的医院信息管理系统并未形成一个统一标准,多种信息系统存在使得医疗机构之间存在信息技术壁垒。而且,现存的信息管理系统虽然可以在一定程度上处理医院的管理事务,但是医院事务本身较为繁杂,需要多种系统进行管理,加大了医院的运营成本,同时对管理人员也提出了较高的要求。但是,医院信息管理人员很难兼顾医学专业知识和信息技术知识,使得医院信息管理与医疗实践仍然存在不同程度的脱节现象。这些问题导致了医院信息管理的复杂性,制约了医院医疗卫生活动的开展。

三、医院信息管理的发展趋势

近年来,信息化技术迎来了一波迅猛的发展浪潮。集成技术、移动 5G、物联网、大数据、云计算以及新型移动设备在社会各个领域中得到广泛使用。相应地,医院信息管理在新技术的影响下,产生了一个新的发展机遇。未来医院信息管理的发展趋势就诞生于医院管理活动、传统的 HIS 系统和新型技术的融合当中,其核心在于"智慧医疗"。"智慧医疗"主要体现在 3 个方面:通过融合新型技术,实现智慧医院、区域医疗和家庭健康管理。

(一)智慧医院

一所面向未来的"智慧医院"要兼顾医院管理、医护人员和患者三方面,进行全面、智能的管理。①"智慧医疗"系统:面向医务人员。它以电子病历为信息化建设的核心，集成多种医学信息，如影像、检验、配药等，实现医疗卫生活动的互通互联。②"智慧管理"系统：面向医院管理人员。管理人员通过智慧管理系统实现精细化的无缝管理，从人力、财务到药品、设备，以及后勤服务等，一切信息都可以通过系统进行掌握，实现便捷、高效、合理的管理。③"智慧服务"系统：面向患者。患者通过登入信息系统，可以全面了解自己的病历信息，及时预约医疗服务，并通过手机等移动终端结算，实现问诊、预约、取药等环节的自助。

（二）区域医疗

区域医疗信息化建设主要是实现医联体医共体业务协同、区域医疗水平同质化发展。它是利用智能信息技术，实现区域医疗资源公平分配的重要组成部分。围绕这一目标，区域医疗信息化发展的关键在于建设远程会诊平台、区域信息平台、区域检验检测中心。通过这些平台，可以在区域内整合各医院的信息系统，形成一个区域化的整体智能系统，用以平衡医疗资源，根据需要配置医疗手段与医护人员资源。进而，医院可以在"万物互联"的时代与社会健康卫生需求紧密结合起来，帮助区域整体医疗卫生水平的发展。

（三）家庭健康管理

家庭健康管理是医院的医疗卫生活动的有效补充。比起事后的治疗活动，它更多侧重于"防患于未然"。家庭通过采用移动医疗设备和医用级智能可穿戴设备，随时管理自身健康指标。同时，家庭还可以登录医疗服务机构的移动医疗云平台，实现问诊的数字化、无线化、智能化、移动化。家庭健康管理旨在充分发挥医疗卫生资源的潜能，实现预防–治疗–康复全生命周期管理。这一智能的信息管理可以为患者居家的健康保健、慢病治疗和家庭照护等个性化医疗服务场合提供全面的医疗和保健服务，从而减轻医院的压力，拓展医院的社会效益。

本章小结

医院信息管理，是信息技术在医院应用所产生的管理事务。如何利用新的信息技术对医院进行科学管理，是医院在信息化时代面临的最重要的问题之一。医院信息化程度，制约着医院管理活动的开展。医院信息管理的关键在于，通过信息收集、处理、传输、利用，实现管理效率的最大化，使得医院的运营科学、有序、高效。医院信息管理主要由两大类信息管理构成，分别为医院事务信息管理，以及元信息管理，二者分别对应医院信息管理的日常应用内容及其保障条件。医院信息管理需要科学地处理信息，充分开发信息资源，融合多平台、多系统，形成全覆盖、全方位的信息体系，从而保障医院整体运营质量，确保医院的整体管理水平稳步前进。未来医院信息管理的发展趋势的核心在于"智慧医疗"，即全面覆盖患者服务、临床诊疗、医院运营管理、区域医疗协同和家庭健康等多个领域的先进技术，这一技术将重新定义未来的医疗卫生活动，极大地发挥医院在医疗卫生体系中的作用。

（曹宏伟）

第十四章　医院公共卫生管理

学习目标

1. 掌握　公共卫生的概念；公共卫生服务内容；医院公共卫生职责。
2. 熟悉　我国公共卫生管理体系；医院公共卫生管理内容。
3. 了解　医院公共卫生管理职责；医院公共卫生管理现状及发展趋势。

随着医学模式的转变、预防概念的更新以及人类对健康需求的变化，医院由传统的医疗模式逐步转变为医疗、预防、康复、健康教育一体化的新型医疗模式，医院公共卫生管理的重要性也日渐凸显。本章阐述了医院公共卫生管理的相关概念，医院公共卫生管理体系及内容，以及医院公共卫生管理现状与发展趋势等。

第一节　医院公共卫生管理概述

一、公共卫生

（一）公共卫生的概念

公共卫生（public health）是运用医学、工程学和社会科学的各种成就，用以改善和保障人群健康、预防疾病的一门科学。早期经典的公共卫生概念是1920年耶鲁大学的温斯洛（Winslow）教授提出的："公共卫生是防治疾病、延长寿命、改善身体健康和功能的科学和实践。公共卫生通过有组织的社会努力改善环境卫生、控制地区性疾病、教育人们关于个人卫生的知识、组织医护力量对疾病做出早期诊断和预防治疗，并建立一套社会体制，保障社会中的每一位成员都享有能够维持身体健康的生活水准。"世界卫生组织于1952年采纳这一定义并沿用至今。

1953年美国医学会的公共卫生定义：公共卫生就是履行社会责任，以确保提供给居民维护健康的条件，这些条件包括生产、生活环境，生活行为方式和医疗卫生服务。

1986年《渥太华宪章》被西方认为是新公共卫生（new public health）正式建立的标志，它把新公共卫生定义为：在政府的领导下，在社会水平上，保护人民远离疾病和促进人民健康的所有活动。健康的基本条件是和平、住房、教育、食品、收入、稳定的生态环境、可持续的资源、社会的公正与平等。从这个定义我们可以看到，新公共卫生核心内容是强调政府在卫生事业中的核心地位，同时更为重视社会科学对促进人们健康的作用。

（二）公共卫生的服务内容

公共卫生服务是一项以预防为基本策略、投资小、社会效益大的公益事业，其意义不仅仅局限于保障公众健康，更重要的在于它是保护人力资源、提高生产力水平、促进经济发展和社会进步的重要源泉和动力。在传统的公共卫生领域，传染病防治是最重要的内容。传统的公共卫生职责主要是由卫生部门负责的三大任务：健康教育、预防医学措施（免疫接种、疾病筛查和治疗）以及卫生执法。

随着社会经济发展，人们认识到影响健康的因素除物质因素外，社会因素也起着很大作用。而要改变这些环境和行为因素，单靠卫生部门已难以胜任，公共卫生的范围和职能也变得越来越广泛，如不合理的饮食结构、不良生活方式和不良行为的增加而引发的慢性非传染病，空气、水源、噪声、化学污染等环境危害引发的健康问题，甚至以自杀、交通事故等为主的伤害也正上升为公共卫生问题。

现代公共卫生服务的主要内容包括以下几个方面。

1. **疾病预防与控制**　传染病的预防与控制，如计划免疫、传染病防治等；慢性非传染病的预防与控制；公共环境卫生，如爱国卫生运动、农村改水改厕、环境卫生综合整治、环境保护等；心理卫生、精神卫生、烟草控制。

2. **妇幼保健**　如孕产妇保健和儿童保健。

3. **健康教育与健康促进**　健康教育，是指通过卫生知识宣传教育，逐渐改变危害健康的不良行为；健康促进，主要指政府运用行政手段，动员和协调社会有关单位和个人履行各自对健康和环境的责任，培育促进健康的因素，消除不健康的因素，以促进人人健康。

4. **卫生监督**　是指政府卫生行政部门依据公共卫生服务法规的授权，对违反公共卫生法规的行为追究法律责任的一种公共卫生管理活动。包括对传染病管理、消毒杀虫除害、食品卫生、劳动卫生、环境卫生、学校卫生、放射卫生以及与健康相关产品如食品、药品、化妆品等的监督。

当然，公共卫生的服务内容不是一成不变的，只要社会需要，公众健康需要，而又不能完全依靠市场机制调节的医疗卫生服务都可以纳入公共卫生服务的范畴，并随着社会经济的发展和医学进步而不断变化和调整。

（三）我国公共卫生体系

20世纪50年代，我国开始实施大规模的公共卫生计划，重点在于预防和消除传染病，尤其是在农村地区。中华人民共和国成立至20世纪70年代末，我国初步建立了覆盖县、乡、村三级医疗预防保健网的公共卫生服务体系，坚持预防为主，开展爱国卫生运动，控制、消灭了多种传染病，保障了人民健康，提升了人均预期寿命，保证了我国经济建设的顺利进行。改革开放后，公共卫生体系受到国家发展重心转移的影响，也进入不断改革、整顿、调整的曲折发展期。2003年严重急性呼吸综合征（severe acute respiratory syndrom，SARS），即"非典"之后，公共卫生体系的建设显著增强，建立并完善了疾病预防控制体系和卫生监督体系。2009年，《中共中央 国务院关于深化医药卫生体制改革的意见》提出全面加强公共卫生服务体系建设，国家对公共卫生体系的构成、功能定位以及发展方向提出了具体要求。2016年中共中央、国务院出台的《"健康中国2030"规划纲要》中，明确提出了"坚持预防为主、防治结合"的思路。2017年10月，党的十九大报告明确提出，实施健康中国战略，要完善国民健康政策，为人民群众提供全方位全周期健康服务，对我国公共卫生工作也提出了更高要求。"十四五"规划和2035年远景目标纲要提出：构建强大的公共卫生体系，落实医疗机构公共卫生责任，创新医防协同机制，推进重大疫情救治体系建设，进一步提高应对突发公共卫生事件的能力。

二、医院公共卫生服务

（一）医院公共卫生服务定位

当前，全国范围内开展的公共卫生服务中，近一半是由医疗机构提供。医院作为公共卫生体系的重要组成部分和公共卫生战略的重要环节，是落实公共卫生三级预防理念的重要场所，是传染病报告与监测的前沿阵地，是处理突发性公共卫生事件的诊疗基地，也是慢性非传染病干预管理的关键地点，在促进和保障全民健康中占有显要地位，医院公共卫生服务的开展对保障整个公共卫生体系的质量和效益具有重要意义。

（二）医院公共卫生服务职责

1. 履行相关法律、法规规定的卫生防病工作责任和义务。加强对各级各类医务员工相关法律法规所规定的责任、义务的教育与技能培训。按照法律法规要求，认真组织、实施、评估、管理院内疾病预防控制工作。

2. 完成各级卫生行政部门下达的重大疾病预防控制的指令性任务。结合实施辖区相关疾病预防控制规划、方案和免疫规划方案与计划，制定、实施相关疾病预防控制工作方案。

3. 组建公共卫生突发事件医疗救治处理队伍，及时收集、报告突发公共卫生事件信息，参与辖区重大突发公共卫生事件调查与处置。

4. 承担传染病疫情和疾病监测以及责任区域内的疾病预防控制工作；收集、报告相关信息；协助疾病预防控制机构开展流行病学调查和参与重大免疫接种异常反应及事故处置。

5. 承担医疗活动中与医院感染有关的危险因素监测和相关信息的报告、安全防护、消毒、隔离和医疗废物处置工作，加强医源性感染和医院内感染的管理。

6. 接受疾病预防控制机构的业务指导和考核，监测和管理本院内工作人员的工作环境、劳动条件、卫生防护设施等。

7. 健全相关组织机构，落实经费，明确人员分工和职责；建立健全疫情报告、传染病专用门诊、性病门诊、生物安全等疾病预防控制管理相关规章制度。

8. 开展健康教育与健康促进工作，参与指导辖区疾病预防控制服务工作。

9. 承担卫生行政部门临时交付的有关疾病预防控制的各项工作。

（三）医院公共卫生服务意义

1. **贯彻预防为主的方针** 做好预防保健工作，认真执行医院隔离消毒制度，防止交叉感染，搞好医院内的污水处理，可以防止医院在诊断、治疗过程中的生物、物理、化学、放射等一切有害因素对环境的污染和对人群的危害，同时防止医院工作人员中各种职业性危害。

2. **控制卫生费用** 面对有限的卫生资源与人民群众日益增长的卫生需求之间的矛盾，开展公共卫生服务是解决途径之一。要降低疾病发病率和死亡率，减少医疗费用，有效措施就是开展健康教育，提高自我保健意识，同时实行早期监测，早发现与早治疗。

3. **适应医学模式的转变** 生物–心理–社会医学模式要求人们从多方面、多层次积极地防治疾病，以促进健康，提高生活质量，使卫生服务从治疗服务扩大到预防服务，从生理服务扩大到心理服务，从医院内服务扩大到医院外服务，从技术服务扩大到社区服务。医院应正确认识和利用医学模式这一理论武器，扩展医院的社会功能，多层次、全方位地防治疾病，重视对严重危害人民健康的地方病、职业病和传染病的防治，实行优质服务，促进人类的健康。

4. **适应人口结构和疾病谱的变化的要求**　慢性非传染病成为危害人类健康的主要疾病，公共卫生服务是解决和适应这种变化的重要形式。随着平均期望寿命的延长和老龄化社会进程的加快，医疗机构必然要承担更多健康教育、慢性病监测、老年人生活照顾和卫生保健的责任。

5. **有利于医院提高社会效益**　开展公共卫生服务既有利于做到无病早防、有病早治、主动为患者和健康人服务，又有利于防治急性病的慢性化转变，有效地降低发病率，提高治愈率，减少死亡率，达到保障和增进人群健康的目的。

6. **有利于初级卫生保健的实施**　医院扩大预防、开展综合性的社区卫生服务、面向基层、城乡协作、指导地方卫生工作，可以充分利用医院卫生资源的巨大优势，不断提高基层医疗单位的疾病防治水平，使大量常见病、多发病在基层得以解决，逐步实现人人享有初级卫生保健的目标。

三、医院公共卫生管理

（一）医院公共卫生管理的概念

医院公共卫生管理（public health management）是指相关医疗机构或卫生行政部门为防止疾病产生、传染或恶化，保护易感人群，提高人群健康水平而采取的系统、科学的管理措施与制度。医院公共卫生管理对于控制疾病传播、处理突发公共卫生事件危机、提高人群整体的健康水平有着重要的意义。医院在重点做好突发公共卫生事件应急处理、传染病医疗救治、传染病疫情报告、慢性非传染病监测和妇幼保健等公共卫生工作方面的同时，还要将医院感染控制、医疗废物处理、实验室生物安全等纳入医院必不可少的公共卫生工作管理内容。

（二）医院卫生应急管理的概念

卫生应急是指为了预防和处置突发公共事件与突发公共卫生事件所采取的一切活动的总称。也有学者认为，卫生应急是指为了预防和处置突发公共卫生事件的发生，控制、减轻和消除各类突发公共事件引起的健康危害所采取的一切活动的总称。目前，我国卫生应急的主要工作领域有突发公共卫生事件的预防与控制、各类公共事件的紧急医学救援、重大活动的卫生保障和国际卫生救援，后两者都和医院密不可分。

医院卫生应急管理是指在突发公共事件或者突发公共卫生事件可能发生前后，以医院为主要工作场所，通过监测、预判、预警、现场处置等一系列措施，对可能产生的危险因素进行及时、有效的预防和对已出现的危害进行科学、高效地控制和处置。同时，利用医疗卫生专业特点实施的紧急医学救援，可有效减少突发事件或突发公共卫生事件对社会政治、经济、人民群众生命安全造成的危害。

第二节　医院公共卫生管理体系及主要内容

一、医院公共卫生管理体系

（一）机构设立与职责

医院公共卫生组织是医院开展公共卫生工作的重要组织保证。医院建立相应的组织机构如公共卫生科、卫生应急办、感染科等来负责这一工作的组织和实施，从事相应的院内、院外公共卫生工作，医院的医务科、门诊部、护理部等职能科室也应积极配合和参与。其中，二、三级公立综合医院，中医医院，传染病医院，妇幼保健院，儿童医院，精神病医院，肿瘤医院等应结合医院实际，通过整合资源、调整科室职能，独立设置公共卫生科，并至少配备3~5名专职人员。医院可根据自身的人力、物力、设备等优势，建立慢性病防治科、社区保健科、全科医疗站、卫生应急办等新型的公共卫生组织，开展突发公共卫生事件预防和处置、传染病发现与报告管理、慢性非传染病。

1. 主管公共卫生工作的领导的职责

（1）要熟悉与公共卫生工作相关的卫生法规，熟悉当地卫生行政部门公共卫生工作的要点及重点项目等，了解公共卫生工作运行规范。

（2）结合医院实际，部署医院内公共卫生工作的开展，审核医院实施公共卫生工作方案、公共卫生相关工作制度，必要时组织相关专家或院领导商讨决定，充当好医院公共卫生工作的决策者。

（3）监督公共卫生科落实公共卫生工作的内容，了解本院公共卫生工作指标，督促公共卫生科和医院感染科加强质控，提高医院内公共卫生工作质量。

（4）经公共卫生科努力尚不能解决的涉及公共卫生质量的问题，要调查、指导，必要时组织相关部门协调或提交院办公会讨论决定。

2. 公共卫生科的工作职责

（1）负责医院内突发公共卫生事件及相关信息的监测和预警。对可能或已经发生的重大传染病疫情、群体不明原因疾病、重大食物中毒和职业中毒、不明原因肺炎及脑（膜）炎或出血病例、不明原因死亡病例等严重影响公众健康的事件开展监测预警工作，早发现、早报告、早处置。

（2）负责传染病防治和管理。负责医院内传染病预防控制工作；建立健全传染病诊断、登记、报告、培训、质量管理和自查等制度，开展传染病信息报告的日常管理、审核检查、网络报告和质量控制。

（3）负责慢性病防治管理。落实人口出生和死因监测，承担高血压、糖尿病、心脑血管病、肿瘤等慢性病病例登记报告及防治管理工作。

（4）负责食源性疾病的信息报告管理。

（5）负责职业卫生管理工作。落实职业病危害项目申报、防护设施"三同时"、职业卫生培训、定期检测、职业健康监护等工作；在诊疗活动中发现劳动者的健康损害可能与其从事的职业有关时，应及时告知劳动者到职业病诊断机构进行职业病诊断。

（6）负责严重精神障碍患者发现、报告等精神卫生管理工作。

（7）负责预防接种管理。从事预防接种的医疗机构开展预防接种异常反应监测和处置、疫苗针对传染病监测，保证疫苗质量及接种效果，完成上级业务主管部门分配的强化免疫接种、突击接种任务。

（8）负责妇幼健康服务管理。主要包括孕产妇系统管理、0～6岁儿童系统管理、体弱儿童管理，收集、整理、汇总、统计相关科室和管辖社区开展的妇幼保健工作，督促管辖社区在完成妇幼保健各项任务的基础上开展妇科病普查普治、妇女保健宣传工作。

（9）负责医院内爱国卫生的组织管理工作。组织开展健康促进和健康教育工作，为患者、家属、社区居民及公众提供各类健康科普服务；开展医院内环境卫生整治和病媒生物防治，推进无烟医疗卫生机构和健康促进医院建设。

（10）负责放射防护管理。制定并督促相关科室落实放射防护管理规章制度和放射防护责任制，配合开展医用辐射防护监测工作。

（11）协助医院感染管理部门做好医院感染控制管理工作。

（12）协助疾病预防控制机构做好地方病的预防、管理等工作。协助疾病预防控制机构、精神卫生防治技术管理机构等公共卫生专业机构，对本单位公共卫生工作进行指导与考核。

（13）协助卫生健康行政主管部门，指导基层医疗卫生机构实施基本公共卫生服务项目和健康管理工作，指导基层医疗机构做好高血压、糖尿病患者的全程健康管理工作。

（14）完成卫生健康行政主管部门交付的其他公共卫生工作任务。

3. 医院卫生应急办公室的工作职责　有条件的医院可独立设立卫生应急办公室（简称应急办），或指派院办或党办（党政办）承担本单位卫生应急办公室的职责，并负责日常卫生应急工作。其主要职责如下。

（1）在本单位应急领导小组的直接指挥下，负责日常卫生应急工作，建议和贯彻落实领导小组做出的各项决策和指令。在卫生应急响应期间，可直接指挥和调用其他职能部门及医疗救治资源。

（2）负责编制和定期修订本单位各类突发事件卫生应急预案，制定各类卫生应急工作制度。

（3）根据本单位医疗救治能力确定卫生应急队伍类别，制定院内卫生应急队员选拔标准，组织开展队员选拔工作，定期更新队员信息，组织队员定期轮换。对本单位卫生应急队伍实行动态管理。

（4）协调本单位后勤保障部门，落实卫生应急所需的药品、耗材、器械、设备等物资的储备及管理工作。协调本单位信息主管部门落实卫生应急信息报送、通信沟通等系统设立和储备工作。协调本单位新闻宣传主管部门落实新闻稿件编写、新闻发言人设定、应急处置内容发布等工作。

（5）负责编制和确定本单位各类突发事件卫生应急培训和演练方案。定期组织本单位相关部门和卫生应急队伍开展各类卫生应急培训和演练，并对培训和演练效果进行考核评估和总结反馈。

（6）负责卫生应急响应启动后本单位开展的现场处置指挥工作、与相关部门的协调联络工作、相关信息的收集汇总和上报工作以及卫卫生应急响应结束后的总结评估工作。承担本单位应急领导小组和上级卫生计生行政主管部门交办的其他工作。

（二）资源配置

1. 人员配置及分工　合理的人员配置及分工对于医院公共卫生工作开展至关重要，应按照国家政策并结合本机构实际情况进行规划。人员配备必须保证正常工作需要，在此基础上可根据区域工作量、交通状况等因素适当增减，具备执业资格的执业医师、执业助理医师、执业护士等卫生专业技术人员占人员总数的80%以上，且人员应保持相对稳定，不得随意更换和调整。

2. 公共卫生专项经费支持　医院公共卫生服务的开展需经费配置，合理的经费支持才能保障各项公共卫生服务工作正常运行。医疗机构应根据每年工作计划，设置院内公共卫生工作资金预算计划并具体落实；国家下拨的公共卫生专项资金应专款专用。自有资金和国家下拨资金必须用于医疗机构公共卫生管理和学科发展的建设。

3. 办公场所和设施设备要求 医院开展公共卫生服务，要保证相应基本设施的完善，合理规划设置临床医技与公共卫生服务相结合的设施，如需要配置开展公共卫生服务所需的通讯设备、计算机、互联网、监测仪器、防护用品、药品储备、检测设备等，设置隔离传染患者的临时隔离区（紧急时能调配成隔离功能的区域）、感染性疾病抢救室、手术室、产房等（配备急救设备及药品），以及交通工具保障系统等。独立设置医院公共卫生科（处），须具有独立工作区域，标识清晰，科（处）室办公设施配备齐全，管理制度健全，职责分工明确，工作流程清晰。

二、医院公共卫生管理的主要内容

（一）传染病管理

为了及时掌握并分析传染病疫情，有效地进行防疫工作，医院要切实做好传染病的疫情报告。公共卫生科应组织有关单位，定期检查医院内有关传染病疫情报告情况，并定期进行统计和分析。主要任务是：迅速掌握和报告疫情，及时处理疫源地，有效切断传播途径，保护易感人群，预防和控制传染病的发生和蔓延。为了完成这些任务，医院应做好以下几项工作。

1. 疫情报告 医院的疫情报告是我国疫情信息的主要来源，疫情报告工作是各级医疗卫生单位的法定责任。当各级医疗卫生机构的医务人员发现传染病患者或疑似传染病患者、病原携带者时，应填写传染病报告卡，按国家规定时限，向当地防疫机构报告疫情，同时做好疫情登记。医院则要定期检查院内有关传染病疫情报告情况，定期进行统计分析，防止漏报情况发生。

2. 传染病患者管理 做到早发现、早治疗、早隔离。对我国规定管理的甲、乙类传染病，按不同传染病访视常规进行家庭访视。并要根据不同传染病特点，做好传染源的隔离、消毒、护理等指导，以及做好接触者的检疫工作。

3. 制订相应的措施 根据不同传染病的传播途径，指导基层做好饮食、水源、粪便等卫生管理和消毒、杀虫、灭鼠等工作。

4. 保护易感人群 做好保护工作，提高人群的非特异性和特异性防病能力。

5. 提高人群防病水平 开展各种预防接种和预防服药等工作，并要加强卫生防病知识的宣传教育，培养人们良好的卫生行为和生活习惯，提高群众防病知识水平。

（二）疾病普查普治和健康检查、健康咨询

1. 疾病普查普治　是指对社会某一人群有关疾病，专门组织的医学检查，并对检查出的疾病给予相应的治疗。通过疾病的普查可以找到危害人群的主要疾病，同时结合流行病学调查找出致病的危险因素，发现和证实病因，从而能早期诊断、治疗和采取预防措施。

（1）目的：早期发现、诊断与治疗疾病；找出人群的主要致病危险因素，发现、证实病因，了解疾病的分布，并因地制宜地采取必要的预防措施；了解人群健康水平，建立生理标准；收集全部病例；为科研工作提供线索和依据；为卫生管理提供决策依据。

（2）工作方法：明确普查的目的、任务、范围，制订普查普治的计划；拟定普查普治的项目和表格，培训普查普治人员。统一诊断标准、检查操作常规；做好各种物质准备：准备各种仪器、器械、药品等；对普查普治的人群做好宣传教育工作，提高受检受治率；普查普治可在基层或社区集中进行，也可在医院门诊进行；做好总结和随访工作，以研究发病原因、验证诊断、追踪病情、观察疗效、探索疾病的规律，提高普查普治的效果。

2. 健康检查与健康咨询

（1）健康检查：可以及早发现疾病及造成疾病的原因，以调节、完善有关社会因素，并实施健康咨询，从而增进广大人群的健康。健康检查可按检查目的与对象的不同，分为预防性检查、定期检查、集体检查和个人检查。

（2）健康咨询：是医院适应人们医疗保健需求变化的一种新的服务方式，有利于医学卫生知识的普及，有助于人们掌握预防疾病的各种措施。①健康咨询的组织机构：医院可设立咨询门诊或门诊设立咨询服务台来开展各种类型的健康咨询，也可设在各临床科室门诊内，结合门诊诊疗业务活动开展咨询服务，如遗传咨询、晚婚晚育及计划生育咨询、优生优育与科学育儿咨询等，还可开展院外的书信、电话、预约等咨询服务。②健康咨询的类型：主要有着眼于专科疾病的咨询门诊，如心血管病咨询门诊、肿瘤咨询门诊、近视咨询门诊等；以年龄、性别为特征的咨询门诊，如妇女更年期咨询门诊、性医学咨询门诊等；以精神心理障碍为主的咨询门诊，如精神心理咨询门诊等。

（三）预防接种

预防接种是指将人工制备的某些生物制品接种于易感人群，使机体产生某种传染病的特异性免疫，达到预防该传染病的目的。预防接种的作用，主要是针对传染病流行的第三环节,即降低人群易感性的防疫措施。预防接种是重要的一级预防措施,常由基层医疗单位具体实施。其工作的形式可以是医院中的预防保健人员深入社区设立接种点,或上门接种服务,也可以是在医院设立预防接种门诊,建立儿童计划免疫接种卡,按计划开展预防接种。

医院开展预防接种工作的主要内容有:做好管区内散居和集体儿童机构以及重点人群的预防接种工作;及时处理好预防接种反应和异常反应,做好生物制品的运输和保管,努力提高各种预防接种的接种率和合格率,并开展免疫效果观察和接种后资料统计及总结工作。

(四)医疗救治

按照"中央指导、地方负责、统筹兼顾、平战结合、因地制宜、合理布局"的原则,在全国范围内建成包括急救机构、传染病救治机构和化学中毒与核辐射救治基地在内的,符合国情、覆盖城乡、功能完善、反应灵敏、运转协调、持续发展的医疗救治体系。

《中华人民共和国传染病防治法》规定:县级以上人民政府应当加强和完善传染病医疗救治服务网络的建设,指定具备传染病救治条件和能力的医疗机构承担传染病救治任务,或者根据传染病救治需要设置传染病医院。对传染病患者施行医疗救治是传染病防治工作不可或缺的组成部分,在传染病暴发、流行时,显得尤其重要。因此,各级人民政府应当将本行政区域内的传染病医疗救治服务网络作为本级政府的一项重点工程加以建设,使之完善。

(五)家庭病床与自我保健

1. 家庭病床 是指医务人员为更好地进行医疗保健服务而在患者家庭中建立的病床,它能够较好地把预防、治疗、康复结合起来。

(1)意义:开展家庭病床增添了医院活力,有利于改变医院的传统观念。家庭病床作为医院床位的补充,可进一步满足社会需要,缓解医疗需求矛盾;符合医学模式的转变,有利于心理、社会治疗的实施。

(2)服务对象:主要对象为老年患者、残疾人、康复期患者、精神病患者、晚期肿瘤患者及各种慢性病患者。

(3)服务内容:建立家庭病床病历、制定具体治疗和护理方案;定时巡诊、查房、送医送药,提供必要的检查、治疗;指导患者建立合理的营养、行为等生活方式;指导有关隔离、消毒等措施;宣传卫生防病知识。

2. 自我保健 是人们为了自身健康所进行的一种科学的保健活动。它所起的作用是医疗卫生服务体系难以完全达到的。它既是一个国家卫生保健水平的标志,又是社会文明进步的表现。

自我保健方法主要有以下几种。①个人自我保健：主要是自我管理，包括体格锻炼、平衡营养、睡眠与休息；控制情绪、预防心理刺激、健康心理训练；行为训练、改变不良行为等。②家庭自我保健：家庭卫生知识的传播、健康观的树立，自我监督与相互监督，自我评价与相互评价等。③社区自我保健：建立自发性、群众性自我保健小组，进行自我保健登记与建卡，提供适当的医疗器械等。④社会自我保健：宣传自我保健知识，开展自我保健教育。

（六）慢性非传染病防治

随着医学模式和疾病谱的改变，危害人类健康的"头号杀手"——传染病已逐渐被慢性非传染病代替，特别是高血压、冠心病、脑血管病、恶性肿瘤、糖尿病已成为对居民身体健康危害最大的疾病。因此，加强对这些慢性非传染病的防治，已成为医院公共卫生管理的重要内容。在实际工作中应注意抓好以下几个方面的工作。

1．建立健全慢性非传染病防治组织。

2．开展健康指导、行为干预。

3．开展重点慢性非传染病的高危人群监测。

4．对重点慢性非传染病的患者实施规范化管理。

5．积极开展慢性非传染病的群防群治。

（七）老年保健

老年保健是指针对60岁以上老人采取的各种医疗预防保健措施。目前我国老龄人口增长迅速，城市老龄化趋势发展很快，提前进入了老龄化社会，使老年保健成为卫生保健的重要课题。

1．了解社区老年人的基本情况和健康状况。

2．加强除老年人常见病、多发病（如高血压、冠心病、脑血管病等）之外，呼吸道感染、肺气肿、糖尿病、肿瘤等疾病的防治，并需重视慢性病的康复。

3．指导老年人进行疾病预防和自我保健。

4．建立健全老年医疗保健机构，有条件的医院应设立老年病科、老年病门诊等专门从事老年医疗保健的科室，各级医院都应积极开设家庭病床，为老年患者提供便捷、连续的医疗保健康复服务。

（八）计划生育技术指导与优生学服务

1．**计划生育**　是指用科学方法来控制生育的时间、调节生育的密度和有计划地生育子女。医院应承担计划生育宣传及计划生育指导工作，其主要任务如下。

（1）计划生育宣传工作贯彻以避孕为主的方针，要做好节育科学知识的普及工作，帮助群众掌握节育知识，做到知情选择药物、工具或手术等适宜的节育措施。

（2）开展各种节育手术，并切实保证和提高各种节育手术质量，对避孕失败、计划外妊娠尽早采取补救措施。

（3）开展计划生育临床技术科研工作，配合有关部门努力研制安全、高效、方便、经济的节育措施。

（4）做好计划生育资料的统计分析和积累。

（5）积极培养和指导基层计划生育医务人员，提高他们的手术质量，并做好基层疑难病例的会诊，推广新技术、新方法。

2. **优生学**　是指利用科学知识和技术，使出生的后代成为优秀个体和健康儿童的学科。1983年，英国科学家高尔顿首先提出和创立了优生学，其目的在于探索影响后代的各种因素，从体力和智力各方面改善遗传素质，提高人口质量。他认为："优生学不但考虑现存人类健康，还注意后代人、整个民族素质的改善，从而达到改善人类健康的目的。"

开展的内容主要是预防性优生学，即如何防止和减少痴呆、畸形胎儿等的出生。目前我国医院开展的优生服务主要如下。

（1）遗传咨询：咨询内容一般包括该疾病的病因、遗传方式、严重程度、诊断、治疗、预后以及今后该疾病再发生的风险等。对已查明的各种遗传病患者和不良基因携带者严格限制其生育。

（2）产前诊断：是指在胎儿出生前，通过一些生物化学、生物物理或遗传学等方式来诊断胎儿是否患有遗传病或先天畸形，以达到早期采取防治措施的目的。

（3）防止有遗传病的个体出生：通过婚前检查，防止有遗传病的患者妊娠；对产前诊断确认有染色体畸形或生化代谢缺陷者，指导其进行选择性流产。

（4）开展优生宣教：使广大妇女认识到妊娠期吸烟、饮酒与滥用药物的危害性，防止妊娠初期的各种病毒、细菌感染和某些营养素的缺乏，避免接触各种有害的化学物质、放射线等。

（九）妇女儿童保健

医院妇幼保健工作一般由基层医院的妇幼卫生科或公共卫生科中的妇保组、儿保组等相应的机构承担。不具体承担妇幼保健工作的城市大医院，应加强对基层医疗单位的妇幼保健业务指导和妇幼保健专业队伍的业务培训。

1. **妇女保健**

（1）孕产期保健：是指妇女从妊娠到产褥期这一段特殊生理过程中所采取的保

健措施，是妇幼保健工作的中心内容。孕产期保健应着重抓好普及科学接生、建立孕产期系统保健和开展围生期保健，并根据社区的具体情况，针对危害孕产妇最突出的问题重点开展工作，做好母婴保健。工作重点如下。①早期发现孕妇，要求其定期进行产前检查，进行孕产妇家庭访视；及时处理和治疗孕妇出现的各种症状与合并症。②做好遗传咨询和产前诊断，及早发现与处理遗传病和先天性异常。③预防感染、产伤以及产时、产后出血的发生，及时处理产妇发生的各种并发症和合并症。

（2）青春期保健：针对成长迅速且易受环境因素影响的特点，采取以下保健措施：指导个人卫生；培养良好的卫生习惯；指导体格锻炼；普及生殖系统的解剖生理知识；指导经期卫生，加强经期劳动保护；开展性教育。

（3）婚前期保健：包括婚前健康检查和婚前指导两方面。

（4）哺乳期保健：宣传母乳喂养的重要意义；帮助母亲掌握正确的喂养方法和促进乳汁分泌的知识；指导乳头和乳房的护理，防治乳腺感染，指导哺乳期用药、避孕和劳动保护等。

（5）更年期保健：提供有关生理和心理卫生知识的宣传、教育与咨询；指导更年期妇女合理就医、饮食、锻炼和用药。

（6）配合上级医疗保健机构开展妇科疾病的筛查。

2. 儿童保健工作　以7岁以下儿童为重点，实行儿童保健系统管理，增强儿童体质。主要包括以下内容。①新生儿期保健：新生儿访视及护理指导；母乳喂养咨询及指导。②婴幼儿期保健：早期教育；辅食添加及营养指导；成长发育评价。③学龄前期保健：心理发育指导及咨询；生长发育监测；托幼机构卫生保健的指导。④学龄期保健：与家长配合开展性启蒙教育和性心理咨询等。⑤其他：儿童各期常见病、多发病及意外伤害的预防指导。

（十）健康教育

医院的健康教育包括院内患者健康教育和院外的社区健康保健。医院的健康教育要有计划、有领导地进行，一般由公共卫生科会同有关职能科室负责计划和组织。

1. 院内健康教育　旨在劝告患者及其家属改变不良的个人行为和生活方式，以降低疾病的危险因素，并介绍当前常见病、多发病的防治方法。院内健康教育可利用广播、板报、宣传栏、宣传资料、健康处方、讲座、咨询门诊、电视或电子荧屏等多种形式，开展门诊、候诊健康教育、住院健康教育等。

2. 院外健康教育　是要协同当地卫生主管部门和社区政府，有组织地承担社区人群健康教育工作，有计划地在人群中进行生活方式的干预和控制（如戒烟，低盐、低脂饮食，运动，精神平衡等），改变不卫生行为，使公民参与维护有益于健康的环境

（心理、自然、社会方面），最终使平均期望寿命、婴儿死亡率、主要疾病的发病率与死亡率达到预期指标。根据当前我国人群的疾病谱，要特别重视心脑血管病、肿瘤等危险因素的宣教。医院卫生宣传教育工作的要点如下。

（1）普及性：宣传各项卫生工作方针政策，宣传先进的医学理论和方法，宣传普及医药卫生科学技术知识，介绍行之有效的各种卫生工作方法和群众创造的先进经验等。

（2）针对性：根据不同的宣传对象，如不同年龄、性别、职业人群、文化程度等，不同时间、季节、地点等，宣传群众最为关心的卫生问题。

（3）科学性：宣传的内容要有科学根据，实事求是地反映客观现象，对所要说明的问题最好能引用自己调查或国内调查已证实的资料和数字。

（4）艺术性和趣味性：根据宣传对象的特点，使用群众喜闻乐见的方式，进行生动活泼、形式多样的宣传。可利用讲演、座谈、广播、板报、墙报、书刊、画册、照片、模型、标本、电视、电影等多种形式进行，开展门诊候诊宣传教育、住院宣传教育或根据需要走向社会进行卫生宣传教育等。

（十一）医疗保健咨询

随着医学的发展和社会的进步，人们对医疗保健的要求也日益提高，不仅希望对有关疾病的病因、诊断、治疗、护理、预后、防治措施等方面的知识有所了解，而且对如何保证机体正常功能、增进健康、延长寿命等保健问题更是日益关心。所以医疗咨询也是人们为了健康需要而实行的一种卫生服务方式。

医院可根据条件设立咨询门诊，对群众关心的医疗保健问题予以解答和进行指导。由于不同的年龄、性别、职业的人群存在着特殊的疾病和保健问题，因此医疗咨询比健康教育更需要有针对性。医院的各有关临床科室可在门诊内选派有丰富临床经验的医务人员担任本科范围的医疗咨询，有条件的医院可以单独开设遗传、心理、儿童保健、妊娠保健、性保健、老年保健等方面的咨询门诊，或设立咨询电话、信函咨询等服务，负责解答各种医疗和保健方面的问题。

（十二）应急管理

在应急管理上要求医院做到以下几点。

1. 遵守国家法律、法规，严格执行各级政府制定的应急预案。服从指挥，承担突发公共事件的紧急医疗救援任务和配合突发公共卫生事件防控工作。

2. 加强领导，成立医院应急工作领导小组，落实责任，建立并不断完善医院应急管理机制。

3. 明确医院需要应对的主要突发事件策略，建立医院的应急指挥系统，制定和完善各类应急预案。

4. 开展应急培训和演练，提高各级、各类人员的应急素质和医院的整体应急能力。

5. 合理进行应急物资和设备的储备。

6. 建立医院应急管理的评估与持续改进机制。

第三节　医院公共卫生管理现状及发展趋势

一、医院公共卫生管理发展历程

在中国公共卫生的发展史上，传统的公共卫生工作很大程度上依赖于医院医务人员的参与。中华人民共和国成立后，公共卫生工作取得长足的进步和发展，技术条件与人力资源有了一定的基础，但同时也和临床医学产生了一定的距离，无形中形成了临床医学与公共卫生工作相脱离的不利局面。2003年"非典"暴发后，医疗机构疾病预防控制工作被削弱所带来的弊病暴露无遗。为了坚持公共卫生工作"预防关口下移、社会全覆盖"的原则，建立"横向到边，纵向到底"的全方位疾控工作体系，实现将医院和社区都纳入疾病预防控制体系范畴的目标，我国从21世纪初开始建设以基层公共卫生为基础的公共卫生预防控制体系。新医改以来，国家出台相关政策对于医院在传染病监测控制、突发公共卫生事件的应急处置、妇幼保健与计划生育、精神卫生以及慢性病防治等公共卫生工作做出了指导和要求。

新冠肺炎疫情暴露了我国公立医院应急救治能力的不足，各级医院都或多或少地出现了防疫物资短缺、医疗设施不足等问题，医院公共卫生工作的重要性再一次凸显。因此，各级医院均强化应急物资和设备的储备，加快组织新冠肺炎疫情防控培训和演练，以提高疫情应急准备能力。同时规范发热门诊建设，设立常态化核酸检测服务点，以加强新冠肺炎疫情的早期监测和预警能力，设置新冠肺炎疫苗临时接种点，组建新冠肺炎疫苗流动接种队伍，以提高疫苗接种覆盖率，构建全民免疫屏障。许多公立医院还成为新冠肺炎防治定点医院，以强化疫情应急救治能力。后疫情时代，我国重点加强医院公共卫生应急能力建设、信息化建设以及医防协同能力建设，国务院办公厅印发《深化医药卫生体制改革2021年重点工作任务》，督促各级医疗机构落实疾病预防控制职责，推动疾控机构与医疗机构在慢性病综合防治方面业务融合，强化县级医院公共卫生服务职能。

二、医院公共卫生管理存在的问题

在现有的医院工作程序中，由于医疗机构中相关的公共卫生工作运作机制不够健全，措施落实不到位，使得现有的公共卫生服务体系未能充分发挥应有的作用，主要表现如下。

1. **及时检出传染病患者的运作机制不健全**　目前，大部分医疗机构中的传染病患者的检出，仅仅只是依靠医生个人的意识和技能，传染病患者的发现尚处于偶然状态，还未建立规范的工作机制。

2. **医务人员的重点传染病防控知识全员培训还未落实**　医务人员缺乏相关的专业知识、技能，培训面不广，导致检出率低和出现漏诊的可能。

3. **医疗机构内的急性传染病现场控制措施不落实**　许多传染病的扩散是由于患者的密切接触者未被及时控制所引起的。而现在许多医疗机构仍只注意管理、隔离患者，而对患者的密切接触者不采取控制措施。

4. **对疾病防控知识宣传不够**　许多医生只注重疾病的诊疗知识，而不重视防控知识，甚至对自身的生活习惯和行为也不注意。调查资料表明，我国男性医生的吸烟比例仍很高，约为56.8%。这些都与医疗机构的管理和培训教育不足有很大关系。

三、医院公共卫生管理发展趋势

要解决以上瓶颈问题，关键之一是应该及时有效地开展公共卫生工作，将公共卫生的理念、方法和临床研究的方法有机融合，使得两者都能发挥相应的作用，充分起到互补的作用和事半功倍的效果。目前要做的工作包括以下几个。

1. **全面认识与科学定位医疗机构的作用**　医疗机构是疾病预防控制体系的重要组成部分，但卫生系统特别是在卫生行政部门的工作人员对此的认识尚不足够，而其公共卫生管理的水平直接影响着我国公共卫生体系的建设。在具体工作中，由于一些行政管理人员对医疗机构在疾病控制工作中的重要地位和作用认识不清，导致其工作不力、缺乏主动性。

2. **制定医院公共卫生工作的政策和规范**　医疗机构的公共卫生管理问题是一个长期存在并被忽视或轻视的问题，政府需要不断地发挥其行政职能，通过政策、法规、规范标准等方式，明确医疗机构的公共卫生责任，规范机构和个人的行为，以提高公共卫生的整体水平。应尽快将医疗机构纳入公共卫生工作体系进行管理，充分发挥其在公共卫生工作中的重要作用。

3. **加强学术交流，提高理论水平**　目前我国医疗机构的公共卫生管理还缺乏完整的知识体系，需要在实践的过程中，不断对各类医疗机构开展公共卫生管理的经验进行总结。定期开展公共卫生及相关专题的学术讲座和学术交流活动，学习和借鉴国外医疗机构公共卫生管理的成功经验，逐步建立和形成我国医疗机构公共卫生管理的理论体系。

4. **在医院开展公共卫生知识培训，提高医务人员的公共卫生知识水平** 对卫生行政部门和医疗机构的领导、管理工作人员开展公共卫生知识培训，对临床一线的医务人员要开展重点传染病防控知识的全员培训。在医疗机构中传播公共卫生的政策法规和专业知识、技能，树立医务人员的公共卫生观念，提高他们的预防医学知识水平，为医务人员主动承担公共卫生责任打下基础。

5. **构建医疗机构与疾病控制机构间信息沟通的桥梁，促进交流与合作** 医疗机构和疾病控制机构要建立起密切的协调和沟通机制，促进双方的信息交流，制订出双方密切合作的疾病控制工作计划、运行机制和应对突发公共卫生事件相关预案，定期检查工作进展情况并开展演练。

四、医院公共卫生管理国际经验借鉴

1. **美国** 美国公共卫生体系由联邦政府、各州以及地方性公共卫生机构三级行政机构组成，包括医疗提供商（医院）、公共卫生机构、保险商、大学与医学院以及卫生维护组织（Health Maintenance Organization，HMO）五类卫生机构。公立医院承担的公共卫生职能包括为特殊人群提供免费或廉价的基本医疗服务、预防保健服务、应急救援服务。社区诊所是美国居民患病后接触的首要场所，承担的公共卫生活动通常包括监测社区健康状况、调查社区居民的健康问题和风险、开展健康教育、慢性病管理、危重患者转诊、出院后长期护理等工作。

2. **英国** 英国实行国家医疗服务体系（National Health Service，NHS），始建于1948年，其经费全部来源于国家税收，医疗服务主要以国有的形式向公众免费提供。医院在英国公共卫生体系中占据重要地位，公立医院实施"国家基本公共卫生服务项目"，包括临床项目、公共卫生项目以及公共卫生服务附加服务所形成的公共卫生服务项目包。

3. **国际经验总结** 在医疗卫生事业发展的各个环节，首先都应发挥政府的主导作用，充分认识到医疗卫生的特殊性，全面强化政府在规划、投入、监管等各个环节的责任；二是坚持医疗卫生机构的公益属性，明确医院在公共卫生体系中的地位和作用，强化医院公共卫生职责和作用；三是充分发挥社区医生、全科医生在公共卫生工作中的重要作用。

本章小结

公共卫生是以保障和促进公众健康为宗旨的公共事业,通过国家与社会的共同努力,防控疾病与伤残,改善与健康相关的自然和社会环境,提供基本医疗卫生服务,培养公众健康素养,实现全社会的健康促进,创建人人享有的健康的社会。本章重点介绍了公共卫生的概念,医院公共卫生服务的任务和职责、我国公共卫生服务体系、医院公共卫生管理体系、医院公共卫生资源配置等内容。

(李士雪)

References
参考文献

［1］陈文.卫生经济学［M］.北京：人民卫生出版社，2017.

［2］方振邦.医院绩效管理［M］.北京：化学工业出版社，2016.

［3］黄明安，袁红霞.医院管理学［M］.北京：中国中医药出版社，2011.

［4］姜小鹰，李继平.护理管理理论与实践［M］.北京：人民卫生出版社，2018.

［5］李焕德.临床药学［M］.2版.北京：中国医药科技出版社，2019.

［6］李少冬.对"十四五"期间医院药事管理高质量发展若干问题的思考［J］.中国医疗管理科学，2022，12（01）：1-6.

［7］李为民.现代医院管理：理论、方法与实践［M］.北京：人民卫生出版社，2019.

［8］李为民.现代医院管理［M］.北京：人民卫生出版社，2019.

［9］刘春平.中国公立医院补偿机制与监管机制研究［M］.北京：经济日报出版社，2016.

［10］刘华平，李峥.护理专业发展：现状与趋势［M］.北京：人民卫生出版社，2016.

［11］刘华平，李红.护理管理案例精粹［M］.北京：人民卫生出版社，2015.

［12］孟馥，王彤.医务社会工作与医院志愿者服务实用指南［M］.上海：文汇出版社，2011.

［13］邱雨婷，夏炎，王强，高雅琪.住院患者医疗意外医疗事故风险预警信息管理系统设计与应用［J］.现代仪器与医疗，2016，22（5）：12-14.

［14］沈晓等.公立医院绩效管理与薪酬设计［M］.武汉：华中科技大学出版社，2020.

［15］孙纽云，陈校云，张宗久，等.我国医疗安全与风险管理的政府职能变化历程［J］.中国医院，2012（1）：36-39.

［16］王志伟.医院管理学［M］.北京：中国中医药出版社，2017.

［17］魏晋才.医院绩效管理［M］.北京：人民卫生出版社，2017.

［18］吴欣娟，王艳梅.护理管理学［M］.北京：人民卫生出版社，2017.

［19］吴永佩.我国临床药学建设与发展趋势（上篇）［J］.中国执业药师，2012，9（10）：3-7.

［20］吴永佩. 我国临床药学建设与发展趋势（下篇）［J］. 中国执业药师, 2012, 9（11）:

［21］薛迪, 吕军. 医院绩效管理［M］. 上海: 复旦大学出版社, 2013.

［22］薛迪, 周萍, 常继乐, 等. 中国公立医院战略、文化与绩效［M］. 上海: 复旦大学出版社, 2011.

［23］薛晓林等. 中国医院协会医院管理指南［M］. 北京: 人民卫生出版社, 2016.

［24］杨莉, 李顺年, 许敏. 医院医疗风险的管理研究综述［J］. 中国医药指南, 2012, 10（32）: 437-439.

［25］杨长青. 医院药学［M］. 2 版. 中国医药科技出版社, 2019.

［26］叶郁辉, 方豪. 医院公共卫生服务管理［M］. 北京: 军事医学科学出版社, 2012.

［27］于保荣. 主要国家和地区非营利性医疗机构法律规定研究［M］. 北京: 对外经济贸易大学出版社, 2015.

［28］张立平, 李清杰, 任国荃. 军队医院管理学［M］. 北京: 人民军医出版社, 2016.

［29］张鹭鹭, 王羽. 医院管理学［M］. 北京: 人民卫生出版社, 2014.

［30］张晓玉. 非公立医院的现代医院管理制度实务［M］. 北京: 人民卫生出版社, 2020.3-7.

［31］朱忆斯. 医院三维管理［M］. 苏州: 苏州大学出版社, 2016.

［32］Ansoff H I, Kipley D, Lewis A O, et al. Strategic Diagnosis［M］. Switzerland: Springer International Publishing, 2018.

［33］Bahadori M, Teymourzadeh E, Tajik H, et al. Factors affecting strategic plan implementation using interpretive structural modeling（ISM）［J］. 2018, 31（5）: 406-414.

［34］Begkos C, Llewellyn S, Walshe K. How do medical managers strategize? A strategy-as-practice perspective［J］. 2020, 40（4）: 265-275.

［35］Buller P F, Timpson L. The strategic management of hospitals: toward an integrative approach［J］. 1986, 11（2）: 7-13.

［36］Chen W, Sun X. Research on regulating management system and run mechanism of public hospital［J］. China health economy, 2011, 30（5）: 68-70.

［37］David F R. Strategic management: concepts and cases［M］. 13th ed. New Jersey: Prentice Hall, 2011.

［38］Ginter P M, Duncan W J, Swayne L E. Strategic Management of Health Care Organizations［M］. 8th edition. New Jersey: John Wiley & Sons, Inc., 2018.

［39］Ginter P M, Swayne L E. Moving toward strategic planning unique to healthcare［J］. Frontiers of health services management, 2006, 23（2）: 33-37.

［40］Koseoglu M A, Akdeve E, Gedik I, et al. A bibliometric analysis of strategic management articles in healthcare management literature: Past, present, and future［J］. 2015, 8（1）: 27-33.

［41］Maher A, Ayoublan A, Rafiei S, et al. Developing strategies for patient safety implementation: a national study in Iran［J］. 2019, 32（8）: 1113-1131.

［42］Sadeghifar J, Tofighi S, Roshani M, et al. An assessment of implementation and evaluation phases of strategic plans in Iranian hospitals［J］. 2017, 5.

［43］Tang X.The problem and solution of public hospital compensation mechanism［J］. Health Economics, 2011（5）: 17-18.

［44］Yeh T M, Lai H P. Evaluating the effectiveness of implementing quality management practices in the medical industry［J］. 2015, 19（1）: 102-112.